实用临床护理规范系列

SHIYONG LINCHUANG HULI GUIFAN XILIE

总主编·张玉侠

实用肝脏疾病
临床护理规范

俞静娴　施国明·主 编

复旦大學出版社

编委会

序 一

医疗与护理是构成医学的两个最重要部分。历经百年蕴积的现代护理,对现代医疗卫生健康发挥着越来越重要的作用。如今,护理学已经成为与临床医学平行的一级学科,这为护理学科的发展提供了更广阔的空间,也提出了更高的要求。现代护理学需要对护理实践的经验、规范、研究进行总结凝练,从而形成可推广、可传承的学术体系。

复旦大学附属中山医院护理团队在学科带头人张玉侠教授的带领下,汲取 80 余年护理实践经验,汇聚集体智慧,总结国内、外最新护理研究成果,编撰了"实用临床护理规范系列"丛书。我有幸先睹为快,阅读了丛书中的部分内容,感触颇深。

这套丛书最大的亮点正是书名中的"规范"和"实用"。"规范"是对医疗护理工作的基本要求,不以规矩则不成方圆,临床工作更是如此。中山医院护理学科 80 多年来所取得的一切成就,都是基于历代中山护理人对"规范"的严格恪守和实践——规范的临床操作、规范的培训体系、规范的学术研究、规范的管理模式等。正因为中山医院一代代护理人长期坚持严谨、规范的工作作风,才使得中山医院护理学科在多个领域成为行业标杆,并能成为"全球卓越循证护理中心"。积长年护理实践之经验和成果,中山医院护理团队编撰了这套"规范"丛书,形成了一定的理论,供大家分享、借鉴,共同促进我国护理事业的发展和不断提升。"实用"二字则体现了这套丛书的编撰风格。丛书的总主编张玉侠教授和各位编者均是活跃在临床一线的具有丰富护理经验的专家和骨干。他们从临床护理实践的基本问题入手,重"实"、重"用",强调科学护理,尽可能多地呈现护理领域的创新成果。"实用"二字也是基于中山医院护理团队多年来重视临床、重视实践、重视思考、重视培训的工作风格,源于中山医院护理团队多年来的经验积累和实践成果。相信这套丛书对提升护理质量、促进护理学科发展具有一定的指导价值和科学意义。

进入新时代,中山医院作为公立医院中的"国家队",在推进我国医疗卫生事业高质量发展和促进人民健康的进程中应该发挥引领和示范作用。我真诚地向大家推荐这套

"实用临床护理规范系列"丛书,相信它会对广大一线护理人员的临床实践和成长具有较大的借鉴和指导作用,对我国临床护理实践和管理的规范化起到积极的推动作用。

是为序。

中国科学院院士

复旦大学附属中山医院院长　樊嘉

2024 年 8 月

序　二

护理工作是整个医疗卫生工作的重要组成部分，在防病治病、抢救生命、促进健康、减轻病痛和提高生活质量等方面均发挥着不可替代的作用，尤其是在实施"健康中国"战略的奋斗征程中，为人民提供全面、全程、全生命周期的健康服务更是广大护士的责任所在。随着医疗护理新理念、新技术日新月异，将科学、优质、有效的知识和经验整合入临床护理实践是促进临床质量和学科发展的重要策略。护理是一门实践性、操作性很强的应用学科，所谓"工欲善其事，必先利其器"，临床实践中需要有一套科学、实用的参考书籍，以提高工作效率和提高护理质量。

复旦大学附属中山医院护理学科作为国家临床重点专科建设项目，在护理管理、临床护理服务、护理专科技术、护理人才培养等方面均具有较丰厚的积累和创新。为满足临床护理实践的发展需求，复旦大学附属中山医院与全国的临床护理专家携手合作，同时得到各个领域医疗专家的大力支持，共同编写了"实用临床护理规范系列"丛书。本套丛书汇总了当前各专科先进、尖端的医疗技术和护理规范，同时也凝聚了一流大型综合性医院的管理智慧和前沿理念，希望为临床护理管理者和一线人员的实际工作提供借鉴和思路。

"实用临床护理规范系列"丛书总结了中山医院多年的临床护理经验、规范和标准，系统地梳理了重症护理、急诊急救护理、心脏疾病护理、肝脏疾病护理、静脉输液治疗护理、临床护理操作规程、血液净化临床护理等领域的护理重点和核心要素，结合最新指南、最佳证据及国内外专家共识，经过广泛、深入和反复的论证，并遵循严谨的书籍编写程序，希望最终呈现给读者高质量的内容。整套丛书在内容和结构上简洁明了，注重全面性、实践性、应用性元素的融合。本套丛书的出版将有助于一线护士建立科学的临床思维，在现代医学高速发展的进程中为患者提供科学、全面、高效及充满人文精神的整体护理照护。

　　本套丛书的编写得到了复旦大学附属中山医院、复旦大学出版社各级领导及国内各级医疗单位同道的大力支持和悉心指导，在此一并表示衷心的感谢。

　　本套丛书旨在为临床一线护理人员提供实用、前沿的参考性书籍，以助力他们更新专业理念、提升理论水平和优化实践技能。但由于编者水平所限，时间仓促，书中难免有不足之处，在此恳请广大同道及读者提出宝贵意见，以利于日后继续改进！

复旦大学附属中山医院

教授、护理部主任　张玉侠

2024 年 8 月

前　言

为推进"十四五"期间我国护理事业的高质量发展,《全国护理事业发展规划(2021—2025年)》中明确指出,应全面推广护理技术和新技术,改进护理思想和护理技术,开发针对不同疾病的个性化护理诊疗技术,及时帮助患者康复,提升护理效率。《实用肝脏疾病临床护理规范》的内容符合我国人群患病的实际情况,对实现规范化临床护理操作具有切实的帮助。

本书共分为12章,主要阐述了肝脏的解剖结构、生理功能、常见的肝脏功能评估及诊疗手段,涵盖了肝脏炎症性病变、肝脏囊性占位、肝脏良/恶性占位等肝脏常见疾病的护理以及肝移植的围手术期管理、肝脏疾病主要并发症、肝肿瘤患者的心理护理与社会支持、肝肿瘤患者的延续性护理等内容,综合了国内外肝脏疾病护理的新进展、新技术、新理念。本书结合临床护理工作的实际情况编写,具有简单、易懂、实用性强的特点,能最大限度地满足专科护理人员的工作需求。

在目前已经出版的书籍中,较多都与肝脏基础医学及临床医学相关,而系统、专业的肝脏疾病护理方面的书籍较少。在本书中,编者对每种疾病的定义、病因、流行病学、诊断、鉴别诊断、常见检查、治疗方案、临床护理操作规范等均进行了详细阐述,并对经典病例进行护理案例分析,以达到便于理解和学以致用的目的。

在本书的编写过程中,我们希望尽量从临床思维角度出发,引导读者在了解肝脏疾病的概况和诊断的基础上,熟悉各种检查和治疗的目的及意义,掌握各种肝脏疾病的典型临床表现、诊断原则和护理重点与难点。本书内容全面、语言简明、实用性高,可作为相关从业者的工具书,并从中得到帮助。本书具有如下特点:①内容系统,简明而全面。不仅包括临床上常见的各种肝脏疾病及常见症状,也介绍了各种前沿的治疗方法,同时对各种肝脏疾病及治疗的重点护理内容作了详细的介绍;②每个章节后附上临床上遇到的经典案例,帮助各位读者更好地理解、使用本书。

编者由衷希望通过本书,加大对肝脏疾病护理领域的创新力量,持续增强护理发展动力。

本书在编写、审定、出版过程中,承蒙各位领导、编委的参与和指导,同时也得到了众多的医疗领域专家、护理管理者、护理专科领域专家以及一线护士的全力支持与帮助,在此表示衷心的感谢。同时由于我们理论水平和实践经验有限,书中不免存在不当之处,诚恳广大读者给予指正。

复旦大学附属中山医院　俞静娴　施国明

2024 年 8 月

目　录

第一章　概论

▋第一节　肝脏疾病护理概论

　　肝脏是单个脏器疾病中疾病谱最广、最复杂的脏器之一。我国肝脏疾病患者数量众多,临床类型复杂。随着社会的发展变化,疾病谱也有变化,例如,酒精性和非酒精性脂肪性肝病、自身免疫性肝病越来越常见,药物及中毒性肝损伤也不断出现。随着 B 超的普及,体检发现"肝囊肿"的患者来门诊就诊的也不在少数。目前我国约有 9 300 万乙型肝炎病毒(hepatitis B virus, HBV)慢性携带者,1 300 万丙型肝炎病毒(hepatitis C virus, HCV)慢性携带者,其中相当一部分人处于慢性肝炎、肝硬化甚至肝癌阶段,其他病毒性、酒精性、药物性、代谢性、遗传性、自身免疫性、寄生虫性、血管病变性肝病等疾病也越来越多地被诊断出来。与此同时,多种肝病的治疗技术与手段也日益丰富,慢性乙型肝炎和丙型肝炎的抗病毒治疗、肝脏肿瘤与血管性疾病的微创介入治疗、重型肝炎和肝衰竭的人工肝治疗、肝脏移植治疗等都不断取得进展。但是在临床教学中,由于受学时的限制,本科生肝脏疾病的授课时间不足消化内科学时的 1/5,主要内容为"肝硬化""肝性脑病""肝癌",加上传染病学的"病毒性肝炎",医学本科生有关肝脏疾病的学习内容大致如此。临床上经常会碰到不少本科教学课程中未学到的内容,这时他们往往会感到有些茫然。为此,近年来国内外出版了一系列肝病学著作,并不断更新,既有介绍肝脏病学的综合性著作,又有介绍专一肝病或专门技术的著作,它们作为参考书目,均发挥着不同的作用。与肝脏疾病临床医学百花盛开的状态相比,市面上已经出版的肝脏疾病护理学的书籍却寥寥无几。多年来肝脏护理学发展缓慢,严重落后于临床医疗的发展。同时,日常工作中,无论是患者、医生、还是医院,均要求护理人员需同时具备迅速判断病情并正确采取有效措施所需的知识、技能和经验的专业能力,能够运用科学的临床护理思维对肝脏疾病患者正确实施护理及对患者进行健康指导的能力,在护理患者时表现出对患者的同情、尊重与关爱的社会能力等。肝脏科护理人员面临的压力日益增加,需要不断学习和更新知识库,才能够从容面对当前的医疗现状。正是基于临床工作中的迫切需求,由具备多年肝脏疾病护理经验的肝脏科专家,在繁忙的工作之余,查阅大量文献资料,结合多年临床经验,花费大量时间和精力,编写和出版了本书。

　　肝脏疾病的护理重点主要包括饮食护理、心理护理、疼痛护理及健康知识指导,概论中仅作简要概括,在本书各章节中会分别进行详细描述。

一、饮食护理

　　肝脏是人体重要的器官之一，多种营养物质都要通过肝脏进行代谢，肝功能受损，蛋白质合成和分解能力受限，势必会引起患者营养受损，营养状况低下会引起身体抵抗力下降，进而引发一系列疾病。肝脏疾病患者有较多的不良情绪，而不良情绪反过来会影响患者的食欲，长期营养不良会造成患者免疫力低下，因此，改善患者的营养状况对肝病患者的预后影响非常大。在护理实践中，应广泛开展多学科、团体的合作，医生、护士、营养师、心理治疗师同时参与，通过筛查营养不良的危险因素，针对性地给予营养支持，采取个体化营养的方式，制订科学合理的营养支持方案。对于存在心理问题的肝脏疾病患者，通过心理咨询师的心理指导和治疗，改善患者的不良情绪，增强患者食欲，起到改善营养状况的作用。肝脏疾病患者饮食治疗的原则为高热量、高蛋白质、高维生素、易消化饮食，严禁饮酒，适当摄入脂肪，动物脂肪不宜摄入过多，并根据病情变化及时调整。指导患者建立合理的饮食结构及习惯，纠正不良的饮食习惯，戒除烟酒。实行有规律的一日三餐。无规律的饮食方式，如不吃早餐，或三餐饥饱不均，会扰乱机体的营养代谢。避免过量摄食、吃零食或宵夜，以免引发体内脂肪过度蓄积。此外，进食过快不易发生饱腹感，常使能量摄入过度。适宜的饮食可改善胰岛素抵抗，促进脂质代谢和转运，对脂肪肝的防治尤为重要。

二、心理护理

　　心理护理主要是以心理学与护理学相关的知识为基础，对患者进行人性化的护理服务，对患者的心理问题进行疏导。心理护理能够帮助患者建立稳定协调的心理环境，为身体疾病的治疗创造有利的条件；心理护理有利于克服患者对疾病的各种消极思想，建立战胜疾病的信心；心理护理对于以心理因素为主的症状，必须采用以心理治疗为主的办法才能奏效；心理护理有利于改善医护人员与患者之间的关系，有利于调动患者的积极性，发挥患者的主观能动作用。肝脏疾病患者，特别是接受外科手术患者，从入院到手术后出院，每个阶段的心理特点都不相同。手术、创伤和麻醉的应激反应，常导致患者交感神经兴奋，出现心率加快、血压升高、情绪紧张、焦虑、免疫力下降等问题，故而心理护理工作就尤为重要。待患者入院后，护理人员可以与患者沟通交流，鼓励家属多陪伴，布置舒适的房间，营造舒适干净的环境，向患者介绍自己，增强患者的信任感。可以采用鼓励的语言，缓解患者的心理压力，增强心理承受能力，运用适当的心理调节方式，减轻患者的心理压力，避免患者因为病情重、预后差等因素出现不良的反应和情绪。手术后，疼痛会引起患者的心理问题，麻醉药消退后，患者疼痛的感觉加重，会存在一定程度的紧张和焦虑，还会伴随腹胀和腹痛等症状。为此，护理人员应该使患者了解痛苦的原因，消除患者的焦虑情绪。在心理护理工作中，护士需要掌握深厚的理论基础知识与护理技术，同时具备热情和友善的品质，能够通过自身的举动影响患者，改善患者负面情绪，另外，还需要教导患者相关知识，调动患者积极性，以利于患者对护理工作的满意。根据患者的需要，对患者进行不同的健康教育，如手术后各个部位放置引流管的时间、更换和保护方式等。护理人员需要告知患者手术后要放松心情,这样才能促进康复。可以请手术成功的患者回医院开设讲座,帮助患者增强信心。家庭经济条件不好的患者会存在严重的心理负担,为此,护士需要陈述手术的必要性,与医生商量,尽量降低治疗的费用,选择价格较低的药物和手术方式。为患者制做效果评估表,对患者住院期间的饮食、心理和行为等进行调查和评估,随后针对患者的特点与问题,制订针对性的心理护理对策。

三、疼痛护理

疼痛一般出现在肝脏肿瘤患者身上,与肿瘤生长迅速、肝包膜被牵拉或肝动脉栓塞术后产生栓塞后综合征有关。本书将在肝脏疾病常见的症状一章中详细描述。

注意观察患者疼痛部位、性质、程度、持续时间及伴随症状,及时发现和处理异常情况。对轻度疼痛患者,保持环境安静、舒适,减少对患者的不良刺激;认真倾听患者诉说疼痛的感受,及时作出适当的回应,可以减少患者的孤独无助和焦虑,有助于减轻疼痛;教会患者一些放松和转移注意力的技巧,如深呼吸、听音乐、与病友交谈等,这有利于缓解疼痛。对以上措施均效果不佳或中重度以上疼痛者,可根据世界卫生组织(World Health Organization,WHO)疼痛三阶梯止痛法,遵医嘱采取镇静、止痛药物,并配以辅助用药,注意观察药物的疗效和不良反应。亦可采用患者自控镇痛法进行止痛。

四、疾病知识指导

(一)疾病预防指导

积极宣传和普及肝癌的预防知识。注意饮食和饮水卫生,做好粮食保管、防霉去毒工作,改进饮用水质,减少与各种有害物质的接触,这些是预防肿瘤的关键。接种病毒性肝炎疫苗以预防肝炎。对肝癌高发区定期进行普查,以预防肝癌发生和早期诊治肝癌。

(二)疾病知识指导

指导患者生活规律,注意劳逸结合,避免情绪剧烈波动和劳累。指导患者保持乐观情绪,建立健康的生活方式,有条件者可参加社会性抗癌组织活动,增加精神支持,以提高机体抗癌能力等。相应地为患者提供术前的健康宣教、术后宣教以及出院宣教等。本书均会在相应章节进行详细描述。

(三)用药指导

指导患者按照医嘱服药,了解药物的主要不良反应,忌服有损肝功能的药物,嘱患者定期随访等。

第二节 肝脏肿瘤护理亚专科的发展及应用

肿瘤是一种古老的疾病,西方和东方的医学文献中均早有记载,但一直属于罕见疾病。近 150 年来,特别是进入 20 世纪以后,先是在发达国家,后是在发展中国家,肿瘤的发生率和死亡率迅速增高,目前在全球范围内肿瘤已经成为一类严重威胁人类健康和生命的疾病。WHO 最近公布 2000 年全球共有恶性肿瘤患者男性 530 万、女性 470 万,死于这类疾病的人数为 620 万,占总死亡人数的 12%,在多数发达国家这一数字可达25%。随着发展中国家城市化进程的推进,与饮食习惯及生活方式密切相关的肿瘤均将逐渐转变成经济发达国家所拥有的类型。据我国卫生部统计,2000 年我国城市中癌症死亡已经占首位,每年新发癌症患者 180 万,每年死于癌症的人数超过 140 万,而且专家预测,由于我国环境污染和吸烟问题仍然严重,在 2025 年癌症总发病率不大可能下降,因此癌症已成为我们每个人必须面对的多发病、常见病。如何开展肿瘤的预防和治疗成为大家十分关注的课题。WHO 及我国政府都已经将癌症列为继续解决的重点问题之一。肝癌作为严重危害我国人民生命健康的重大疾病,近年来其发病率在我国仍然居高不下,其难诊断、难治疗、易转移复发、死亡率高的特点至今仍未改变。我国的肝癌研究经过几十年的努力,取得了显著的进步,在肝癌的早期诊断、外科及综合治疗、预防以及基础研究等方面均取得了引人注目的成就。肝癌早期诊断水平的提高,极大地提高了患者的早期诊断水平,延长了患者的无瘤生存期。外科技术水平的进步,大大降低了肝癌手术的治疗风险,提高了患者的总体生存率。多种新兴治疗方法,特别是微创治疗方法在临床上的应用,改变了多种治疗选择和治疗组合,而基础研究也不断地为肝癌的治疗提供新的思路和治疗策略。但应该看到肝癌的治疗中仍然有许多困难和疑难问题需要进一步深入研究。

在医学领域中,临床肿瘤学是一门发展较晚的学科。1965 年美国临床肿瘤学会的成立标志着美国医学会承认了临床肿瘤学为一门独立的学科。目前在世界各地该学科发展迅速。欧美国家均有规模较大的肿瘤中心,开展肿瘤的防治研究和临床防治工作,并有很多专著和刊物,是当前最活跃的医学领域之一,并受到政府和人民的广泛关注。1933 年,我国在北京协和医院外科学系成立了肿瘤组,1954 年在上海镭锭治疗院的基础上成立了上海市肿瘤医院(复旦大学附属肿瘤医院)。以后各省逐渐成立肿瘤医院或在综合医院中成立肿瘤中心。从 20 世纪 60 年代以来也有各种各样的专著和刊物问世。

近年来,肝癌治疗领域出现了许多新进展,包括肝癌的分子学分期、新型肿瘤标志物的发现、靶向药物的开发应用、对循证医学观念的重视、综合治疗模式的更新等,高水平的临床研究证据层出不穷,肝癌综合治疗策略仍在不断发展和细化中。2018 年美国肝病学会(American Association for the Study of Liver Diseases,AASLD)和欧洲肝脏学会(European Association for the Study of the Liver,EASL)均更新了肝癌的诊疗指南,美国国立综合癌症网络(National Comprehensive Cancer Network,NCCN)指南也在持续更新中。在制定肝癌的综合治疗方案时,需要权衡患者肿瘤因素、机体情况以及社会经济因素等多方面情况,合理选择治疗手段,制订个体化治疗方案,最终达到延长患者生存时间、提高患者生存质量的目的。

关于肝肿瘤更有效、更安全的治疗方式仍需更多临床数据分析加以佐证,但目前,对于肝肿瘤患者更科学、更个体化的管理模式尚未确立。为此,复旦大学附属肿瘤医院肝肿瘤中心依托肝癌研究所及中山医院护理部,构建了以不同疾病治疗手段为分类的亚专科护理组,依托让临床护理能及时跟进临床医学新发展的建设举措,肝肿瘤科护理团队从肝移植、原发性肝癌、转移性肝癌、肝肿瘤介入治疗四个方向出发,以加强专科建设、打造专科品牌、加快人才培养、促进护理科研为目标,选拔和培养亚专科护士,希望全方位提升肝肿瘤护理团队的管理沟通能力、科研发展能力、专科护理能力和人才培养能力,同时为亚专科建设和亚专科护士培养提供有效的参考模式,促进护理向专科化的方向迈进。

(张玉侠 俞静娴 张瑞莉)

第二章　肝脏的解剖及生理功能

▌第一节　肝脏的解剖结构

一、肝脏的表面结构

肝脏是人体最大的实质性脏器，重 1 200～1 500 g。上界相当于右锁骨中线第五肋间，下界与右肋缘平行，分为膈面和脏面，借周围韧带与邻近的横膈、腹壁、胃、十二指肠、肾脏等连接固定，但可随呼吸上下移动。肝脏由肝实质和管道系统组成。经肝脏灌注腐蚀标本显示，肝内管道系统分为 Glisson 系统和肝静脉系统。Glisson 系统包含肝动脉、门静脉和肝管，在肝内或肝门附近结伴而行，并被包裹于同一结缔组织鞘（Glisson 鞘）内，经肝脏脏面的肝门（第一肝门）处出入肝实质。肝静脉系统为肝脏血液回流系统。肝静脉主干及其属支位于 Glisson 系统的叶间裂或段间裂内，经腔静脉窝（第二肝门）汇入下腔静脉。

肝脏膈面光滑隆凸，前上方有镰状韧带与膈肌相连，前下缘于脐切迹处有肝圆韧带与前腹壁相连。镰状韧带向后上方延伸并向左右伸展成冠状韧带前叶而附着于横膈。右冠状韧带前后叶之间部分肝脏表面无腹膜覆盖，称为肝裸区。冠状韧带的两极分别为左、右三角韧带。左三角韧带较右三角韧带宽厚，内常有血管和迷走胆管等，手术离断时应妥善缝扎。

肝脏脏面有两个纵沟和一个横沟，构成"H"形。右纵沟由胆囊窝和腔静脉窝组成。其后上端为肝静脉汇入下腔静脉处，即第二肝门；左纵沟由脐切迹和静脉韧带沟组成。横沟连接于两纵沟之间，肝十二指肠韧带附着于此，为第一肝门所在。这些沟是肝脏分叶的脏面标志，手术时可根据这些标志分离出门静脉、肝动脉和肝胆管的分支。肝脏脏面尚有肝胃韧带（小网膜）、肝结肠韧带和肝肾韧带。肝胃韧带内有时可见胃左动脉发出的副肝左动脉或迷走肝左动脉。

二、肝脏的分叶分段

过去以镰状韧带为界，将肝脏分为左右两叶，这种分法与肝内血管分布不相符，以至于不能适应外科手术的要求。肝内管道系统灌注法使得人们对肝内血管、胆管的分布规律有了更深入的了解，也给肝脏分叶提供了新的认识。在灌注标本中可以看到肝内存在缺少管道分布的平面存在，这些平面成为肝内分叶良好的自然界线，称为肝裂。肝脏有三个主裂(正中裂、左叶间裂、右叶间裂)、两个段间裂(右段间裂、左段间裂)和一个背裂。

正中裂在肝的膈面,起自胆囊切迹,向后上方抵于肝左静脉进入下腔静脉处;在脏面以胆囊窝和腔静脉窝为界(即下腔静脉)。它将肝脏分成大小不等的左右两半,右半肝较大,约占全肝重量的 60%。裂的平面内有肝中静脉经过。

左叶间裂自脐切迹向后上抵于肝左静脉入下腔静脉处。膈面以镰状韧带附着线为界,脏面以左纵沟和静脉韧带沟为标志。它将左半肝分为左外叶和左内叶。在裂内有肝左静脉的叶间支经过。左外叶又被左段间裂分为上下两段。

右叶间裂在肝表面无明显标志,一般自肝的右下缘,相当于胆囊切迹与肝外缘的外、中 1/3 交界处,斜向后上方抵于肝右静脉进入下腔静脉处,为一接近水平位的斜裂。它将右半肝分成了右后叶和右前叶,前者显得膈面小而脏面大,后者则相反。在裂的平面内有肝右静脉经过。右后叶又被右段间裂分为上下两段。

背裂位于肝脏后上缘之中部,尾状叶的前方,是肝静脉进入下腔静脉处,也是第二肝门所在。它在肝脏上极形成一弧形线,将尾状叶和其他肝叶隔开。

根据上述肝裂将肝脏分为五叶四段,即左外叶、左内叶、右前叶、右后叶和尾状叶,左外叶和右后叶又各分为上下两段。这种肝叶划分法,对于肝脏疾病的定位诊断和开展肝叶切除术都具有重要的临床意义。

此外,Couinaud(奎纳德)以肝裂和门静脉及肝静脉在肝内的解剖分布为基础,将肝脏分为八段,即尾状叶为Ⅰ段,左外叶为Ⅱ、Ⅲ段,左内叶为Ⅳ段,右前叶为Ⅵ、Ⅶ段。手术切除其中一段称为肝段切除术,这种分段方法对位于某一段内的早期小肝癌做肝段切除,既可达到切除病变组织的目的,又可以保留更多肝组织,对患者术后康复是有利的。

需要指出的是,目前国际上对肝脏分叶及相应的肝脏手术切除在名称上还不统一,为改变这一状况,以求在今后国际交流间有一个统一的衡量标准,国际肝胆胰协会和我国肝脏外科学界提出了一种新的统一的肝脏解剖和手术名称。新的解剖方法与我国经典的"五叶四段"基本相同,名称上结合了 Couinaud 的八段法,将肝脏进行三级划分:第一级划分以"半肝"来表示,即肝脏分为右半肝和左半肝;第二级划分以"区"来表示,即右后区、右前区、左内区、左外区;第三级划分以"段"来表示,与 Couinaud 稍有不同的是将肝脏划分为 9 个段。相应的手术名称则称为右(或左)半肝切除、右后(或右前、左内、左外)区切除,以及肝 1(或 2～9)段切除。这一方法细化了肝脏手术切除的解剖范围,在今后的临床实践中值得借鉴和应用。

三、肝脏的血管分布

肝脏的血液供应 25%～30% 来自肝动脉,70%～75% 来自门静脉。肝动脉血含氧量高,但由于血流量少,只能供给肝脏所需氧量的 50%,而门静脉血含氧量虽低些,但由于血流量多,也能提供肝脏需氧量的 50% 左右。门静脉收集肠道血液,供给肝脏营养。

(一)门静脉

门静脉是由肠系膜上静脉和脾静脉在胰腺颈部的后方汇合而成,相当于第 2 腰椎水平,其走向右上方,经十二指肠第一段后,到达肝十二指肠韧带内,在网膜孔前方,胆总管和肝动脉的深面,上升到肝门处,分成左右两干,进入肝实质。成年人门静脉长 $5.5 \sim 8.0\,cm$,内径约 $1.0\,cm$。

门静脉在肠系膜上静脉与脾静脉汇合后的主干上还接受若干小静脉,如胃冠状静脉、幽门静脉、副胰静脉、胰十二指肠上静脉和胆囊静脉。门静脉无静脉瓣,在体内构成独立的循环系统,它与体循环之间有四处主要交通支:胃冠状静脉与食管下端静脉丛吻合,通过奇静脉入上腔静脉;肠系膜下静脉到直肠上静脉和直肠下静脉与肛管静脉吻合,经过阴部内静脉入下腔静脉;脐旁静脉和腹壁上下深静脉相吻合,然后分别进入上、下腔静脉;在腹膜后,肠系膜静脉分支和下腔静脉分支相吻合(Retzius 静脉),进入下腔静脉。这些吻合支在正常情况下很细小,血流量很少,临床意义不大,但在门静脉高压时,则吻合支扩大,大量门静脉血流经此吻合支进入体循环,特别是食管下端静脉扩大,壁变薄,可引起破裂大出血。因此,这些吻合支对门静脉高压有重要临床意义。

门静脉在肝门横沟处分成左、右干入肝。左干沿肝门横沟走向左侧,至左纵沟处入肝实质。一般可分为横部、角部、矢状部和囊部。横部长 $2 \sim 4\,cm$,在后缘发出分支分布于尾状叶左部,角部及囊部外侧缘各发出一支分布于左外叶上下段,矢状部内侧缘发出分支分布于左内叶。囊部与肝圆韧带相连,内有闭塞的脐静脉。门静脉右干短粗,长 $1 \sim 3\,cm$,在后缘发出分支至尾状叶右部,然后再分出两大支到右前叶和右后叶,后者又分为上、下两支到右后叶上、下段。

（二）肝动脉

肝动脉起源于腹腔动脉,称肝总动脉,在十二指肠第一部上方先后分出胃十二指肠动脉和胃右动脉。本干即称肝固有动脉,行于肝十二指肠韧带内,再分出肝左、右动脉入肝。胆囊动脉多起始于肝右动脉,行于胆囊三角内。

肝十二指肠韧带及其包绕的门静脉、肝动脉、肝管、神经和淋巴管等共同组成肝蒂。肝蒂的右缘形成小网膜孔的前界,左缘与小网膜相连。阻断肝蒂即可阻断入肝血流达到控制或减少出血的作用。肝切除术中若有难以控制的大出血时,可用左手示指探入小网膜孔内,拇指在前,两指压迫肝蒂可暂时减少出血,有利于保持清晰的术野。肝动脉插管术中解剖肝门前,亦可用此法探明肝动脉的位置。通常,在肝蒂中胆总管和肝管居右、肝动脉居左、门静脉居后,三者排列成倒"品"字形。主干分叉点以肝管最高,紧贴肝门横裂,门静脉次之,肝动脉最低。肝十二指肠韧带内的管道系统变异较多,其中尤以肝动脉变异多见。肝固有动脉可异位起始于肠系膜上动脉、腹主动脉等;肝左动脉可直接或另有一分支异位起始于胃左动脉,分别称迷走肝左动脉和副肝左动脉;肝右动脉变异更多见,最常见的是异位起始于肠系膜上动脉,占 $8\% \sim 12\%$,大多行走于胆总管的右后侧经横沟右端入肝。

（三）肝静脉

肝静脉系统包括左、中、右三支主要肝静脉和一些直接开口于下腔静脉的小静脉,又称肝短静脉。肝静脉在肝内的行径与门静脉、肝动脉和肝胆管相互交叉,如合掌时各指相互交叉一样。肝右静脉位于右叶间裂内,汇集右后叶全部和右前叶一部分血液。肝中静脉居于正中裂,汇集右前叶大部和左内叶全部的血液。肝左静脉位于左段间裂内,汇集左外叶全部血液。有时肝中静脉和肝左静脉汇成一个总干进入下腔静脉。此外,尚有4~8支肝短静脉,主要汇集尾状叶和右后叶脏面区血液,直接进入下腔静脉的左、右前壁。

四、胆道系统的解剖

胆道系统起始于肝内毛细胆管,止于肝胰壶腹(vater ampulla)。肝内部分包括左、右肝管,肝叶、段和区域胆管分支,变异较多,尤以右侧肝为多;肝外部分包括肝总管、胆囊、胆囊管、胆总管和壶腹部,胆总管又可分为十二指肠上、十二指肠后、胰头内和十二指肠内段四部分。

五、肝脏的显微结构

肝脏的显微结构表现为肝小叶。成人肝内约有 100 万个肝小叶。小叶中央是中央静脉,围绕该静脉为放射状排列的单层细胞索,肝细胞索之间为肝窦(窦状隙),肝窦的壁上附有肝巨噬细胞(Kupffer 细胞),它有吞噬能力,属单核-吞噬细胞系统。在几个肝小叶之间是结缔组织组成的门管区,其中有肝动脉、门静脉和胆管。肝窦实际上是肝脏的毛细血管网,它的一端与肝动脉和门静脉的小分支相通,另一端与中央静脉连接。胆管可分为胆小管和毛细胆管,后者位于肝细胞之间。

肝小叶是肝的结构和功能单位,依据肝小叶内血循环的流向,可将其划分为三个带:位于小叶外周部分的细胞为周围带,又称功能带,最先获得血液供应;中央静脉周围的细胞为中央带,又称静止带,接受血液供应较晚;而两者之间的部分为中间带。中央带的细胞供血较差,但它们是一些比较成熟的细胞,某些生理活动主要在此进行,如脂类代谢。当肝血液供应障碍时,如缺氧、肝淤血等,可先影响中央带的肝细胞。而发生中毒性肝病时,一般均为血源性,故往往先损及周围带的肝细胞。

在电子显微镜下,肝细胞呈多角形,大小不等,一般约为 $30\ \mu m \times 20\ \mu m$。在肝窦一面的肝细胞膜上有很多微绒毛,伸向肝细胞膜与肝窦壁之间存在的窦周间隙(Disse 间隙)内,主要起着与肝窦内血液之间进行物质交换的作用。在相邻的两个肝细胞接触面之间的间隙即为毛细胆管,其壁为肝细胞膜;肝细胞将胆汁直接排泄到毛细胆管。肝细胞核和细胞膜之间是细胞质,细胞质内含有许多亚微结构,如线粒体、内质网、溶酶体、微体和高尔基(Golgi)复合体等,这些结构都有很多复杂的生理功能。

第二节　肝脏的生理功能

肝脏是维持生命不可缺少的器官,具有分泌胆汁、吞噬和防御、制造凝血因子、调节血容量及水电解质平衡、产生热量等多种功能。胚胎期肝脏还有造血功能。

一、分泌胆汁

胆汁的产生和分泌是肝的主要功能之一。

胆汁是由肝细胞分泌的。肝每天分泌大约 800～1 000 mL 的胆汁经胆管输送到胆囊。在消化期,胆汁经肝管、胆总管直接排入十二指肠;在消化间期,分泌的胆汁经胆囊管进入胆囊贮存,进食时再由胆囊排入十二指肠。刚从肝细胞分泌出来的胆汁称肝胆汁,贮存于胆囊内的胆汁称胆囊胆汁。

胆汁是一种有色、味苦、较稠的液体。肝胆汁呈金黄色,透明清亮,呈弱碱性(pH＝7.4)。胆囊胆汁因被浓缩而颜色加深,为深棕色,因碳酸氢盐在胆囊中被吸收而呈弱酸性(pH＝6.8)。胆汁中除水分外,还含胆盐、卵磷脂、胆固醇和胆色素等有机物和无机盐。胆汁是唯一不含消化酶的消化液。

胆汁中最重要的成分是胆盐,其主要作用是促进脂肪的消化和吸收。若无胆汁,摄入的脂肪将有 40% 从粪便中丢失,且伴有脂溶性维生素吸收不良。胆色素是血红蛋白的分解产物,是决定胆汁颜色的主要成分。胆汁中大部分胆红素在正常情况下以溶于水的结合形式存在;仅有约 1% 以不溶于水的游离形式存在,并能与钙离子结合形成沉淀。若游离型胆红素增多,便有可能形成胆红素结石。胆固醇是肝脏脂肪代谢的产物,卵磷脂是胆固醇的有效溶剂,胆固醇的溶解量取决于胆汁中它与卵磷脂的适当比例。当胆固醇含量相对过多时,胆固醇便从胆汁中析出形成胆固醇结石。

胆汁不仅能促进脂肪的消化和吸收以及脂溶性维生素的吸收,还能中和一部分胃酸,并促进胆汁自身分泌。进入小肠的胆盐绝大部分由回肠黏膜吸收入血,通过门静脉回到肝脏再形成胆汁,这一过程被称为胆盐的肠-肝循环。返回肝脏的胆盐可以刺激肝胆汁的分泌,即胆盐的利胆作用。另外,胆汁还有排泄有害物质的作用。

二、物质代谢

肝脏内的各种代谢活动十分活跃,调节三大营养物质的代谢,包括糖的分解和糖原合成、蛋白质及脂肪的分解与合成,维生素及激素等的代谢也是肝脏的主要功能之一。

(一) 糖代谢

肝是糖代谢的中心,因为它调控葡萄糖的储存以及在各大器官的分配,尤其是脑和红细胞这样的葡萄糖依赖性组织。肝脏和肌肉都能够以糖原的形式储存葡萄糖,但只有肝脏能够将糖原分解为葡萄糖供给体循环。肌糖原分解后只能在肌肉中被利用,不能成为机体其他组织的葡萄糖来源。

进食后葡萄糖在小肠内吸收,然后进入全身循环。到达肝的葡萄糖迅速转变成它的储存形式——糖原,多余的葡萄糖主要转换成脂肪酸并储存在脂肪组织中。在吸收后状态(两餐之间,非空腹),没有葡萄糖直接从肠道进入全身循环,此时肝分解糖原成为循环中葡萄糖的主要来源,这对大脑和红细胞非常重要,因为它们的代谢依赖葡萄糖。大多数其他组织在吸收后状态主要依靠来源于脂肪组织的脂肪酸作为主要燃料,而能量消耗较大的肌肉能够利用自身的糖原并依靠来源于肝的葡萄糖作为能量来源。禁食 48 h

后,肝糖原被耗尽,肝停止糖原分解并开始糖异生。肝糖异生的底物大多数来源于肌肉分解的氨基酸(主要是丙氨酸),也可来源于脂肪分解的甘油。长期禁食后,脂肪分解产生的脂肪酸在肝内 β 氧化,释放出酮体,后者成为大脑的主要能量来源。

各种代谢状态的相互转变和糖代谢的调控主要受肝窦中葡萄糖的浓度和激素(胰岛素、儿茶酚胺和胰高血糖素)的影响。禁食状态下,肌肉在无氧代谢时会产生乳酸,肝将乳酸转变成丙酮酸,后者进入糖异生途径,这个循环称为 Cori 循环。

肝病状态下的糖代谢紊乱很常见。肝硬化患者经常存在糖耐量异常,其机制很大可能与胰岛素抵抗有关。由于肝及其代谢功能具有强大的恢复能力,所以慢性肝病时低血糖并不常见。暴发性肝衰竭时,由于大量肝细胞坏死而不能进行糖异生,会出现低血糖症状。

(二)脂代谢

当葡萄糖的量超过了肝糖原储存的能力时,肝开始合成脂肪酸。虽然脂肪酸主要储存在脂肪组织中,但是脂肪细胞合成脂肪酸的能力有限,因此,肝是合成脂肪酸的主要部位。脂肪分解时,游离脂肪酸被转运到肝并开始代谢。肝中的脂肪酸与甘油发生酯化作用形成甘油三酯并进行储存或转运,也可以经过氧化产能过程形成 ATP 和酮体。通常这一过程受营养状态的调控,饥饿时以氧化作用为主,而进食时则以酯化作用为主。

肝和脂肪组织之间存在持续的脂肪酸循环,并处于平衡状态,这一平衡一旦被打破,就会导致肝的脂肪浸润。肝对脂肪酸的摄取随血浆浓度而变,尽管肝酯化脂肪酸的能力极强,但是消除或者分解脂肪酸的能力却很有限。因此,循环中过多的脂肪酸很容易超出肝的处理能力而引起脂肪在肝内沉积,即肝脏脂肪变性或者进一步形成脂肪性肝炎。许多因素与肝脂肪变性相关,如糖尿病、类固醇的应用、饥饿、肥胖以及大剂量的细胞毒性化疗。饮酒引起脂肪肝的原因是多方面的,可能与脂肪分解的增加、氧化作用的减少和肝脂肪酸酯化的增加有关,也可能与慢性酗酒者的相对饥饿状态有关。

(三)蛋白质代谢

肝也是蛋白质代谢的中心,参与蛋白质的合成、分解供能或储存,处理多余的氨基酸和含氮废物。外周组织无法利用的多余的氨基酸通常在肝内处理,它们可以氧化供能(提供肝所需能量的 50%)或者转化为葡萄糖、酮体或脂肪。氨基酸在体内分解产能的同时产生氨、谷氨酰胺、谷氨酸盐和天冬氨酸盐,这些产物主要在肝内进行处理,含氮废物经过鸟氨酸循环转化成尿素,尿素通常经尿液排出。因此,肝对于整个机体的氮平衡和氨基酸代谢来说极其重要。

肝脏也是许多蛋白质合成的主要场所,这些蛋白质涉及许多的重要功能,包括凝血、转运、铁的结合和蛋白酶抑制功能。肝脏是合成血浆蛋白的主要场所,由于血浆蛋白可用于体内各种组织蛋白的更新。白蛋白仅在肝内生成,是最主要的血清结合蛋白。肝功能不全或特殊的遗传病常会导致这些蛋白的数量和功能发生改变,并产生病理改变。

(四)维生素代谢

肝和小肠一起参与脂溶性维生素 A、D、E 和 K 的代谢。这些外源性的维生素在小肠内吸收,吸收程度与胆盐对脂肪酸的乳化相关联。人体中 95% 的维生素 A 储存于肝脏中。维生素 A 属于类视黄醇家族,参与维持正常视力、胚胎发育和成人基因调控,过量摄取维生素 A 会产生肝毒性。维生素 D 参与调节体内的钙磷平衡,其活化步骤在肝内完成。维生素 E 是强力的抗氧化剂,能够保护细胞膜不受脂质过氧化作用和自由基的损害。维生素 K 在肝合成的凝血因子 II、VII、IX、X 维生素 K 依赖因子的 γ -羧化中起了重要作用,它是这些因子活化所必需的辅助因子。肝病状态下这些维生素吸收不足,便会发生相应的维生素缺乏综合征。

肝也参与多种水溶性维生素的摄取、储存和代谢,包括维生素 B_1、B_2、B_6、B_{12}、叶酸、维生素 H 和泛酸。肝还负责将某些水溶性维生素转化成有活性的辅酶,或者是可储存的代谢物。

(五)激素代谢

正常情况下血液中各种激素都保持一定含量,多余的激素则被肝脏处理灭活。当患有肝病时,可出现雌激素灭活障碍,引起男性乳房发育、女性月经不调及性征改变等;当出现醛固酮和血管升压素灭活障碍时,可导致水钠潴留从而引起水肿。

三、解毒功能

机体代谢过程中,门静脉收集来自腹腔的血液,血液中的有害物质及微生物抗原性物质将在肝内被清除。肝脏是人体主要的解毒器官,能将毒物转化为毒性更小或溶解度大的物质,随胆汁或尿液排出,保护机体免受损害。肝脏的解毒功能主要有以下 4 种方式。

(1)化学作用:如氧化、还原、分解、结合和脱氧作用。有毒物质与葡萄糖醛酸、硫酸、氨基酸等结合可变成无毒物质。

(2)分泌作用:一些重金属如汞以及来自肠道的细菌,可随胆汁排出。

(3)蓄积作用:一些生物碱如吗啡等可蓄积于肝脏,然后肝脏逐渐少量释放这些有毒物质,以减少机体中毒过程。

(4)吞噬作用:肝细胞中含有大量 Kupffer 细胞,对病原微生物有很强的吞噬作用,能保护肝脏。

四、防御和免疫功能

肝脏有最大的网状内皮细胞吞噬系统。肝静脉窦内皮层含大量的 Kupffer 细胞,能吞噬血液中的异物、细菌、染料及其他颗粒物质。在肠黏膜因感染而受损的情况下,致病性抗原物质便可穿过肠黏膜(肠道免疫系统的第一道防线),进入肠壁内的毛细血管和淋巴管,因此,肠系膜淋巴结和肝脏便成为肠道免疫系统的第二道防线。来自肠道的大分子抗原经淋巴结至肠系膜淋巴结,而小分子抗原主要经过门脉微血管至肝脏。肝脏的单核-巨噬细胞吞噬这些抗原物质,使机体产生免疫反应,从而发挥免疫调节作用。

五、凝血

肝负责合成几乎所有已确认的凝血因子、纤溶系统成分以及一些凝血和纤溶的血浆调节蛋白。肝对维生素 K 的吸收、维生素 K 依赖性凝血因子的合成至关重要,它还含有激活这些因子的酶。此外,肝的网状内皮组织系统还清除活化的凝血因子、活化的凝血和纤溶复合物以及纤维蛋白降解产物。肝脏疾病通常与血小板减少症、血小板功能异常、维生素 K 缺乏、维生素 K 依赖性凝血因子活化受损和弥散性血管内凝血(disseminated intravascular coagulation,DIC)相关。因此,肝脏疾病常常伴随治疗上具有挑战性的凝血障碍。Ⅶ因子是半衰期最短的凝血因子,它的缺乏会导致凝血酶原时间异常。所以,肝合成功能不全的患者也常伴有凝血酶原时间异常。

六、调节循环血量

胚胎、新生儿的肝脏有造血功能,长大后肝脏不再造血。

肝接受门静脉和肝动脉的双重血供,血流量和血容量都很大。门静脉提供肝血供的 75％,血氧含量低但是营养物质丰富。肝动脉提供 25％ 的血供,并且血氧含量高。尽管如此,流量较大的门静脉能够提供肝所需氧量的 50％～70％。总体上来看,肝血流量占心输出量的 1/4,这说明了肝在调节循环血量中的重要地位。运动时肝血供会减少,而进食后会增多(糖类对肝血供影响最大)。

肝血供受许多因素的调控,起主要作用的是输入与输出血管的压力差以及肝窦出入口的括约肌张力。括约肌的张力受自主神经系统、循环内的激素、胆盐和代谢物调控。已知的能影响肝血供的内源性因素包括胰高血糖素、组胺、血管缓激肽、前列腺素、一氧化氮和许多胃肠道激素,如胃泌素、肠促胰液素和胆囊收缩素。肝窦本身也能通过收缩和扩张自身内皮细胞、Kupffer 细胞和星状细胞对肝血供进行基本的调控。

肝动脉和门静脉血流之间存在着单向的互补关系。门静脉血流减少,肝动脉血流相应地增加,但二者颠倒的现象不会出现。一旦门静脉完全闭塞,肝动脉能够补偿但是不能完全弥补肝实质所需的血供,这可能是门静脉分支闭塞引起同侧肝萎缩的原因。

七、肝脏再生

肝脏有巨大的功能储备。动物实验已经证明,当肝脏被切除 70％～80％ 后,并不出现明显的生理功能紊乱;而且残余的肝脏可在 3～8 周再生至原来大小。

肝再生时肝内所有类型的细胞均出现了增生反应,最终再生肝的显微结构和正常肝相同。肝部分切除术后,平时静止的肝细胞迅速重新进入细胞周期,肝细胞 DNA 合成最活跃的时期是肝部分切除术后 24～36 h,其他类型的细胞 DNA 合成活跃期是在 48～72 h 之后。

肝具有独特的调整自身体积来适应机体需要的能力。临床上可以观察到肝部分切除术后或者中毒反应后的肝再生;在移植受体中还能观察到大小不匹配的肝能够调整体积以适应新的宿主。

（施国明　孙云帆）

参考文献

［1］吴孟超,李梦东.实用肝病学［M］.北京:人民卫生出版社,2011.

［2］SCHIFF E,MADDREY W,SORRELL M. 希夫肝脏病学［M］.北京:北京大学医学出版社,2015.

第三章 肝脏功能的评估

▌第一节 肝脏功能评估

　　肝脏在人体的生命活动中占有十分重要的地位,具有非常复杂而又重要的生理及生化功能,且受多种因素影响。肝功能测评是通过各种生化试验检测与肝功能代谢有关的各项指标以及影像学检查资料来反映的。目前检测、评估肝功能的手段众多,但尚无十分有效的特异性试验或一种能准确反映肝脏功能的理想指标。由于肝脏贮备功能强大,即使有明显的肝细胞损伤,某些肝功能试验或指标仍可正常或接近正常。因此,对肝功能的评估应从多方面进行综合评定,以便正确估计肝脏储备功能代偿能力及其耐受程度。

　　肝脏储备功能是指肝脏应对生理负荷增加时可动员的额外代偿潜能。肝脏在受到损害的病理状态下,肝脏储备功能除了应对机体代谢、免疫及解毒等功能需求外,还需满足肝脏自身组织修复和再生的需要,这是反映肝脏整体功能潜力大小的指标,它包含了所有肝脏细胞能够发挥正常的生理功能的总和。

　　肝功能评估是决定肝病手术治疗方案、预测手术预后以及减少手术后各种严重并发症的重要环节。通过评估肝脏储备功能,可以了解患者对不同类型或范围的肝切除手术的耐受性,为设计和实施安全手术提供依据,以预防患者手术后发生肝脏功能衰竭。

　　临床上肝功能的评估方法众多,主要可分以下四类:①肝脏血清生化学试验;②综合评分系统;③肝脏功能定量评估试验;④影像学方法评估和肝脏体积测量。

一、肝脏血清生化学试验

　　通过检测血清中肝脏合成和分泌的物质含量或酶的活性,提示肝脏损伤和病变。这种检测方便,结果直观,有助于对肝脏组织损伤程度作出大体判断,可作为非肝脏疾病手术患者术前肝脏功能代偿状态的评估方法;但因这种检测只反映肝脏某一方面的功能,并不适合单独用于术前评估肝脏储备功能和预测术后肝脏功能是否衰竭。

(一)血清酶学检测

　　肝脏酶蛋白占肝脏总蛋白的 2/3 左右,临床上常根据血清酶活力增高和减少或酶的活性来了解肝脏病变损伤的性质和程度。

　　肝脏内有 20 多种转氨酶,主要包括丙氨酸氨基转移酶(alanine transaminase, ALT)和门冬氨酸氨基转移酶(aspartate transaminase, AST)。正常情况下血清 ALT

和 AST 水平很低,主要来自肝脏和肌肉等组织。ALT 主要存在于细胞质中,AST 主要存在于细胞质和线粒体中。应注意在骨骼肌、心脏、肾脏等其他组织器官病变时也可导致血清 ALT 和(或)AST 活性升高,需结合其他检测、临床表现、病因学资料及影像学检查等进行综合分析,以判断其组织器官来源、损害特点及病情轻重。ALT 和 AST 是肝细胞损伤的敏感指标,其水平升高提示肝实质受到了不同程度的损伤,但是与肝脏储备功能并无直接的关联。

血清碱性磷酸酶(alkaline phosphatase,ALP)是一组水解酶,主要来自肝脏的毛细胆管、骨骼、肾和胎盘;γ-谷氨酰转移酶(γ-glutamyl transferase,GGT)主要分布于肝、胰、脾、肾、心、肠、脑等细胞膜上。排除生理及骨骼疾病,ALP 明显升高提示肝胆疾病。GGT 升高主要见于肝胆胰疾病,通常为反映慢性肝病活动性的指标,也常作为酒精性肝损伤的一项敏感指标。当存在胆汁淤滞或肝实质损害时,ALP 和 GGT 水平都增高,从毛细胆管到胆总管开口任何层面的胆道梗阻和胆汁淤滞均可导致 ALP 和 GGT 升高。

(二)胆色素代谢功能测定

1. 血清总胆红素　通常>25.7 μmol/L(1.5 mg/dL)有临床意义。胆红素是血红蛋白代谢的主要降解产物,其血浆浓度反映了肝细胞通过肝脏网状内皮系统对胆红素进行摄取、结合和排泄的过程。肝实质严重损害和胆汁淤滞均可导致血浆总胆红素水平升高,这是与肝切除手术预后相关的独立危险因素。成人溶血性黄疸时,血清胆红素浓度很少超过 85.5 μmol/L(5 mg/dL),超过此值常表示有肝细胞损伤或胆道阻塞。

2. 血清结合胆红素(1 min 胆红素)　正常为 0~5.1 μmol/L(0~0.3 mg/dL),超过此值时才认为有临床意义。

3. 尿中尿胆原及胆红素　正常人尿中胆红素为阴性,肝细胞病变及胆道受阻时,尿胆红素试验可呈阳性反应。有时尿胆红素出现较黄疸早,是肝胆疾病早期诊断方法之一。正常尿中尿胆原含量甚微,24 h 尿约含 1~4 mg,定性呈弱阳性反应。溶血性黄疸及肝细胞病变时,尿胆原含量增加,可呈现阳性或强阳性反应,胆道受阻出现梗阻性黄疸时,尿胆原减少甚至消失,尿胆原呈阴性反应。

(三)胆汁酸测定

健康人的外周血中血清胆汁酸含量极微,当肝细胞损伤或肝内、外阻塞时,胆汁酸代谢就会出现异常,总胆汁酸就会升高。胆汁淤积、急性肝炎、慢性活动性肝炎、肝硬化、肝癌时胆汁酸明显升高。特别是肝硬化、肝癌时总胆汁酸的升高率>95%。

(四)蛋白质代谢功能试验

1. 血浆蛋白质的测定　血浆总蛋白测定对评价肝功能有重要临床意义,血浆中白蛋白、球蛋白、纤维蛋白原、凝血酶原和其他凝血因子等均由肝脏合成。临床上常用检测血浆或血清白蛋白含量及各种蛋白的比例来判断肝功能损伤程度及判断预后。由于白蛋白的半衰期为 20 d,且肝脏代偿能力强,只有当肝损伤达到一定程度,且经过一定病程后,才有可能出现白蛋白量和质的改变,因此其不是反映肝损伤的一个敏感指标,但其含量可以反映肝实质的储备功能,是 Child 评分的指标之一。

2. 血浆凝血因子及凝血酶原时间测定　凝血因子Ⅰ、Ⅱ、Ⅴ、Ⅶ、Ⅸ和Ⅹ因子均在肝内合成，其中Ⅱ、Ⅲ、Ⅳ、Ⅹ因子的合成常需维生素 K 参与，当肝脏病变肝功能受损时，上述凝血因子合成减少，且其生理活性也有不同程度的减低，临床上可出现出血倾向。常用检测凝血酶原时间、血浆纤维蛋白原含量来了解肝功能损伤程度，是反映肝细胞损伤程度及判断预后较敏感的指标。肝功能严重受损时，血浆纤维蛋白原含量明显减少，凝血酶原时间显著延长。

二、综合评分系统

(一) Child-Push 分级标准(表 3‑1)

Child-Pugh 分级标准是一种临床上常用的对肝硬化患者的肝脏储备功能进行量化评估的分级标准。该标准最早由 Child 于 1964 年提出，当时 Child(蔡尔德)将患者 5 个指标(包括一般状况、腹水、血清胆红素、血清白蛋白浓度及凝血酶原时间)的不同状态分为三个层次，分别记以 1 分，2 分和 3 分，并将 5 个指标计分进行相加，总和最低分为 5 分，最高分为 15 分，从而根据该总和的多少将肝脏储备功能分为 A、B、C 三级，预示着三种不同严重程度的肝脏损伤(分数越高，肝脏储备功能越差)。但由于患者的一般状况项常常不易计分，随后 Pugh(皮尤)提出用肝性脑病的有无及其程度代替一般状况，即如今临床常用的 Child-Pugh 分级标准。根据患者积分值可将肝脏功能分为 A、B、C 三个等级：Child-Pugh A 级，5～6 分；Child-Pugh B 级，7～9 分；Child-Pugh C 级，10～15 分。Child-Pugh 分级标准是判断肝硬化患者预后较为可靠的半定量方法。Child-Pugh A 级代表肝脏功能代偿，其 1 年内发生肝脏功能衰竭相关病死率＜5％；Child-Pugh B 级代表肝脏功能失代偿，其 1 年内发生肝脏功能衰竭相关病死率为 20％；Child-Pugh C 级代表了肝脏功能严重失代偿，其 1 年内发生肝脏功能衰竭相关病死率为 55％。

表 3‑1　Child-Pugh 分级标准

临床生化指标	1 分	2 分	3 分
肝性脑病(期)	无	1～2	3～4
腹水	无	轻度	中、重度
总胆红素(μmol/L)	＜34	34～51	＞51
白蛋白(g/L)	＞35	28～35	＜28
凝血酶原时间延长(s)	＜4	4～6	＞6

注：Child-Pugh A 级，5～6 分；Child-Pugh B 级，7～9 分；Child-Pugh C 级，10～15 分。

Child-Pugh 分级标准是最常用于判断和选择适合肝切除患者的评分系统，对于肝硬化患者，Child-Pugh 分级标准可作为预后评估较可靠的方法。肝切除的适应证应选择 Child-Pugh A 级患者。Child-Pugh B 和 C 级肝硬化患者的手术并发症和病死率要显著高于 Child-Pugh A 级者，Child-Pugh B 级只允许行小量肝切除，Child-Pugh C 级是肝切除手术的禁忌证。但是 Child-Pugh 分级标准并不适合非肝硬化患者。

（二）终末期肝病模型(model for end-stage liver disease，MELD)评分

终末期肝病一直以来都没有一个较完善的评分指标来评价其严重程度。自 MELD 标准制定以来，因其可对终末期肝病短期、中期死亡率进行有效的预测，并因其评价指标获得方式简单、客观、易于计算而在肝病诊治中广为应用。目前该评分主要用于评估慢性肝病的严重程度和预后以及肝移植术前评估。

该评分系统最初用来预测接受颈静脉门体分流术的肝硬化患者的短期生存时间。由于该评分结合了肾功能状况，考虑到了肝肾综合征(hepatorenal syndrome，HRS)这一肝硬化患者的晚期并发症，能对病情的严重程度作出较为精细的划分，可以较准确地判定终末期肝病患者病情的严重程度和预后，因此，被认为可代替 Child-Pugh 分级标准来决定终末期肝病患者接受移植的先后顺序。其分值根据下面公式计算：MELD 评分 $=3.8\ln[$ 胆红素 $(mg/dL)]+11.2\ln[$ 国际标准化比值 $]+9.6\ln[$ 肌酐 $(mg/dL)]+6.4$ 病因(胆汁淤滞性和酒精性肝硬化为 0，病毒等其他原因肝硬化为 1)，结果取整数。近年来，越来越多的学者研究发现 MELD 评分可以用来预测肝硬化患者肝切除术后肝脏功能衰竭的风险：当 MELD 评分＞11 分时，患者术后出现肝脏功能衰竭的概率很高；当 MELD 评分＜9 分时，患者术后肝脏功能衰竭发生概率很低。术后 3～5 d 内 MELD 评分升高，患者出现手术后肝脏功能衰竭的可能性大大增加。因此当患者 MELD 评分＜9 分时实施肝切除手术是安全的，术后 1 周内 MELD 评分动态变化有助于预测发生肝脏功能衰竭的可能性。

三、肝脏功能定量评估试验

肝功能定量试验是一类基于肝脏某一方面功能的定量试验，包括吲哚菁绿(indocyanine green clearance，ICG)排泄试验、利多卡因代谢试验(lidocaine metabolism test)、氨基比林呼气试验、动脉血酮体比试验、糖耐量试验等。其中 ICG 排泄试验是肝功能定量试验的代表，在临床上已经得到了广泛的使用，其余试验因为准确度相对较低、操作复杂等原因尚未能在临床上常规应用。

（一）ICG 排泄试验

ICG 排泄试验是一种可以动态评估肝功能的方法，是目前临床上应用最广泛的定量评估肝功能的方法，尤其适用于危急患者和慢性肝损伤患者的肝功能定量检测。ICG 是一种深蓝色人工合成的红外感光染料，无毒，注射入血后完全与血浆蛋白结合，并且完全分布在血清中，无血管外分布，通过肝脏代谢后通过胆汁排泄出体外并且没有肝肠循环。ICG 排泄的快慢取决于肝脏功能细胞群数量和肝脏血流量。通常以注射后 15 min 血清中 ICG 滞留率(indocyanine green retention rate at 15 min，ICG R15)或 ICG 最大清除率(indocyanine green maximum removal rate，ICGRmax)作为量化评估肝脏储备功能的指标。脉动式 ICG 分光光度仪分析法可以替代传统的分光光度计检查方法。值得注意的是 ICG 排泄速率受肝脏血流量影响较大，因而任何影响肝脏血流量的因素(如门静脉癌栓、门静脉栓塞术后以及肝脏局部血流变异等)都会对检查结果产生影响；高胆红素

血症和血管扩张剂等亦有明显影响；任何原因的胆汁排泄障碍可导致 ICG 排泄速率延缓，此时 ICG 排泄试验就不能够准确反映肝脏储备功能。

由于其代谢特点，ICG 排泄试验被认为可以敏感地反映肝脏功能，并被广泛应用于肝切除领域，它可以反映肝功能的几项重要指标，即肝血流量、肝细胞摄取功能、胆汁排泄功能，故可用该试验快捷、准确、安全地定量评估肝脏的储备功能，预测肝切除术后肝功能衰竭的发生率。

（二）利多卡因代谢试验

利多卡因代谢试验是主要反映肝脏代谢的肝功能定量试验，利多卡因主要在肝脏内代谢，代谢迅速，约 90% 经肝细胞色素 P‑450 系统去烷基化作用后产生单乙基甘氨酰二甲苯胺（MEGX），主要经肾脏排出，其代谢速率受到酶数量、活力及有效肝血流量的影响，能反映有功能肝细胞的数量及肝功能损伤程度。利多卡因代谢试验反映了肝细胞色素 P‑450 系统的活力。肝病患者其代谢率较慢，利多卡因代谢试验可直接反映肝细胞的功能，但其准确性较 ICG 排泄试验差。

四、影像学方法评估和肝脏体积测量

通过超声、计算机体层成像（computed tomography，CT）、磁共振成像（magnetic resonance imaging，MRI）检查显示的肝脏形态特征、肝脏脉管结构、门腔侧支循环及肝脏血流改变等影像学表现可判断肝实质病变的性质和程度，并间接推断肝脏储备功能及肝脏手术的安全性。

（一）超声检查

肝脏纤维化程度或肝硬化的程度直接影响肝脏功能。肝硬化的程度越重，则发生肝硬化失代偿、肝癌甚至死亡的风险越高。因此可通过检测肝脏纤维化及肝硬化程度，间接反映肝脏功能状态。彩色多普勒超声具有简便、无创等特点，广泛用于肝脏疾病的诊断中。由于传统彩色多普勒超声本身的技术限制，其对肝纤维化的检测价值有限。近年来在超声诊断的基础上发展起来的一种新技术——瞬时弹性成像技术（transient elastography，TE；Fibro Scan）可非常准确地反映肝纤维化及肝硬化程度，现已成为定量测定各种原因引起的慢性肝病的肝纤维化及肝硬化程度的可靠工具，具有快速、无创、可重复性好等优点。

（二）CT

术前的肝功能状态和术后的残肝体积对患者术后肝脏功能的恢复影响很大，因此术前可通过测定肝脏总体积及估算残肝体积预测术后肝功能恢复情况。目前，CT 体积测定是判断患者能否安全行肝切除的最常用的影像学方法之一。采用 CT 三维重建技术可以检测肝脏的总体积（total liver volume，TLV），减去预计切除体积即可得到残肝体积（right liver volume，RLV），为合理选择肝切除范围提供准确依据。目前 CT 体积计算最常用于亲体肝移植中供体切除肝脏的计算。

（三）MRI

MRI 能够比较准确地测定肝脏体积，同时，利用 MRI 体积重建还可以测定肝脏的脂肪含量。现在临床广泛应用的肝细胞特异性对比剂——钆塞酸二钠（gadolinium ethoxybenzyl diethylenetriamine pentaacetic acid，Gd－EOB－DTPA）作为增强 MRI 的对比剂，能够精确检测肝脏体积变化，确切、有效的评估肝脏储备功能。Gd－EOB－DTPA 进入血液循环后最终经两条途径代谢：在肝脏中能够轻易被正常肝细胞摄取并以原型排泄入胆道；在肾脏中经肾小球滤过后随尿液排出。两条代谢的量几乎相等，当其中一条途径严重受损时，则另一条代谢途径会代偿性增加。Gd－EOB－DTPA 增强 MRI 最初是被设计用来发现肝脏局灶性病变的。但基于其代谢特点，现逐渐应用于评估肝脏储备功能。肝实质细胞摄取 Gd－EOB－DTPA 后可明显强化，其开始产生强化的时间及强化程度则由肝细胞的摄取及排泄功能决定。在肝功能正常的人群中，注射 Gd－EOB－DTPA 后约 20 min 被肝细胞摄取达峰值，维持时间约 2 h。在慢性肝病及肝癌患者中，由于正常的肝细胞数量减少及肝细胞功能降低，肝组织摄取及排泄 Gd－EOB－DTPA 的能力亦相应降低。因此，与正常肝细胞相比，注射 Gd－EOB－DTPA 后开始产生强化的时间延后，持续强化时间延长，且强化程度减弱。由此，通过动态测定注射 Gd－EOB－DTPA 后肝脏开始产生强化的时间及强化持续时间、信号强度等，即可定量评估肝脏的摄取及排泄功能。与 ICG 排泄试验的原理类似，Gd－EOB－DTPA 增强 MRI 可反映肝脏的摄取及排泄功能，其预测术后肝功能衰竭发生率的效果要优于肝体积测定法。而且，与 ICG 排泄试验相比，Gd－EOB－DTPA 增强 MRI 还有其独特的优势，即它不仅能反映肝脏整体功能，还能反映"局部肝脏功能"，这对于外科医生合理选择手术方式及切除范围更具有指导意义。

（四）肝脏体积测量

肝脏形态学体积与肝脏储备功能密切相关，现已被广泛视为与 Child-Pugh 分级标准同样重要的评价肝脏储备功能的指标。但是，需要特别注意的是，肝脏体积与肝脏储备功能并不完全等同。只是当肝脏实质功能均匀一致时，肝脏功能性细胞的数量与肝脏体积成正比关系。当肝实质部分的功能分布均匀一致时，剩余肝脏体积或肝段可以用 CT 或 MRI 测定精确地测量得出；但若肝脏处于不同病变状态时，如门静脉癌栓形成或门静脉栓塞等，各部分肝实质细胞的损伤程度有时并不一致，单位体积内的肝功能也有所差异。因此，正确测量肝脏体积和计算肝实质切除率具有重要的临床参考价值。目前肝脏体积计算可在 CT 或 MRI 下，通过手工测算和三维重建两种方法完成。一般认为，正常肝脏可耐受肝实质切除率为 75％～80％的肝切除或剩余肝脏功能性体积为肝实质体积 25％～20％的肝切除。但是在肝脏病变状态下，肝细胞数量减少及功能受损可致不同肝脏区段之间功能性肝细胞数量的差异。因此，肝脏体积和肝实质切除率的测量尚需结合全肝及区域肝脏功能的评估才能为肝切除范围的合理选择提供可靠依据。

第二节　肝脏肿瘤的常用检查

一、肝脏良性实性肿瘤的常用检查

据估计，约有 10％～20％ 的人群存在良性肝脏肿块。随着影像学检查技术的进步和普及，肝脏良性病灶的检出率越来越高。熟悉这些肿瘤的临床特征，自然病史和影像学检查至关重要。许多良性病变可通过 CT、超声和 MRI 充分表征。在可疑病例中，应该进行血清肿瘤标志物［如甲胎蛋白（alpha fetoprotein，AFP），癌胚抗原（carcino-embryonic antigen，CEA）］检测。面对疑似转移病例，应积极寻找原发性肿瘤。为了做出明确诊断，可能需要进行手术切除。腹腔镜技术也日益成为评估、活组织检查、手术切除的重要的诊断技术。

（一）肝血管瘤

血管瘤（hemangioma）是最常见的肝脏良性肿瘤，女性发生率高于男性（3∶1），平均年龄约为 45 岁。毛细血管瘤没有临床意义，而较大的海绵状血管瘤常引起肝脏外科医生的注意。海绵状血管瘤与局灶性结节增生（focal nodular hyperplasia，FNH）有关，理论上也是先天性血管畸形。它们通常是单发的，直径小于 5 cm。大于 5 cm 的病灶被称为巨大血管瘤。血管瘤的内陷或血栓形成可导致致密的纤维化肿块，可能难以与恶性肿瘤区分。

通常血管瘤是无症状的，偶然通过影像学检查发现。过大的肿块可能因压迫引起上腹部较为模糊的症状。肿瘤快速增大或急性血栓形成偶尔会引起症状。肝血管瘤的自发性破裂极为罕见。肝功能检查和肿瘤标志物通常是正常的。在大多数情况下，影像学检查可明确诊断。如果看到典型的外周结节增强模式，CT 和 MRI 通常就足够了。同位素标记的红细胞扫描是一种准确的测试，但如果可以获得高质量的 CT 和 MRI，则很少需要。对疑似血管瘤进行经皮穿刺活检具有潜在的危险性和不准确性，因此不建议进行。

（二）肝局灶性结节增生

肝局灶性结节增生（FNH）是肝脏中第二常见的良性肿瘤，主要在年轻女性中发现。FNH 通常是一个小的（＜5 cm）结节性肿块，在正常肝脏中出现，左右肝脏均匀分布。

大多数 FNH 患者在影像学检查时偶然发现。临床症状有位置不明确的腹痛。体格检查通常无法发现，可能会发现轻微的肝功能异常，血清 AFP 水平正常。

随着肝胆成像技术的进步，大多数 FNH 病例可以通过影像学诊断。增强 CT 和 MRI 已成为诊断 FNH 的准确方法。它们通常表现出具有中央瘢痕的均质肿块，在造影剂的动脉期迅速增强。然而，当没有看到中央瘢痕时，影像学诊断是较为困难的，无法与肝细胞腺瘤（liver cell adenoma，LCA）、恶性肿块，尤其是纤维板层肝细胞癌（hepatocellular carcinoma，HCC）相鉴别。

大多数 FNH 是良性和惰性肿瘤。无症状的患者大多数时间保持不变。破裂、出血和梗塞非常罕见。具有典型影像学特征的无症状患者不需要治疗。如果存在诊断不确定性,可能需要切除组织学确认。持续症状性 FNH 或肿块扩大的患者应考虑切除。

（三）肝细胞腺瘤

在正常肝脏的情况下,LCA 是肝细胞相对罕见的良性增殖。它主要存在于年轻女性(20～40 岁)中,并且通常与使用类固醇激素有关,如长期口服避孕药(OCP)。女性与男性的比例约为 11∶1。LCA 通常是单发的,多发病例约占 12%～30%,存在 10 个以上的腺瘤则称为腺瘤病。

多数 LCA 患者无明显症状。有些有早期症状的患者中,上腹部疼痛最常见,可能与肿瘤位置和大小有关,造成对肝脏包膜的牵拉和挤压,导致患者不同程度的腹痛。CT 通常表现出界限良好的异质性肿块,表现出动脉期的早期增强。LCA 的 MRI 扫描具有特定的成像特征,包括具有界限清楚的含有脂肪或出血的异质性肿块。目前的影像学技术可以准确地识别大多数 LCA。然而,对于疑难病例,仍需要手术切除以明确诊断。

二、原发性肝恶性肿瘤的常用检查

（一）肝细胞癌

肝细胞癌(HCC)是最常见的原发性肝癌,也是世界上最常见的恶性肿瘤之一,每年死亡人数超过 100 万。HCC 的患者多为 50～60 岁的男性,常伴随右上腹部疼痛和体重减轻,并且可触及肿块。晚期恶性肿瘤的非特异性症状(如厌食、恶心、嗜睡和体重减轻)在晚期肝癌患者中也很常见。HCC 的另一种常见表现是肝功能失代偿。HCC 很少表现为肝破裂、腹痛急性发作,继而腹腔内出血继发低血容量性休克。其他罕见的表现包括肝静脉阻塞(Budd-Chiari 综合征)、阻塞性黄疸、胆道出血和不明原因的发热。不到 1% 的 HCC 病例存在副肿瘤综合征,通常是高钙血症、低血糖和红细胞增多症。

对肝癌高危人群的筛查有助于早期发现、早期诊断、早期治疗,这是提高肝癌疗效的关键。在我国,肝癌的高危人群主要包括:乙型肝炎病毒(hepatitis B virus, HBV)和(或)丙型肝炎病毒(hepatitis C virus, HCV)感染者、长期酗酒者、非酒精脂肪性肝炎者、食用被黄曲霉毒素(aflatoxins, AF)污染食物者、各种原因引起的肝硬化者以及有肝癌家族史者,尤其是年龄 40 岁以上的男性风险更大。血清 AFP 和肝脏超声检查是早期筛查的主要手段,建议高危人群每隔 6 个月进行至少一次检查。对 AFP 阴性人群,可联合 7 种微小核糖核酸[®](microRNA‐7[®])、甲胎蛋白异质体(lens culinaris agglutinin-reactive fraction of AFP, AFP‐L3)、异常凝血酶原(protein induced by vitamin K absence/antagonist‐Ⅱ, PIVKA Ⅱ 或 des-gamma carboxyprothrombin, DCP)进行早期筛查。

各种影像学检查手段各有特点,应该强调综合应用、优势互补、全面评估。

(1) 超声检查:超声检查因操作简便、灵活直观、无创便携等特点,是临床上最常用的肝脏影像学检查方法。常规灰阶超声可以早期、敏感地检出肝内占位性病变,准确鉴别是囊性或实性、良性或恶性,并观察肝内或腹腔内相关转移灶。彩色多普勒血流成像可以观察病灶内血供,同时明确病灶性质和与肝内重要血管的毗邻关系。超声造影可以揭示肝肿瘤的血流动力学改变,帮助鉴别和诊断不同性质的肝肿瘤,在评价肝肿瘤的微血管灌注和引导介入治疗方面具有优势。导航超声造影的运用为肝肿瘤的精准定位和实时微创消融提供了有效的手段。术中超声及术中超声造影能更敏感地显示肝内5 mm以下的微小肝癌,更好地协同腹腔镜手术治疗。超声弹性成像可以检测肝实质和肝肿瘤的组织硬度,为明确肝肿瘤手术的可行性提供更多的辅助信息。多种超声技术的联合应用,在肝肿瘤精准的术前诊断、术中定位、术后评估中起到重要作用。

(2) CT和MRI:动态增强CT目前除常见应用于肝癌临床诊断及分期外,更多应用于肝癌局部治疗的疗效评价,特别对经肝动脉化疗栓塞(transarterial chemoembolization,TACE)后碘油沉积观察有优势。同时,借助CT的三维血管重建、肝体积和肿瘤体积测量、肺和骨等其他脏器转移评价,广泛应用于临床。

动态增强MRI具有无辐射影响,组织分辨率高,可以多方位、多序列参数成像,并具有形态结合功能(包括扩散加权成像等)综合成像技术能力,成为临床肝癌检出、诊断、分期和疗效评价的优选影像学技术。总体上动态增强MRI检出和诊断小肝癌($\leqslant$2.0 cm)的能力优于CT,尤其使用肝细胞特异性对比剂(Gd-EOB-DTPA)可提高微小肝癌($\leqslant$1.0 cm)的检出率和对肝癌诊断及鉴别诊断的准确性。MRI在评价肝癌是否侵犯门静脉、肝静脉主干及其分支和癌栓及其腹腔/后腹膜淋巴结转移等方面也更显优势。

HCC尤其是小肝癌的影像学诊断主要根据“快进快出”的强化方式。动态增强CT和MRI动脉期(主要在动脉晚期)肿瘤呈均匀或不均匀明显强化,门脉期和(或)平衡期扫描肿瘤强化低于肝实质;而Gd-EOB-DTPA增强MRI则为肿瘤动脉期明显强化,门脉期强化低于肝实质,肝胆特异期常呈明显低信号,5%～12%分化较好的小肝癌,肝胆特异期可呈吸收对比剂的稍高信号。

肝癌MRI诊断尚需结合其他征象(如包膜样强化、T_2WI中等信号、扩散受限等)进行综合判断,尤其对肝特异性对比剂Gd-EOB-DTPA增强MRI联合应用肝胆特异期低信号、动脉期强化和扩散受限征象可明显提高小肝癌的诊断灵敏度,同时有助于鉴别高度异型增生结节和早期肝癌。

(3) 数字减影血管造影(digital subtraction angiography, DSA):DSA是一种侵入性创伤性检查,多主张采用经选择性或超选择性肝动脉进行DSA检查,该技术更多用于肝癌局部治疗或急性肝癌破裂出血治疗等。肝癌在DSA的主要表现是肿瘤血管和肿瘤染色,还可以明确显示肝肿瘤数目、大小及其血供情况。DSA能够为血管解剖变异和重要血管解剖关系以及门静脉浸润提供正确客观的信息,对于判断手术切除的可能性和彻底性以及决定合理的治疗方案有重要价值。

(4) 核医学影像检查:正电子发射计算机断层成像(positron emission tomography/CT, PET/CT),如氟-18-脱氧葡萄糖(^{18}F-FDG)PET/CT,其全身显像的优势在于以下几点:①对肿瘤进行分期,通过一次检查能够全面评价淋巴结转移及远处器官的转移;②再分期,因PET功能影像不受解剖结构的影响,可准确显示解剖结构发生变化后或者是解剖结构复杂部位的复发转移灶;③疗效评价,对于抑制肿瘤活性的靶向药物,疗效评价更加灵敏、准确；④指导放疗生物靶区的勾画、穿刺活检部位；⑤评价肿瘤的恶性程度和预后。碳-11标记的乙酸盐(^{11}C-acetate)或胆碱(^{11}C-choline)PET显像可提高对高分化HCC诊断的灵敏度，与^{18}F-FDG PET/CT显像具有互补作用。

正电子发射计算机断层磁共振成像(positron emission tomography/MRI，PET/MRI)：MRI组织分辨率高，可多方位、多序列参数成像，一次性PET/MRI可同时获得疾病解剖与功能信息，可提高诊断的灵敏度。

单光子发射计算机断层成像(single photon emission computed tomography/CT，SPECT/CT)：SPECT/CT已逐渐替代SPECT成为核医学单光子显像的主流设备，选择全身平面显像所发现的病灶，再进行局部SPECT/CT融合影像检查，可同时获得病灶部位的SPECT和诊断CT图像，诊断准确性得以显著提高。

(5)肝穿刺活检：具有典型肝癌影像学特征的占位性病变，符合肝癌的临床诊断标准的患者，通常不需要以诊断为目的的肝穿刺活检。对于能手术切除或者准备肝移植的肝癌患者，不建议术前肝穿刺活检，以减少肿瘤播散风险。对于缺乏典型肝癌影像学特征的占位性病变，肝穿刺活检可获得病理诊断。肝穿刺活检为肝病病因、肝癌分子分型、指导治疗和判断预后提供有价值的信息。

医生应该权衡肝穿刺活检的好处、潜在风险以及个人操作经验。肝穿刺活检需要在超声或CT引导下进行，可采用18G或16G肝穿刺空芯针活检获得组织学诊断，也可用细针穿刺获得细胞学诊断。肝穿刺活检主要的风险是出血或针道种植。因此，术前应检查血小板和凝血功能，对于有严重出血倾向或严重心肺、脑、肾疾病和全身衰竭的患者，应避免肝穿刺活检。为了避免肿瘤结节破裂和针道种植，在选择穿刺路径时需要经过正常的肝组织，避免直接穿刺肝脏表面的结节。推荐在肿瘤和肿瘤旁肝组织分别穿刺1条组织，以便客观对照提高诊断准确性。另外，肝穿刺的病理诊断存在一定的假阴性率，阴性结果不能完全排除肝癌的可能，特别是对于≤2 cm的病灶。对于活检取样过少、病理结果阴性但临床上高度怀疑肝癌的患者，建议重复肝穿刺活检或者密切随访。

肝癌的血清学分子标志物AFP是当前诊断肝癌常用而又重要的方法。诊断标准：AFP≥400 μg/L，排除慢性或活动性肝炎、肝硬化、睾丸或卵巢胚胎源性肿瘤以及怀孕等。AFP低度升高者，应作动态观察，并与肝功能变化对比分析，有助于诊断。约30%的肝癌患者AFP水平正常，检测AFP-L3，有助于提高诊断率。其他常用的肝癌诊断分子标志物包括α-L-岩藻苷酶、异常凝血酶原、高尔基复合体跨膜糖蛋白73(GP73)、血清游离微小核糖核酸38等。

(二)肝内胆管细胞癌

肝内胆管细胞癌(intrahepatic cholangiocarcinoma，ICC)是第二常见的原发性肝肿瘤，也被称为外周胆管癌或胆管癌。ICC发展的最常见风险因素是原发性硬化性胆管炎、胆总管囊肿病和复发性化脓性胆管炎。最近的流行病学证据表明，ICC与HBV感染、HCV感染、人类免疫缺陷病毒(human immunodeficiency virus，HIV)感染、肝硬化和糖尿病有关。

ICC的临床表现与HCC相似。最常见的症状是右上腹痛和体重减轻。大约25%

的患者出现黄疸。与 HCC 不同，ICC 的 AFP 水平是正常的，在某些情况下 CEA 或糖类抗原 199（carbohydrate antigen 199，CA199）水平可能会升高。如果进行了穿刺活检，病理结果通常将其视为腺癌而难以明确组织来源。在 CT 和 MRI 上，ICC 表现为局灶性肝脏肿块，可伴有周围胆管扩张。增强扫描上常具有外围或中心强化的特征。ICC 常伴有肝内转移、淋巴转移和沿胆管生长。

（三）肝母细胞瘤

肝母细胞瘤是儿童期最常见的原发性肝肿瘤。几乎所有病例都发生在 3 岁之前。肝母细胞瘤与家族性息肉病综合征有关。肿瘤通常表现为无症状肿块。在出现时常见轻度贫血和血小板增多症。血清 AFP 水平在 85%～90% 的患者中升高，并且可以作为治疗反应的有用标志物。大多数研究支持使用化疗，然后进行切除，生存似乎依赖于完全切除。

（四）肝肉瘤样癌

肝肉瘤样癌（sarcomatoid hepatocellular carcinoma，SHC）是一种罕见的恶性肿瘤，多见于中老年人，具有恶性程度高、病程进展快、预后差的特点。SHC 临床表现缺乏特异性，病理和免疫组织化学染色为诊断 SHC 的金标准。

CT 检查是早期发现病灶的主要方法，依据 CT 表现可以明确肿瘤的恶性体征及推测肉瘤样成分的存在。一般认为 SHC 的影像学表现为缺血性肿瘤的特征，体积一般较大，病灶多为巨块型且以团块状居多，边界尚清；肿瘤细胞分化差，生长迅速，肿瘤血管难以供应快速长大的肿瘤组织，导致肿块内的组织发生坏死。大多数病灶 CT 平扫密度不均匀，中心可见低密度坏死区，增强时常为延迟周边强化。

（五）肝神经内分泌癌

原发性肝脏神经内分泌肿瘤（primary hepatic neuroendocrine neoplasm，PHNEN）特指原发于肝脏的一组能够分泌生物活性胺和多肽类激素的异质性肿瘤，临床罕见，大部分 PHNEN 的临床症状和影像学表现缺乏特异性，生长缓慢，早期诊断困难，与转移性神经内分泌肿瘤（neuroendocrine neoplasm，NEN）难以鉴别。CT 检查多为肝脏内单发或多发低密度结节或不均质包块，病灶内常有囊变或液化坏死区，动态增强扫描后病变在动脉期呈"类花环"状不均匀强化，内壁不规则，门静脉期持续强化，常需与 HCC 或纤维板层型肝癌等特殊类型肝脏恶性肿瘤鉴别，确诊有赖于穿刺病理和免疫组织化学检查。

三、转移性肝恶性肿瘤的常用检查

（一）肠癌肝转移

肝脏是结直肠癌最为常见的远处转移部位，肝转移也是导致结直肠癌患者死亡的主要原因。约 50% 的结直肠癌患者发生肝转移，其中同时性和异时性肝转移各约占 25%。虽然结直肠癌肝转移（colorectal liver metastases，CLM）是晚期疾病，但随着近年来诊治理念与外科技术的发展，CLM 患者生存期得以显著改善。R0 切除是 CLM 唯一可能的治愈方法。全球 CLM 患者数据库显示，22 607 例接受肝转移灶手术切除的结直肠癌患者 5 年生存率达 42%，远高于未手术切除患者的 9%。甚至有研究结果表明，即使是获得

R1 切除的患者,基于对全身化疗的良好反应,仍有相当比例患者有潜在治愈的可能。

大多数结肠直肠癌分泌 CEA,尽管其水平升高并不是复发性结直肠癌的特异性标志,但连续检查的 CEA 水平上升和影像学检查发现新的实体肿块可以诊断转移性肠癌。肝功能轻度升高在肠癌肝转移中很常见,但作为筛查工具无效。最常见的升高的测试水平是 ALP、GGT 和乳酸脱氢酶(lactic dehydrogenase,LDH)。

肠癌肝转移的影像学检查常用高分辨率增强的 CT,增强 MRI 也可用于表征不明确的肝脏病变。一旦患有结直肠肝转移的患者被认为是手术治疗的候选者,则必须进行完整程度的疾病检查。如果自上次检查后超过 1 年,应进行结肠镜检查,以排除局部复发或异时性结直肠病变。还必须进行完整的腹部和骨盆横断面成像。胸部 CT 也时常进行,但阳性发现率低。PET/CT 扫描可检测隐匿性肝外疾病,大约 25% 的患者根据 PET/CT 扫描结果变更治疗方式。剖腹探查术前进行腹腔镜检查,也可协助判断有无手术机会。

(二)神经内分泌肿瘤肝转移

来自神经内分泌肿瘤的肝转移很常见,但根据原发性肿瘤类型而不同。通常转移至肝脏的原发性肿瘤的实例是胃泌素瘤、胰高血糖素瘤、生长抑素瘤和非功能性神经内分泌肿瘤。胰岛素瘤和类癌肿瘤不常转移到肝脏。

转移性神经内分泌肿瘤是缓慢生长的惰性肿瘤,即使在没有治疗的情况下也可以长期存活,这些肿瘤通常会分泌功能性神经肽,可以产生激素过多的衰弱综合征,因此治疗的目标更多地集中于生活质量而不是延长寿命。

(三)其他肿瘤肝转移

其他肿瘤可以作为孤立的肝转移,但这些情况并不常见。有许多肿瘤可以这种方式存在,包括乳腺癌、肺癌、黑色素瘤、软组织肉瘤、肾母细胞瘤、眼球黑色素瘤以及上消化道(胃、胰腺、食道、胆囊)、肾上腺皮质、泌尿系统(膀胱、肾、前列腺、睾丸)和妇科(子宫、子宫颈、卵巢)肿瘤。将这些肿瘤作为分离的肝转移处理时应考虑的一般原则与转移性结直肠癌相似。如果存在肝外疾病、多发性肿瘤、大肿瘤或短暂的无疾病间隔,预后往往极差,应根据这些因素仔细选择患者进行手术。

(施国明　张玉侠　陈潇)

参考文献

［1］董家鸿,郑树森,陈孝平,等.肝切除术前肝脏储备功能评估的专家共识(2011 版)[J].中华消化外科杂志,2011,10(1):20 - 25.

［2］李哲夫,陈孝平.肝脏储备功能的检测方法及意义[J].中华肝胆外科杂志,2006,12(10):714 - 716.

［3］SCHIFF E, MADDREY W, SORRELL M. 希夫肝脏病学[M]. 北京:北京大学医学出版社,2015.

［4］吴孟超,李梦东.实用肝病学[M].北京:人民卫生出版社,2011.

［5］中华医学会感染病学分会肝衰竭与人工肝学组,中华医学会肝病学分会重型肝病与人工肝学组.肝衰竭诊治指南(2012 年版)[J].中华临床感染病杂志,2012,5(6):321 - 327.

第四章　肝脏炎症性病变

▌第一节　病毒性肝炎

一、概述

病毒性肝炎(viral hepatitis)是由几种不同的嗜肝病毒引起的,以肝脏炎症和坏死病变为主要临床表现的一组传染性疾病,具有传染性强、传播途径复杂、发病率高的特点。根据病原学不同,病毒性肝炎可分为甲型、乙型、丙型、丁型、戊型五种,分别由甲型肝炎病毒(hepatitis A virus, HAV)、乙型肝炎病毒(HBV)、丙型肝炎病毒(HCV)、丁型肝炎病毒(hepatitis D virus, HDV)及戊型肝炎病毒(hepatitis E virus, HEV)引起,是肝脏炎症最常见的原因。

病毒性肝炎目前仍是世界上较为突出的公共卫生问题。世界卫生组织(WHO)发布的 *Global Hepatitis Report: 2017* 显示,2015 年全世界约有 2.57 亿人存在慢性 HBV 感染,7 100 万人存在慢性 HCV 感染,乙型病毒性肝炎(简称乙肝)和丙型病毒性肝炎(简称丙肝)约占肝炎死亡的 96%;2016 年 5 月,WHO 通过《2016—2021 年全球卫生部门病毒性肝炎战略》,该战略呼吁"到 2030 年消除作为公共卫生威胁的病毒性肝炎,达到新发感染减少 90%,死亡率降低 65% 的防控目标"。我国是肝炎大国,特别是乙肝,严重地危害了人民群众的健康,党中央高度关注病毒性肝炎的防治工作,要求因病施策,巩固当前防控成果,不断降低疫情流行水平,因此严格防控病毒性肝炎仍是我国不容忽视的公共卫生工作之一。本节分别从 5 种常见的病毒性肝炎介绍其流行病学、发病机制、临床表现、治疗原则和护理措施等。

二、流行病学

(一)甲型病毒性肝炎(简称甲肝)

HAV 感染率呈现地理区域变化:在最低收入地区,包括撒哈拉以南的非洲、南亚部分地区,人群甲肝抗体阳性率在 10 岁年龄组人群中可超过 90%;在亚洲、拉丁美洲、东欧以及中东等大多数中等收入地区,人群甲肝抗体水平调查表明处于中等水平(15 岁年龄组免疫水平≥50%)和低流行水平(30 岁年龄组免疫水平≥50%)之间;在高收入地区(如西欧、澳大利亚、新西兰、加拿大、美国、日本、韩国和新加坡)甲肝抗体水平很低(在30 岁年龄组人群中低于 50%)。WHO 估计全球急性甲肝病例数从 1990 年的 1.77 亿上升到 2005 年的 2.12 亿(全球甲肝死亡数从 1990 年的 30 283 例增加到 2005 年的 35 245 例)。2007 年,我国将甲肝疫苗纳入扩大国家免疫规划以后,甲肝的报告发病率持续降低,2016 年报告发病率是 1.55/10 万,是历史的最低水平。

1. 传染源　主要是急性期患者和隐性感染者,以隐性感染者多见。甲肝无病毒携带状态,患者在发病前 2 周和起病后 1 周传染性最强。

2. 传播途径　主要经消化道传播,水源或食物被污染可引起暴发流行。

(1) 粪-口途径传播:通过被 HAV 污染的水和食物传播,尤其是食用被 HAV 污染的贝类水生物而造成暴发流行,因为牡蛎、贻贝、蛤等贝类具有高度浓缩 HAV 的能力,再加上人们习惯生食的特点,极易造成甲肝的流行。

(2) 日常生活接触传播:主要通过污染的手、用具、食品、玩具、衣物等直接或间接经口食入。

(3) 其他途径:虽然目前仍认为男男性接触者不增加感染甲肝的风险,但是有研究报道,一些大城市中存在过甲肝在男男同性恋者中暴发的情况。

3. 易感人群　抗 HAV 阴性者均易感。6 个月以下婴儿从母体获得抗- HAV IgG 而不易感染,6 个月后抗体逐渐消失而成为易感者。

(二) 乙肝

HBV 感染呈世界性流行,但不同地区 HBV 感染的流行强度差异很大。据 WHO 报道,全球约有 2.57 亿慢性 HBV 感染者,非洲地区和西太平洋地区占 68%。HBV 感染是导致我国肝硬化及肝细胞癌的主要原因,分别占 77% 和 84%。据估计,目前我国一般人群 HBsAg 流行率为 5%～6%,慢性 HBV 感染者约 7 000 万例,其中慢性乙肝患者约 2 000～3 000 万例。

1. 传染源　患者和病毒携带者均可成为传染源,HBV 感染者的传染性高低主要取决于血液中 HBV DNA 水平。

2. 传播途径　可通过多途径传播,主要为母婴传播、血液传播和性传播。

(1) 母婴传播:多发生在围生期,通过 HBV 阳性母亲的血液和体液传播。母亲的 HBV DNA 水平与新生儿感染 HBV 风险密切相关——HBeAg 阳性、HBV DNA 高水平母亲的新生儿更易发生母婴传播。

(2) 血液传播:经血液传播,也可经破损的皮肤或黏膜传播,如修足、文身、扎耳环孔、医务人员工作中的意外暴露、共用剃须刀和牙具等。

(3) 性传播:与 HBV 感染者发生无防护的性接触,特别是有多个性伴侣者、男男性行为者,其感染 HBV 的危险性高。

3. 易感人群　有注射毒品史、应用免疫抑制剂治疗的患者,既往有输血史、接受血液透析的患者,HCV 感染者、HIV 感染者、HBsAg 阳性者的家庭成员、有接触血液或体液职业危险的卫生保健人员和公共安全工作人员以及未接种乙肝疫苗的糖尿病患者及发生无防护的性接触等均有较高的 HBV 感染风险。

(三) 丙肝

丙肝呈全球性流行。据 WHO 统计,全球 HCV 的感染率约为 3%,约 1.7 亿人感染了 HCV。中国疾病预防与控制中心数据显示,1997—2003 年丙肝病例报告数呈缓慢增长,增幅 27.89%;2004—2011 年呈快速增长,平均年增长达 48.79%;2012—2016 年,每年报告数较为平稳,平均每年报告约 20.4 万例。

1. 传染源　急慢性病患者和病毒携带者,尤其以病毒携带者最为重要。

2. 传播途径　与乙肝相似,可通过血液传播、性接触传播、母婴传播及破损的皮肤和黏膜等传播,其中血液传播是最主要的传播方式。HCV 传播途径具有综合性和隐匿性。

3. 易感人群　各个年龄组普遍易感。

(四)丁型病毒性肝炎(简称丁肝)

1. 传染源　与乙肝相同。

2. 传播途径　与乙肝相同,包括经血液传播、母婴传播及性传播。

3. 易感人群　人群对 HDV 普遍易感。感染有混合感染和重叠感染两种形式。混合感染指 HBV 和 HDV 同时感染,感染对象是正常人群或未受 HBV 感染的人群。重叠感染指在 HBV 感染的基础上感染 HDV,感染对象是已经感染的 HBV 人群,这类人群对 HDV 的易感性更强。

(五)戊型病毒性肝炎(简称戊肝)

戊肝发病率近年呈逐渐上升趋势,我国人群戊肝报告发病率由 2004 年的 1.27/10万上升至 2018 年的 2.05/10 万。2012 年,我国在全球率先研发成功了戊肝疫苗,目前作为第二类疫苗推广使用。

1. 传染源　传染源与甲肝相似。戊肝患者和隐性感染者是主要传染源。

2. 传播途径　主要通过粪-口途径传播。

(1)粪-口途径传播:通过被患者粪便污染的水或食物传播。

(2)日常生活接触传播:主要因患者粪便污染外环境或日常生活用品传播。

3. 易感人群　人群对 HEV 普遍易感,各年龄组均可有感染临床表现。

三、发病机制

(一)甲肝

HAV 是一种无包裹的单链 RNA 病毒,为嗜肝细胞病毒,具有耐低 pH、耐热(60 ℃,能持续 60 min)和耐低温的特性,该病毒能在粪便和土壤中长期存活。病毒被摄入后可穿透内脏黏膜,在上皮小囊或腺窝的细胞中自我复制,并可经血流到达肝脏,其诱发肝细胞损害的机制,目前还不完全了解,但多数认为可能是免疫学的结果。

(二)乙肝

HBV 属嗜肝脱氧核糖核酸病毒科(*Hepadnaviridae*),是有包膜的 DNA 病毒。HBV 的抵抗力较强,但 65 ℃中 10 h、煮沸 10 min 或高压蒸汽均可灭活 HBV,环氧乙烷、戊二醛、过氧乙酸和聚维酮碘等对 HBV 也有较好的灭活效果。

慢性 HBV 感染的发病机制较为复杂,迄今尚未完全阐明。HBV 不直接杀伤肝细胞,病毒引起的免疫应答是导致肝细胞损伤及炎症坏死的主要机制,而炎症坏死持续存在或反复出现是慢性 HBV 感染者进展为肝硬化甚至肝癌的重要因素。

（三）丙肝

HCV 属于黄病毒科（*Flaviviridae*）肝炎病毒属（*hepacivirus genus*），其基因组为单股正链 RNA，易变异，目前可至少分为 6 个基因型及多个亚型。HCV 对一般化学消毒剂敏感，甲醛熏蒸等均可灭活 HCV，煮沸 5 min 或 60 ℃ 10 h、高压蒸汽等物理方法也可灭活 HCV。

丙肝的发病机制至今尚不完全清楚，有的专家认为可能与 HCV 感染的直接致病作用及免疫反应有关。

（四）丁肝

HDV 是一种缺陷病毒，因为病毒本身不能单独复制（增殖），不能单一感染人体而发病，而必须依赖 HBV 或其他嗜肝脱氧核糖核酸病毒的辅助，因此，HDV 只有与 HBV 同时或在 HBV 感染的基础上才可能感染。HDV 的发病机制目前还不清楚，一般认为可能与 HDV 对肝细胞的直接致病作用有关。

（五）戊肝

HEV 属于戊肝病毒科，其基因组为单股正链 RNA。HEV 在碱性环境中稳定，有镁、锰离子存在情况下可保持其完整性，对高热敏感，煮沸可将其灭活。戊肝的发病机制尚不完全清楚，可能与机体的免疫应答有关。

四、临床表现

病毒性肝炎具有潜伏期：甲肝 5～45 d，平均 30 d；乙肝 30～180 d，平均 70 d；丙肝 15～150 d，平均 50 d；丁肝 28～140 d；戊肝 10～70 d，平均 40 d。甲肝和戊肝多为急性发病，一般预后良好；乙肝和丙肝病程复杂，迁延成慢性后可发展为肝硬化或肝癌。各型病毒性肝炎临床表现相似，急性期以疲乏、食欲减退、肝大、肝功能异常为主，部分病例出现黄疸；慢性感染者可症状轻微甚至无任何临床症状。

（一）甲肝及戊肝

多表现为急性肝炎，包括急性黄疸性肝炎及急性非黄疸性肝炎。

1. 急性黄疸性肝炎　可分为三期。

（1）黄疸前期：主要是胃肠道症状，如厌油、食欲减退、恶心、呕吐、腹胀及右上腹不适等，常常疲乏无力，部分患者可有发热，伴或不伴血清病样表现，如关节痛、荨麻疹、血管神经性水肿、皮疹等。甲肝和戊肝起病急，发热多在 38 ℃ 以上。乙肝起病较慢，一般无发热症状或发热不明显。后期可以出现尿黄。

（2）黄疸期：此期的主要表现是黄疸，包括尿黄、巩膜和皮肤黄染，约 2 周达到高峰。消化道症状和乏力等表现继续存在，但常常可减轻。查体可有肝大伴触压痛，或肝区叩痛，也可出现脾大。患者可以有淤胆性黄疸的表现，如灰白色大便、皮肤瘙痒等。此期化验检查 ALT 和 AST 明显升高，血清胆红素升高，尿胆红素和尿胆原阳性。

（3）恢复期：症状逐渐缓解，黄疸逐渐消退。肝功能逐渐恢复正常。急性黄疸性乙肝症状相对较重，但其病情随时间的推移和对症治疗而减轻，患者大多会完全康复，很少转为慢性乙肝。约 1% 的患者发展为暴发性肝炎（急性重型肝炎或急性肝衰竭）或亚急性重型肝炎(亚急性肝衰竭)。

2. 急性非黄疸性肝炎 较黄疸性肝炎多见,多数患者临床症状和体征较轻,表现为消化道症状,甚至完全没有任何症状。无黄疸,病程较短。由于免疫应答较弱,慢性化发生率相对高。因不易发现而成为重要传染源。

(二) 乙肝、丙肝及丁肝

以慢性肝炎的症状多见。最常见的症状是疲乏,休息后也不恢复;少数患者可见食欲减退,程度多轻微,肝区疼痛常见;典型症状如黄疸、食欲不振和恶心,呕吐可见于肝炎恶化和失代偿期肝硬化,一般慢性乙肝较少见。体征:部分患者存在肝大和(或)脾大;初诊时仅在少数患者发现蜘蛛痣,典型的蜘蛛痣常标志着慢性化的程度或病变的进展。

(三) 重型肝炎(肝衰竭)

重型肝炎是一种最严重的临床类型,疾病占比少,但病死率高达 50％以上。各型肝炎均可引起肝衰竭。主要表现为黄疸迅速加深、出血倾向、肝脏进行性缩小、迅速出现腹水、神经系统症状(肝性脑病)、少尿或无尿、电解质/酸碱平衡紊乱等症状。肝衰竭分 4 种类型。

1. 急性肝衰竭 起病较急,早期即出现肝衰竭临床表现,出现肝性脑病、肝脏缩小等症状。

2. 亚急性肝衰竭 急性黄疸性肝炎起病 15 d 到 26 周内出现上述肝衰竭临床表现。肝性脑病多出现在后期。此病程可长达数月,易发展成为坏死后性肝硬化。

3. 慢加急性肝衰竭 在慢性肝病的基础上出现急性肝功能失代偿。

4. 慢性肝衰竭 在慢性肝炎或肝炎后肝硬化基础上发生的肝衰竭。

五、诊断标准

有进食未煮熟的海产品,尤其是贝壳类食物等,或饮用污染的水和食用其他不洁食物史,有助于甲肝、戊肝的诊断;有不洁注射史、手术史、输血或血制品史、肝炎密切接触史等,有助于乙肝、丙肝、丁肝的诊断。

(一) 甲肝

1. 流行病学史 发病前 7 周内有不洁饮食史或不洁饮水史;与急性甲肝患者有密切接触史;当地出现甲肝流行或暴发。

2. 临床表现 出现发热、食欲缺乏、恶心、呕吐或腹胀等症状;肝大,伴触痛。

3. 实验室检查 ALT 明显升高;血清总胆红素高出正常值 1 倍以上和(或)尿胆红素阳性;抗 HAV IgM 阳性或抗 HAV IgG 双份血清呈 4 倍升高。

(二) 乙肝

1. 急性乙肝诊断

(1) 近期出现的、无其他原因可解释的乏力、消化道症状,可有尿黄、巩膜和皮肤黄染。

(2) 肝生化检查异常,主要是血清 ALT 和 AST 升高,可有血清胆红素升高。

(3) HBsAg 阳性。

(4) 有明确的证据表明 6 个月内曾检测血清 HBsAg 阴性。

(5) 抗 HBc-IgM 阳性 1∶1 000 以上(标准检测试剂)。

(6) 肝组织学检查符合急性病毒性肝炎改变。

(7) 恢复期血清 HBsAg 阴转,抗 HBs 阳转。

同时符合(1)、(3)项或(2)、(3)项可诊断为"疑似病例",确诊病例为"疑似病例"+(4)或(5)或(6)或(7)项。

2. 慢性乙肝诊断　既往有乙肝病史或 HBsAg 阳性超过 6 个月,现 HBsAg 和(或)HBV DNA 仍为阳性者,可诊断为慢性 HBV 感染。实验室检查包括血清 ALT、AST、血清胆红素、血清白蛋白等生物化学检查;HBsAg、抗 HBs、HBeAg、抗 HBe、抗 HBc 和抗 HBc-IgM 血清学标志检查;HBV DNA、基因型和耐药突变检测。

(三) 丙肝

目前临床对 HCV 感染的诊断方法主要是以 HCV 抗体和 HCV RNA 检测。如果抗 HCV 阳性,应进一步检测血清或血浆 HCV RNA 或 HCV 核心抗原(HCV RNA 检测不可进行时),以明确是否为现症感染。怀疑 HCV 急性感染时,即使抗 HCV 阴性,也需要检测 HCV RNA。

HCV 抗体的检测主要是使用化学发光微粒子免疫分析(CMIA)和酶联免疫吸附试验(ELISA)检测方法;HCV RNA 检测主要是使用 PCR-荧光探针法进行检测。ELISA 是抗 HCV 检测的常用筛查方法。

1. 急性丙肝的诊断

(1) 流行病学史:有明确的就诊前 6 个月以内的流行病学史,如输血史、应用血液制品史、不安全注射、文身等其他明确的血液暴露史。

(2) 临床表现:可有全身乏力、食欲减退、恶心和右季肋部疼痛等,少数伴低热,轻度肝大,部分患者可出现脾大,少数患者可出现黄疸。多数患者无明显症状,表现为隐匿性感染。

(3) 实验室检查:ALT 可呈轻度和中度升高,也可在正常范围之内,有明确的 6 个月以内抗 HCV 和(或)HCV RNA 检测阳性的结果。部分患者 HCV RNA 可在 ALT 恢复正常前转阴,但也有 ALT 恢复正常而 HCV RNA 持续阳性者。

有上述(1)+(2)+(3)或(2)+(3)者可诊断。

2. 慢性丙肝的诊断

(1) 诊断依据:HCV 感染超过 6 个月,或有 6 个月以前的流行病学史,或感染日期不明。抗 HCV 及 HCV RNA 阳性,肝脏组织病理学检查符合慢性肝炎。或根据症状、体征、实验室及影像学检查结果综合分析,亦可诊断。

(2) 病变程度判定:肝组织病理学诊断可以判定肝脏炎症分级和纤维化分期。HCV 单独感染极少引起肝衰竭,HCV 重叠 HIV、HBV 等病毒感染、过量饮酒或应用肝毒性药物时,可发展为肝衰竭。

(3) 慢性丙肝的肝外表现:肝外临床表现或综合征可能是机体异常免疫应答所致,包括类风湿关节炎、眼口干燥综合征、扁平苔藓、肾小球肾炎、混合型冷球蛋白血症、B 细胞淋巴瘤和迟发性皮肤卟啉症等。

（四）丁肝

血清或肝组织中的 HDAg 和（或）HDV RNA 阳性具有诊断意义。急性 HDV 感染时，HDAg 仅在血中出现数天，继之出现抗 HDV-IgM，持续时间也较短。而抗 HDV-IgG 效价增高见于慢性丁肝。

（五）戊肝

1. 血清学诊断　抗 HEV-IgM 是临床上 HEV 急性感染的主要诊断指标，若 IgM 抗体阴性而患者处于发病早期，需动态随访；IgM 抗体阳性但 IgG 抗体阴性，也需动态随访，如出现 IgG 阳性即可诊断。

2. HEV RNA 检测　是证实 HEV 感染的最可靠的方法。但 HEV RNA 阴性不能排除 HEV 急性感染。

六、治疗原则

（一）甲肝与戊肝的治疗

甲/戊肝为自限性疾病，无特效药物，治疗原则包括适当休息、合理营养、避免损害肝功能的药物或饮食、辅以药物支持或对症治疗。轻/中度患者（约占总感染者的 80％）应进行门诊随访、休息和口服补液为主的门诊治疗；对于严重的伴有呕吐、脱水及肝功能失代偿（意识或性格改变）的患者应入院治疗。

1. 适当休息　急性期需卧床休息，直至症状缓解。

2. 合理饮食　急性肝炎食欲不振者，应进易消化的清淡食物。待病情好转后，再给予高热量、高蛋白、高维生素饮食。

3. 减少肝损伤　避免饮酒、过劳或使用肝毒性的药物。

4. 药物治疗　适当使用保护肝功能的药物及其他对症治疗的药物。重症戊肝常有出血倾向，可输注新鲜冷冻血浆。

（二）乙肝、丙肝及丁肝的治疗

治疗原则主要包括抗病毒、免疫调节、抗炎保肝、抗纤维化和对症治疗，其中抗病毒治疗是关键，只要有适应证，且条件允许，就应进行规范的抗病毒治疗。持续的抗病毒治疗的目的是通过抑制肝炎活性和肝纤维化的进展，防止肝衰竭和抑制肝细胞癌变，从而提高患者的生存时间和总体生活质量。

1. 抗病毒治疗　可减轻肝损伤并减少发生肝癌的风险，从而使患者长期获益。

（1）乙肝：对于 ALT 持续异常（>ULN）、HBV DNA 阳性、血清 HBV DNA 阳性的代偿期乙肝肝硬化患者和 HBsAg 阳性失代偿期乙肝肝硬化患者，建议抗病毒治疗。另外，对于血清 HBV DNA 阳性、ALT 正常，有下列情况之一者建议抗病毒治疗：肝组织学检查提示明显炎症和（或）纤维化；有乙肝肝硬化或乙肝肝癌家族史且年龄>30 岁；有 HBV 相关肝外表现（如 HBV 相关性肾小球肾炎等）。

1）核苷（酸）类似物（nucleoside/nucleotide analogues，NAs）：如拉米夫定（lamivudine，LAM）、恩替卡韦（entecavir，ETV）、富马酸替诺福韦（tenofovir disoproxil fumarate，TDF)等,可强效抑制病毒复制,改善肝脏炎症,长期治疗可改善乙肝肝硬化患者的组织学病变,降低 HCC 的发生率。

2) 干扰素(IFN):我国已批准 Peg - IFN - α 和 IFN - α 用于治疗,可抑制 HBV DNA 的复制,有效清除 HBeAg,减少 HCC 的发生。

(2) 丙肝:所有 HCV RNA 阳性的患者,均应接受抗病毒治疗,丙肝患者进行抗病毒治疗前,需评估肝脏疾病的严重程度、肾脏功能、HCV RNA 水平、HCV 基因型、HBsAg、合并疾病以及合并用药情况等。

1) 直接抗病毒药物(direct antiviral agent，DAA):在国际上已经获批准的 DAAs 中,大部分已经在我国获得批准,包括泛基因型及基因型特异性或多基因型药物,如索磷布韦(sofosbuvir)、达拉他韦(daclatasvir)、达塞布韦(dasabuvir)等。

2) 干扰素:可有效清除 HCV RNA 的复制,与 DAAs 联合使用可提高抗病毒的疗效,但是对于慢性肾脏损伤患者推荐使用无干扰素的 DAAs 治疗方案。

(3) 乙肝合并丙肝感染的治疗:在开始丙肝抗病毒治疗前,应确认是否存在合并 HBV 感染或已消除 HBV 感染;HBsAg 阳性患者在治疗 HCV 过程中,HBV DNA 有再激活风险,因此在治疗 HCV 期间必须仔细监测 HBV 再激活情况;如果患者符合 HBV 抗病毒治疗指征,可考虑予以干扰素或 NAs 抗 HBV 治疗。

2. 免疫调节　可选用胸腺肽、猪苓多糖等。

3. 抗炎保肝治疗　甘草酸制剂、水飞蓟素制剂、多不饱和卵磷脂制剂和双环醇等具有抗炎、抗氧化和保护肝细胞等作用,有望减轻肝脏炎症损伤。对肝组织炎症明显或 ALT 水平明显升高的患者,可以酌情使用,但不宜多种联合。

4. 抗纤维化　多个抗纤维化中药方剂如安络化纤丸、复方鳖甲软肝片、扶正化瘀片等,在动物实验和临床研究中均显示一定的抗纤维化作用,对明显纤维化或肝硬化患者可以酌情选用。但尚需多中心随机对照研究进一步明确其疗程及长期疗效等。

5. 对症治疗　对于有出血的患者,使用止血药物,给予新鲜血浆或凝血因子复合物补充凝血因子,预防性使用 H_2 受体拮抗剂以防止消化道出血;有肝性脑病患者给予乳果糖酸化肠道,静脉使用乙酰谷酰胺等降低血氨,快速静脉滴注甘露醇防治脑水肿等。

七、护理

(一) 护理诊断

1. 活动无耐力　与肝功能受损、能量代谢障碍有关。

2. 营养失调　低于机体需要量,与食欲下降、呕吐、腹泻及消化吸收障碍有关。

3. 知识缺乏　缺乏疾病相关知识。

4. 潜在并发症　如出血。

(二) 护理措施

1. 活动无耐力

(1) 生活护理:注意保持休息环境清洁安静。对病情严重、生活不能自理患者提供生活护理,如床上擦浴、辅助进食、床上翻身等。

（2）活动指导：急慢性肝炎活动期、肝衰竭应当卧床休息，症状减轻后可少量活动，但要控制活动量。最好在餐后能安静休息 1～2 h，使血液集中于胃、肝、肠部，降低机体代谢率，增加肝脏血流量，有利于肝细胞的修复。待症状缓解、黄疸减退、肝功能改善后可适当下床活动，注意逐渐增加活动量，以不觉疲劳为宜。已婚的患者要酌情控制性生活频率，育龄妇女不宜怀孕，以利于肝脏恢复。

（3）心理护理：评估患者焦虑的原因、程度，是否影响睡眠及日常活动。向患者讲解疾病相关知识，疾病的病因、发展及预后，讲解病友治愈的案例，增强其战胜疾病的信心。安慰鼓励患者，鼓励其家属陪护，给予患者精神上的支持。指导患者使用放松技术如缓慢地深呼吸，全身肌肉放松，听轻音乐等。

2. 营养失调　介绍合理饮食的重要性，应避免酗酒和滥用药物。合理的膳食可以改善患者的营养状况，促进肝细胞的再生和修复，有利于肝功能的修复。

（1）营养风险筛查：采用 NRS－2002 工具对慢性肝脏疾病患者进行营养风险筛查。

（2）营养评定：有营养风险的患者需进行营养评定。建议采用以下方法对慢性肝病患者进行营养评定。首先进行肝肾等器官功能评定，其次依据具体情况采用人体成分检查、成像技术检查、握力检查。

（3）营养干预：根据营养风险筛查和营养评定资料，对有营养风险的患者或已有营养不良的患者进行营养干预。

1）肝硬化患者：该类患者能量供应量按每天 35～40 kcal/kg 计算。对于无营养风险、无营养不良（不足）的代偿期肝硬化患者，普通膳食的蛋白质的摄入量为 1.2 g/(kg·d)；严重营养不良失代偿期的患者蛋白质摄入量为 1.5 g/(kg·d)；肝性脑病患者蛋白质的摄入量为 0.5～1.2 g/(kg·d)，推荐增加口服支链氨基西（branched-chain amino acid，BCAA）供给。

2）慢加急（亚急）性肝衰竭及慢性肝衰竭患者：该类患者能量供应量按每日 35～40 kcal/kg 计算。预防和治疗低血糖对于肝衰竭患者十分重要。建议每日葡萄糖的供给量为 2～3 g/kg，同时监测血糖情况。蛋白质或氨基酸的供给量为 0.8～1.2 g/(kg·d)。对急性肝衰竭慎重使用静脉氨基酸制剂，推荐应用肠内营养补充蛋白质、碳水化合物、维生素。

3）代偿期、失代偿期肝硬化及肝衰竭患者：该类患者在有营养支持适应证时，采用营养支持疗法。能够经口进食患者建议改变饮食摄入模式，少量多餐，每日 4～6 餐，应以富含碳水化合物食物为主。

4）对于经口摄入不能达到目标能量或营养素摄入不够全面时，建议给予口服营养补充(oral nutritinal supplements，ONS)或管饲肠内营养。肠内营养无法接受或达不到目标量 60% 时，给予补充性肠外营养。

5）对于肝硬化及肝衰竭患者，可适当补充蛋白质，优选植物蛋白及奶制品，建议补充多种维生素制剂、微量元素制剂和水分，临床上明显的维生素不足需要特别治疗。

3. 知识缺乏

（1）指导患者关于病毒性肝炎的防治：

1）筛查与预防：详见本节"八、筛查与预防"。

2）随访：①甲肝。每1～2周随访1次，直到转氨酶水平恢复正常（通常4～12周）；感染后通常是终身获得免疫力。②乙肝。急性感染参照甲肝，鉴于存在向慢性化转变可能，即使肝功能正常，6个月后也应复查血清学指标；慢性感染如未经治疗，患者应在专业医师的指导下每隔1年或更短时间内定期复查1次；感染后90％以上的痊愈者可获得终生免疫（HBsAg阴转）。③丙肝。未经治疗的慢性丙肝患者应每6～12个月进行1次有关肝纤维化的评估；晚期肝纤维化/肝硬化患者应每隔6个月检查1次肝脏超声和AFP以筛查肝细胞癌；曾有过丙肝暴露史并不能产生免疫力，因此有发生再感染、二重感染或重叠感染的报道。

（2）监测用药过程中药物不良反应：

1）干扰素：干扰素常见的不良反应有发热、胃肠道反应、血象改变、神经精神症状等。用药前告知患者用药方法、时间、剂量、作用及可能出现的不良反应。告知患者干扰素的不良反应与剂量有关，切勿自行调整剂量。对初次注射干扰素患者可指导其于睡前注射，此时患者交感神经处于相对抑制状态，代谢基础值相对较低，机体处于相对休眠状态，患者发生不良反应相对较少。若出现严重精神异常症状、自身免疫性疾病逐渐加重、肾脏损害或心脑血管疾病等严重并发症等，应当咨询医生，必要时停止干扰素的治疗。

2）NAs：总体安全性和耐受性良好，但在临床应用中确有少见、罕见严重不良反应的发生，如肾功能不全、低磷性骨病、肌炎/横纹肌溶解、乳酸酸中毒等，应引起关注。建议治疗前仔细询问相关病史，以降低风险。对治疗中出现血肌酐、肌酸激酶或乳酸脱氢酶水平明显升高，并伴相应临床表现如全身情况变差、肌痛、肌无力、骨痛等症状的患者，应密切观察。一旦确诊为肾功能不全、肌炎、横纹肌溶解、乳酸酸中毒等，应及时停药或改用其他药物，同时给予积极的相应治疗干预。

4. 出血　食管胃底曲张静脉破裂出血是肝硬化的常见并发症之一，也是引起肝硬化患者死亡的最常见原因。对有食管胃底静脉曲张的患者要做好饮食宣教，嘱勿进食坚硬食物，饮食勿过冷过热。一旦发生出血，密切观察患者生命体征，嘱患者禁食，建立静脉通路，配合医生进行内镜下食管静脉套扎术。术后注意观察患者是否再次出现呕血、黑便情况，注意患者有无迟发性出血、穿孔等并发症的发生。

八、筛查与预防

为了控制病毒性肝炎流行，我国实施了预防接种为主、防治结合为辅的综合防控策略。2010年，第63届世界卫生大会确定7月28日为世界肝炎日，呼吁全社会关注肝炎的防治，让大家获得相关的知识，能够自己加以预防，做到早筛查、早发现、早诊断、早治疗。

（一）筛查

甲肝和戊肝多为急性发病，如有不洁饮食史或患者密切接触史，并伴有疑似病毒性肝炎症状,如全身乏力、食欲减退、恶心呕吐、腹胀、肝区不适、尿色加深等,应尽快到医疗机构就诊检查。

建议易感染人群(如有输血、创伤性治疗、共用注射器、多性伴、器官移植、使用消毒情况不明的器具文身、文眉、修脚等行为的人员,HIV 感染者、乙肝和丙肝患者配偶或所生子女)和肝脏生化检查不明原因异常者主动到正规医疗机构进行乙肝和丙肝检查,了解自身感染状况,做到早发现、早诊断和早治疗。

(二)预防

1. 甲肝和戊肝的预防

(1)管理传染源:严格消毒患者居住环境及其排泄物。

(2)切断传播途径:注意饮食、饮水卫生搞好环境卫生,加强水源和粪便管理,改善供水条件;养成良好的个人卫生习惯,饭前便后洗手,不吃生食,不饮生水,可有效预防甲肝和戊肝。

(3)保护易感人群:接种疫苗可有效预防甲肝和戊肝。甲肝疫苗已纳入扩大国家免疫规划,对 18 月龄儿童给予免费接种。食品生产经营从业人员、托幼机构工作人员、集体生活人员等重点人群也应接种甲肝疫苗;建议前往发展中国家的旅行者、合并慢性肝病、有职业暴露危险的人群(可直接去其职业暴露部门)及处于暴发地区的人群可于初级保健单位接种疫苗;患有乙肝或丙肝的注射吸毒者应当接种甲肝疫苗;目前仍认为男男性接触者不增加感染甲肝的风险,因此,对该类人群并不强烈推荐接种疫苗。甲肝疫苗接种的时间表:在 0 及 6~12 个月时接种,95% 的患者接种 10 年以上仍有免疫力。目前建议 10 年后再次接种疫苗;但越来越多的证据表明,疫苗可使患者拥有 20 年以上的免疫力,甚至终身免疫,故认为对首次接种后免疫力正常的人群无须再补种疫苗。甲肝、乙肝联合疫苗可以按照乙肝疫苗的时间接种,尽管早期对乙肝的免疫力不强,但总体的效果与单独注射甲肝疫苗、乙肝疫苗效果类似。我国已有戊肝疫苗,可自费自愿接种。

2. 乙肝、丙肝及丁肝的预防

(1)管理传染源:对首次确定的 HBsAg 阳性者,如符合传染病报告标准的,应按规定向当地 CDC 报告,并建议对其家庭成员进行血清 HBsAg、抗 HBs 和抗 HBc 检测。慢性 HBV 感染者应避免与他人共用牙具、剃须刀、注射器及取血针等,禁止献血、捐献器官和捐献精子等,并定期接受医学随访。其家庭成员或性伴侣应尽早接种乙肝疫苗。对确诊的患者,积极采取相应的治疗措施。

(2)切断传播途径:拒绝毒品,不共用针具注射毒品;杜绝非法采、供血;避免不必要的注射、输血和使用血液制品;到正规的医疗卫生机构进行注射、输血和使用血液制品,可大幅减少感染 HBV、HCV 的风险;不与他人共用针具或其他文身、穿刺等工具;不与他人共用剃须刀、牙刷等可能引起出血的个人用品;正确使用安全套,避免不安全性行为。HBsAg 阳性孕产妇所生新生儿,应在出生后 24 h 内尽早接种首针乙肝疫苗,同时注射乙肝免疫球蛋白(human hepatitis B immunoglobulin, HBIg),并按照乙肝疫苗免疫程序完成后续剂次接种;感染丙肝病毒的妇女如有生育意愿,最好在丙肝治愈后怀孕。

(3)保护易感人群:接种乙肝疫苗是预防乙肝最安全、有效的措施,我国实施新生儿免费接种乙肝疫苗,全程免疫需按"0、1、6 月龄"免疫程序接种 3 针,其中第 1 针应在出生后 24 h 内尽早接种;除按常规程序接种外,加速疫苗接种程序(0、1 和 2 月龄程序)已被证明是可行和有效的;对于未接种或未完成全程乙肝疫苗免疫的儿童,应及时进行补种,第 1 针与第 2 针间隔时间应≥28 d,第 2 针与第 3 针间隔时间应≥60 d;对于免疫功能低下或无应答的成人,应增加疫苗接种剂量(如 60 μg)和针次;对 3 针免疫程序无应答者,可再接种 1 针 60 μg 或 3 针 20 μg 乙肝疫苗,并于第 2 次接种乙型肝炎疫苗后 1～2 个月时检测血清抗 HBs,如仍无应答,可再接种 1 针 60 μg 重组酵母乙肝疫苗。除新生儿外,成年高风险人群如医务人员、经常接触血液及血液制品人员、托幼机构工作人员、经常接受输血及血液制品者、免疫功能低下者、职业易发生外伤者、HBsAg 阳性者的家庭成员、男性同性性行为者、有多个性伴者或注射吸毒者等也应该接种乙肝疫苗。未感染过 HBV 的妇女在妊娠期间接种乙肝疫苗是安全的。

目前尚无丙肝疫苗,但采取有效措施切断传播途径,丙肝也是可以预防的。对 HDV 易感者接种乙肝疫苗,消除 HDV 感染的条件,可减少丁肝的感染。

3. 意外暴露者的处理　意外暴露者是指其皮肤或黏膜接触 HBsAg 阳性或 HBsAg 不详患者的血液或体液,或被其污染的针头刺伤者。意外暴露于 HBV 者可按照以下方法处理:

(1) 在伤口周围轻轻挤压,排出伤口中的血液,再对伤口用 0.9% 氯化钠溶液冲洗,然后用消毒液处理。

(2) 应立即检测 HBV DNA、HBsAg,3～6 个月后复查。

(3) 如接种过乙肝疫苗,且已知抗 HBs 阳性(抗 HBs≥10 mIU/mL)者,可不进行处理。如未接种过乙肝疫苗,或虽接种过乙肝疫苗,但抗 HBs<10 mIU/mL 或抗 HBs 水平不详者,应立即注射 HBIg 200～400 IU,同时在不同部位接种 1 针乙肝疫苗(20 μg),于 1 个月和 6 个月后分别接种第 2 针和第 3 针乙肝疫苗(20 μg)。

九、经典案例

(一) 案例一

患者,男性,66 岁,因"食欲减退,皮肤黄染"入院就诊。患者 1 周前无明显诱因出现发热,体温在 38 ℃ 以上,伴有呼吸急促,胸闷,右上腹不适,体重无明显改变。既往体健,否认结核、肝炎、高血压、糖尿病等病史,无家族史,无过敏史。入院时神志清,精神一般,略有胸闷气喘主诉。查体:体温 37 ℃,脉搏 82 次/分,呼吸 20 次/分,血压 128/70 mmHg。皮肤略黄,肝肋下 2 cm,肝区轻压痛。血氧饱和度(SpO_2)96%。血报告中 ALT、AST、胆红素升高,尿胆原阳性,进一步检查肝炎病毒学指标及 B 超,最终诊断为急性黄疸性乙肝。疼痛评分 0 分。跌倒、坠床评分 1 分,自理能力评分 90 分,轻度依赖。予 Ⅱ 级护理,保肝退黄、抗感染、利尿治疗,予鼻塞吸氧 1～3 L/min 氧疗。

1. 护理问题

(1) 活动无耐力:与肝功能损伤、食欲减退有关。

(2) 舒适度的改变:与气喘、睡眠欠佳有关。

（3）焦虑：与担心疾病发展及预后有关。

（4）知识缺乏：缺乏疾病相关知识。

（5）潜在并发症：感染、肝性脑病、呼吸衰竭、肝衰竭、肝肾综合征等。

2. 护理措施

（1）病情观察：观察患者神志、精神、血压、SPO₂，有无气喘、胸闷，口唇、指甲颜色，睡眠质量，皮肤巩膜有无黄染。

（2）疾病相关知识宣教：向患者及家属讲解疾病（乙肝）相关知识，疾病的病因、发展及预后，树立自我保健意识。指导患者腹式呼吸，全身肌肉放松，听音乐等。

（3）生活护理：指导患者休息，穿棉质宽松衣裤，卧床休息时可适当抬高床头。做好患者的安全防护，穿防滑鞋，协助患者生活所需，如洗漱、饮食等。保持病房环境安静整洁。

（4）饮食指导：指导患者食用清淡易消化、高维生素、含钾高的食物，如紫菜、菌菇类、香蕉、橙子等，忌油腻、辛辣、生冷等刺激性食物，多食水果蔬菜，多饮水。

（5）心理护理：指导患者正确面对疾病，保持乐观情绪。鼓励其家属多来探视，给予患者精神上的支持。

（6）用药指导：定时服用抗病毒等药物，勿自行加减药量，勿服用各类偏方。不滥用药物，如吗啡、苯巴比妥类、磺胺类等，避免加重肝脏损伤。

（二）案例二

患者，男性，70 岁，乏力，食欲下降，双下肢水肿，尿黄 1 个月余，3 天前出现双手颤抖、尿少入院。既往体健，否认结核、肝炎、高血压、糖尿病等病史，无过敏史，妻子有丙肝病史。患者入院时神志清，精神不振。查体：体温 36.8 ℃，脉搏 68 次/分，呼吸 19 次/分，血压 132/80 mmHg。患者全身皮肤黏膜黄染明显，无肝掌、蜘蛛痣。自述小便浓茶色，量少，大便为黄色成型便。B 超示：肝硬化，脾脏切除术后，腹腔积液中度。SpO₂ 98%，疼痛评分 0 分。完善各项检查后诊断：丙肝肝硬化，入院后予Ⅱ级护理，遵医嘱给予低盐低脂饮食，予保肝、利尿、增强免疫力、预防肝性脑病等药物治疗。

1. 护理问题

（1）腹胀：与腹水有关。

（2）有传播感染的危险：与疾病传播有关。

（3）有皮肤完整性受损的危险：与水肿有关。

（4）潜在并发症：肝性脑病、电解质失衡、肝肾综合征、感染等。

2. 护理措施

（1）病情观察：监测患者的神志情况，监测生命体征，监测患者体重、腹围的变化以及尿量情况。观察患者的血报告，尤其是血氨、血钾、感染指标等。

（2）饮食指导：指导患者优质低蛋白、低盐饮食，少量多餐，以易消化、清淡的食品为主。避免吃高脂肪食物，如核桃、芝麻、花生、油炸食品、肥肉、动物内脏、奶油制品等。优质蛋白食物包括蛋白粉、鲫鱼汤、瘦肉、牛奶、鸡蛋等。勿食用高汤类食物，避免高蛋白饮食引起肝性脑病。告知患者禁烟酒的必要性。

（3）心理指导：关心体贴患者，科学地解释病情，并向患者详细说明各种治疗措施，药物的作用和注意事项以及如何配合治疗。减轻患者的心理压力，稳定情绪，建立良好的护患关系，使患者积极配合治疗及护理。

（4）生活护理：保持患者休息环境清洁安静。注意患者安全，使用利尿药物期间嘱其需注意防跌倒，下床前先坐稳于床沿，休息片刻后方可缓慢下床。注意家属陪护。由于患者胆红素升高引起胆盐沉积造成皮肤瘙痒，注意保持病床单位的清洁，无褶皱，防止压迫皮肤。可用温水擦洗全身，避免使用碱性肥皂擦洗。及时修剪指甲，避免搔抓，防止皮肤破损。如已破损可涂甲紫（龙胆紫），保持局部干燥，预防感染。穿宽松棉质的衣服，保持皮肤的清洁。

（5）用药观察：

1）门冬氨酸鸟氨酸：降低血氨，预防肝性脑病。大剂量静脉注射会有轻、中度的消化道反应。

2）利尿剂：呋塞米为排钾利尿剂，可减轻水肿，但易引起低钾血症。

第二节　药物性肝损伤

一、定义

药物性肝损伤（drug-induced liver injury，DILI）是指由各类处方或非处方的化学药物、生物制剂、传统中药（traditional Chinese medicine，TCM）、天然药（natural medicine，NM）、保健品（health products，HP）、膳食补充剂（dietary supplements，DS）及其代谢产物乃至辅料等所诱发的肝损伤。DILI 是最常见和最严重的药物不良反应（adverse drug reaction，ADR）之一，重者可致急性肝衰竭（ALF）甚至死亡，迄今仍缺乏简便、客观、特异的诊断指标和特效治疗手段。已知全球有 1100 多种上市药物具有潜在肝毒性，常见的包括非甾体抗炎药（nonsteroidal anti-inflammatory drugs，NSAIDs）、抗感染药（含抗结核药）、抗肿瘤药、中枢神经系统用药、心血管系统用药、代谢疾病用药、激素类药物、某些生物制剂、TCM、NM、HP、DS 等。

在发达国家，DILI 发病率估计在 1/100 000～20/100 000 或更低；我国目前报道的 DILI 发病率主要来自相关医疗机构的住院或门诊患者，其中急性 DILI 约占急性肝损伤住院比例的 20%；由于缺乏面向普通人群的大规模 DILI 流行病学数据，故尚不清楚 DILI 在人群中的确切发病率。

二、危险因素与发病机制

（一）危险因素

1. 宿主因素

（1）年龄：高龄可能是 DILI 的重要易感因素。

（2）性别：女性可能对某些药物，如米诺环素、甲基多巴等表现出更高的易感性，且易于呈现慢性自身免疫性肝炎（autoimmune hepatitis，AIH）的特点。妊娠期 DILI 常见可疑药物有甲基多巴、肼苯达嗪、抗生素、丙基硫氧嘧啶（propylthiouracil，PTU）及抗逆转录病毒药物（anti-retroviral therapy，ART）等。PTU 可致孕妇暴发性肝炎，病死率高。

（3）基础疾病：有慢性肝病的患者更易发生 DILI 的证据有限。但一旦发生，出现肝功能衰竭甚至死亡的风险更高。

2. 药物因素　药物的化学性质、剂量、疗程，以及药物相互作用常可影响 DILI 的潜伏期、临床表现、病程和结局。一种药物可改变其他药物的吸收、分布、代谢、排泄和药理作用。药物相互作用是临床上 DILI 风险增加不容忽视的因素。

3. 环境因素　过量饮酒可能增加度洛西汀、对乙酰氨基酚（acetaminophen，APAP）、氨甲蝶呤及异烟肼等引起 DILI 的风险；吸烟对 DILI 易感性的影响尚不清楚。

（二）发病机制

DILI 的发病机制复杂、尚未明确，往往是多种机制先后或共同作用的结果。通常可概括为药物的直接肝毒性和特异质性肝毒性作用，其过程包括药物及其代谢产物导致的"上游"事件以及肝脏靶细胞损伤通路和保护通路失衡构成的"下游"事件。

药物的直接肝毒性是指摄入体内的药物和（或）其代谢产物对肝脏产生的直接损伤，往往呈剂量依赖性，通常可预测，也称固有型 DILI。药物的直接肝毒性可进一步引起免疫和炎症应答等其他肝损伤机制。

特异质性肝毒性的发生机制是近年的研究热点。药物代谢酶系、跨膜转运蛋白及溶质转运蛋白的基因多态性可导致这些酶或转运蛋白功能异常，而 HLA 的基因多态性可导致对某些药物较易产生适应性免疫应答，这些基因多态性及其表观遗传特点可增加宿主对 DILI 的易感性；药物及其活性代谢产物诱导的肝细胞线粒体受损和氧化应激可通过多种分子机制引起肝细胞损伤和死亡等。

DILI 损伤的靶细胞主要是肝细胞、胆管上皮细胞及肝窦和肝内静脉系统的血管内皮细胞，损伤模式复杂多样，与基础肝病的组织学改变也会有相当多的重叠，故其病理变化几乎涵盖了肝脏病理改变的全部范畴。

三、临床表现

急性 DILI 的临床表现通常无特异性。潜伏期差异很大，短可 1 至数日，长达数月。多数患者可无明显症状，仅有血清 ALT、AST 及 ALP、GGT 等肝脏生化指标不同程度地升高。部分患者可有乏力、食欲减退、厌油、肝区胀痛及上腹不适等消化道症状。淤胆明显者可有全身皮肤黄染、大便颜色变浅和瘙痒等。少数患者可有发热、皮疹、嗜酸性粒细胞增多甚至关节酸痛等过敏表现，还可能伴有其他肝外器官损伤的表现。病情严重者可出现 ALF 或亚急性肝衰竭（subacute liver failure，SALF）。

慢性 DILI 在临床上可表现为慢性肝炎、肝纤维化、代偿性和失代偿性肝硬化、AIH 样 DILI、慢性肝内胆汁淤积和胆管消失综合征（vanishing bile duct syndrome，VBDS）

等。少数患者还可出现肝窦阻塞综合征(sinusoidal obstruction syndrome，SOS)/肝小静脉闭塞征(hepatic veno-occlusive disease，VOD)及肝脏肿瘤等。SOS/VOD 可呈急性，并有腹水、黄疸、肝大等表现。

四、临床分型

(一)基于发病机制

DILI 可以分为固有型和特异质型。固有型 DILI 具有可预测性，与药物剂量密切相关，潜伏期短，个体差异不显著。固有型 DILI 已相对少见，除非收益明显大于风险的药物，才能批准上市。特异质型(idiosyncratic drug-induced liver injury，IDILI)具有不可预测性，现临床上较为常见，个体差异显著，与药物剂量常无相关性，动物实验难以复制，临床表现多样化。多种药物可引起 IDILI。

(二)根据受损靶细胞类型

DILI 可分为肝细胞损伤型、胆汁淤积型、混合型和肝血管损伤型。肝血管损伤型 DILI 较为少见，肝细胞损伤型是占比最多的肝损伤类型。

(三)根据病程的长短

DILI 可分为急性 DILI 和慢性 DILI，而两者在时间上的定义尚无明确、清晰的界限。目前，在我国发病后 6 个月内肝脏恢复正常者通常被认为是急性 DILI。而慢性 DILI 通常是指发病 6 个月后，肝酶与胆红素仍持续异常，且出现肝病的其他症状(腹水、肝性脑病、门静脉高压、凝血障碍等)。临床上绝大多数患者为急性 DILI，但疾病的进展属于一个变化的过程，部分患者可能会逐渐发展为慢性 DILI。

五、诊断标准

当前，DILI 的诊断仍属排他性诊断。首先要确认存在肝损伤，其次排除其他肝病(病毒性肝炎、酒精肝、AIH 等)，再通过因果关系评估来确定肝损伤与可疑药物的相关程度。

(一)诊断要点

(1) DILI 发病时间差异很大，与用药的关联常较隐蔽，缺乏特异性诊断标志物。因此全面细致地追溯可疑药物应用史和除外其他肝损伤病因，对于建立 DILI 诊断至关重要。

(2) 当有基础肝病或多种肝损伤病因存在时，叠加的 DILI 易被误认为原有肝病的发作或加重，或其他原因引起的肝损伤。因此，当存在多种可能病因时，仔细甄别肝损伤的最可能原因非常重要。有研究认为发生在已有肝病基础上的 DILI 发病率和严重程度均可能被低估。

(3) 下列情况应考虑肝组织活检：

1) 经临床和实验室检查仍不能确诊 DILI，尤其是 AIH 仍不能排除时。

2) 停用可疑药物后，肝脏生化指标仍持续上升或出现肝功能恶化的其他迹象。

3) 停用可疑药物 1~3 个月，肝脏生化指标未降至峰值的 50% 或更低。

4）怀疑慢性 DILI 或伴有其他慢性肝病时。

5）长期使用某些可能导致肝纤维化的药物，如氨甲蝶呤等。

（二）因果关系评估

在 2017 年的药物性肝损伤诊治指南中，推荐采用 RUCAM 量表（表 4-1）对药物与肝损伤的因果关系进行综合评估。① 用药史，特别是从用药或停药至起病的时间。② 病程长短和生化异常的动态特点。③ 危险因素。④ 合并应用的其他药物。⑤ 肝损伤非药物性因素的排除或权重，以及血液生化异常非肝损伤相关因素的排除。对于需要排除的其他肝损伤病因，除了 RUCAM 量表已列出的 AIH、原发性胆汁性胆管炎（primary biliary cholangitis，PBC）、原发性硬化性胆管炎（primary sclerosing cholangitis，PSC）、慢性乙肝（chronic hepatitis B，CHB）和慢性丙肝（chronic hepatitis C，CHC）等疾病外，在我国还需排除急性戊肝和发病率相对较低的 IgG4 胆管炎等疾病。⑥ 药物以往的肝毒性信息。⑦ 药物再激发反应。

表 4-1　RUCAM 因果关系评估量表

计分项目	肝细胞型			胆汁淤积型或混合型		
	初次用药	非初次用药	计分	初次用药	非初次用药	计分
服药至起病时间	5～90 d	1～15 d	+2	5～90 d	1～90 d	+2
	＜5 d 或＞90 d	＞15 d	+1	＜5 d 或＞90 d	＞90 d	+1
停药至起病时间	≤15 d	≤15 d	+1	≤30 d	≤30 d	+1
停药后病程	ALT 自峰值的降幅			ALP 或胆红素自峰值的降幅		
	8 d 内下降≥50％ULN		+3	＜180 d 内下降≥50％ULN		+2
	30 d 内下降≥50％ULN		+2	＜180 d 内下降＜50％ULN		+1
	＞30 d 后下降≥50％ULN		0	持续存在或升高或无资料		0
	＞30 d 后下降＜50％ULN		-2			
危险因素	有饮酒		+1	有饮酒或妊娠		+1
	无饮酒		0	无饮酒或妊娠		0
年龄	≥55 岁		+1	≥55 岁		+1
	＜55 岁		0	＜55 岁		0
其他药物	无合并用药，或缺少相关资料		0	无合并用药，或缺少相关资料		0
	有合并用药且时间具有提示性		-1	有合并用药且时间具有提示性		-1
	肝毒性药物且时间有提示性		-2	肝毒性药物且时间有提示性		-2
	有其他致肝损伤证据的药物（如再刺激反应阳性）		-3	有其他致肝损伤证据的药物（如再刺激反应阳性）		-3
其他原因	完全排除组Ⅰ*及组Ⅱ**		+2	完全排除组Ⅰ*及组Ⅱ**		+2
	完全排除组Ⅰ		+1	完全排除组Ⅰ		+1

（续　表）

计分项目	肝细胞型			胆汁淤积型或混合型		
	初次用药	非初次用药	计分	初次用药	非初次用药	计分
	排除组Ⅰ中 4～5 项		0	排除组Ⅰ中 4～5 项		0
	排除组Ⅰ中不足 4 项		−2	排除组Ⅰ中不足 4 项		−2
	非药物性因素高度可能		−3	非药物性因素高度可能		−3
既往信息	药签中有相关记载		+2	药签中有相关记载		+2
	有文献报告,但药签无相关说明		+1	有文献报告,但药签无相关说明		+1
	未知		0	未知		0
药物再刺激	阳性		+3	阳性		+3
	相容		+1	相容		+1
	阴性		−2	阴性		−2
	未做或无法判断		0	未做或无法判断		0

注:ULN,正常上限值。最后判断:>8,非常可能;6～8,很可能;3～5,可能;1～2,不像;0,无关。R 值＝［ALT/ULN］/［ALP/ULN］;肝损伤类型:肝细胞型($R\geqslant5.0$),胆汁淤积型($R\leqslant2.0$),混合型($2.0<R<5.0$)。

* 组Ⅰ包括 HAV、HBV、HCV(急性)、胆道梗阻、酗酒、新近发生过低血压(休克肝)。

** 组Ⅱ包括 CMV、EBV、疱疹病毒感染。

六、治疗

DILI 的基本治疗原则:及时停用可疑肝损伤药物,尽量避免再次使用可疑或同类药物;应充分权衡停药引起原发病进展和继续用药导致肝损伤加重的风险;根据 DILI 的临床类型选用适当的药物治疗;ALF/SALF 等重症患者必要时可考虑紧急肝移植。

(一) 停药

及时停用可疑的肝损伤药物是最为重要的治疗措施。怀疑 DILI 诊断后立即停药,约 95％患者可自行改善甚至痊愈。

为避免贸然停药可能导致原发疾病加重的风险,美国食品药品监督管理局（Food and Drug Administration，FDA）药物临床试验中的停药标准可供参考(出现下列情况之一):血清 ALT 或 AST>8 ULN;ALT 或 AST>5 ULN,持续 2 周;ALT 或 AST>3 ULN,且 TBil>2 ULN 或 INR>1.5;ALT 或 AST>3 ULN,伴疲劳及消化道症状等逐渐加重,和(或)嗜酸性粒细胞增多(>5％)。上述原则适用对象为药物临床试验受试者,且有待前瞻性系统评估,因此在临床实践中仅供参考。

(二) 药物治疗

重型患者可选用 N-乙酰半胱氨酸(N-acetyl-L-cysteine，NAC)。NAC 可清除多种自由基,临床越早应用效果越好。糖皮质激素对 DILI 的疗效尚缺乏随机对照研究,应严格掌握治疗适应证,宜用于超敏或自身免疫征象明显且停用肝损伤药物后生化指标改善不明显甚或继续恶化的患者,并应充分权衡治疗收益和可能的不良反应。异甘草酸镁可用于治疗 ALT 明显升高的急性肝细胞型或混合型 DILI。轻-中度肝细胞损伤型和混合型 DILI,炎症较重者可试用双环醇和甘草酸制剂(甘草酸二铵肠溶胶囊或复方甘草酸苷等);炎症较轻者,可试用水飞蓟素;胆汁淤积型 DILI 可选用熊去氧胆酸(ursodeoxycholic acid,UDCA)或 S-腺苷蛋氨酸(S-adenosyl methionine,SAMe),但均有待高级别的循证医学证据支持。

(三)肝移植

重症患者导致肝衰竭、重度胆汁淤积和慢性肝损伤进展到肝硬化时,可考虑人工肝支持和肝移植。

(四)支持治疗

卧床休息,配合饮食疗法,给予维生素 B 族及维生素 C,维持水电解质平衡,稳定机体内环境,促进肝细胞再生。

七、护理

(一)病情评估

(1)肝细胞坏死时,常伴有发热症状,需监测患者体温变化。

(2)评估患者有无乏力、食欲缺乏及有无好转。

(3)肝功能损害严重者需观察有无出血倾向。

(4)病情较轻者,停药后数周至数月能恢复;重者发生肝衰竭,需评估患者有无进行黄疸、出血倾向和肝性脑病的症状。

(5)对过敏反应为主的急性药物性肝损伤患者需评估其药物接触史。

(二)活动与休息

(1)保持病房内整洁、安静,营造舒适、轻松的环境,保证患者充足的睡眠,鼓励病情较轻患者适当活动,生活起居规律。

(2)肝功能损害严重的患者应卧床休息,以减少能量的消耗,减轻肝脏的负担,增加肝脏的血液循环,缩短病程,减少并发症。

(三)饮食护理

(1)指导患者多饮水,以增强血液循环,促进新陈代谢,减少代谢产物和毒素对肝脏的损伤。

(2)慢性 DILI 并发症以腹水和低蛋白血症较常见,鼓励患者适当补充优质蛋白,多进食清淡、低脂、高热量、高维生素、易消化饮食,忌烟酒、辛辣刺激性食物,多吃新鲜蔬菜、水果,不暴饮暴食或饥饱不均,保持心情舒畅。

(3)指导患者每日晨起排空大小便后测量体重和腹围,准确记录液体出入量。一般情况下,不必严格限制饮水量,适度限钠(80～120 mmol/d 或 4.6～6.9 g/d),大约每日给予食盐 2～3 g 或酱油 10～15 mL,以减少发生低钠血症的风险。

(四)皮肤护理

护士应注意观察黄疸消退情况,指导患者着棉质宽松衣裤,皮肤瘙痒明显时勿抓挠,温水擦浴,涂抹皮肤保护油,局部可涂炉甘石洗剂止痒。如瘙痒影响睡眠可遵医嘱酌情予抗过敏药。勤剪指甲,避免抓破皮肤引起感染。

（五）健康管理

目前已有多种方法用于 DILI 的风险管理,主要包括以下几点。

（1）对药物肝毒性在说明书中给予黑框警示、警告和预防措施。

（2）上市后严密监测 ADR,在监测和评价过程中充分引入药物警戒理念。我国现已建成拥有 34 个省级药品不良反应监测中心、20 万基层用户和超过 660 万份个案报告的国家 ADR 监测系统,ADR 个案报告可通过基层单位自发上报,为其及时发现和快速应对提供了良好的技术和制度保障。

（3）遵循临床指南合理用药。控制药物处方量,避免滥用药物。

（4）用药期间定期进行肝脏生化检测。

（5）加强用药知情同意管理,促使患者对 DILI 保持警觉。

（6）加强安全用药的公众健康教育,特别是要消除 TCM、NM、HP、DS 无肝毒性的错误认识。

第三节　酒精性肝病

一、定义

酒精性肝病(alcoholic liver disease,ALD),又称酒精相关性肝病(alcohol associated liver disease,AALD),是由于长期大量饮酒导致的肝细胞坏死和永久性结构破坏的肝脏疾病。初期通常表现为酒精性脂肪肝,进而可发展成酒精性肝炎、肝纤维化和肝硬化,严重酗酒时可诱发广泛肝细胞坏死,甚至引起肝功能衰竭。

酒精性肝病在西方国家多见,研究显示,欧盟国家 AALD 导致的死亡人数占所有肝病患者的 41%。近年来由于我国经济的发展,生活水平提高,酒精性肝病发病率也在逐年上升,21 世纪初,我国部分省份酒精性肝病流行病学调查资料显示,酒精性肝病患病率为 0.5%～8.55%,其中 40～49 岁人群的酒精性肝病患病率最高,达到 10% 以上,酒精性肝炎逐渐成为仅次于病毒性肝炎的肝硬化第二大病因。

二、病因与发病机制

（一）病因

1. 饮酒　酒精使用障碍(alcohol use disorder,AUD)是导致酒精性肝病的主要原因,包括酒精滥用和酒精依赖。饮酒后乙醇主要在小肠上段吸收,其中超过 90% 通过肝脏代谢,当达到一定的饮酒量或饮酒年限后,酒精性肝病的发生风险增加。但由于个体差异,此关系无绝对性,主要的影响因素包括以下几点。

（1）饮酒量:酒精对肝脏的损伤作用并不是线性的剂量依赖关系,而是有一个阈值,超过这个阈值,发生严重肝病的风险随饮酒量的增加而增加。国内有研究显示,若乙醇摄入量<20 g/d(男性)、<5 年,对肝功能的影响很小,几乎不会引起酒精性肝病的发生;但若摄入量>40 g/d、>5 年,酒精性肝病发病率则显著上升。乙醇量(g)换算公式=饮酒量(mL)×乙醇含量(％)×0.8。

(2)酒精种类及饮酒方式:研究表明饮用啤酒或烈酒对于肝损伤较单纯饮用葡萄酒更明显;且空腹饮酒比就餐时饮酒酒精性肝病的风险增加 2.7 倍;相比偶尔饮酒和酗酒,每日饮酒更易引起严重的酒精性肝损伤。

(3)性别:女性对乙醇的毒性作用较男性更为敏感。酒精的代谢需要大量的水分,女性体内水分占比较男性少。此外女性体内参与乙醇代谢的乙醇脱氢酶(alcohol dehydrogenase,ADH)比男性少。若女性饮酒量超过 20 g/d 并持续 10 年以上,5％～41％的患者可增加酒精性肝硬化发生的风险。

(4)营养元素:长期大量饮酒的人常伴有叶酸、维生素 B_6 和维生素 B_{12} 等人体必需营养成分的缺失,这些成分的缺失可减少肝脏 S 腺苷甲硫氨酸含量,影响肝脏的合成代谢能力。维生素 A 缺少或维生素 E 水平下降,也可加重肝脏损伤。富含多不饱和脂肪酸的饮食可促使酒精性肝病的进展,而饱和脂肪酸对酒精性肝病起到保护作用。在营养充分情况下,一定范围内的乙醇量不会造成肝脏损害,但若超过酒精中毒临界值,膳食调节则无任何保护作用。

2. 肝炎病毒感染 肝炎病毒感染与酒精对肝损伤起协同作用,在肝炎病毒感染基础上饮酒,或在酒精性肝病基础上并发 HBV 或 HCV 感染,都可加速肝脏疾病的发生和发展。

3. 其他 肥胖、种族、遗传及个体差异性等也是影响酒精性肝病的重要因素。肥胖或体质量超重可增加酒精性肝病进展的风险。汉族人群的酒精性肝病易感基因 *ADH2*、*ADH3* 和乙醛脱氢酶(acetaldehyde dehydrogenase,*ALDH*)2 的等位基因频率以及基因型分布不同于西方国家,可能是我国嗜酒人群和酒精性肝病的发病率低于西方国家的原因之一。

(二)发病机制

(1)90％以上的乙醇通过肝脏代谢,经过 ADH、肝微粒体乙醇氧化酶系统和过氧化氢酶氧化成乙醛。乙醛可损伤各种细胞器和酶的结构和功能,又能刺激免疫系统,诱发免疫性肝损伤;损伤线粒体脂肪酸的协氧化,引起脂质过氧化反应,抑制肝脏谷胱甘肽的生物合成,减弱过氧化物酶等抗氧化功能。

(2)酒精氧化引起氧化型的辅酶 I(nicotinamide adenine dinucleotide,NAD)向还原型辅酶 I(nicotinamide adenine dinucleotide,reduced form,NADH)转变,导致 NADH/NAD 比例增加,进而影响了 NAD 依赖的过程如脂质和糖的代谢。过多的还原型等价物通过促进脂肪酸合成,造成合成增加,分解减少,以致甘油三酯在肝内大量聚集,引起脂肪肝。

(3)乙醇的代谢导致肝脏局部代谢活动增强,从而促进肝腺泡 3 区肝细胞的缺氧性损伤。乙醛促进胶原合成,炎症刺激胶原纤维增生,造成肝纤维化。

（4）乙醇在体内的代谢产物（如乙醛、羟乙基自由基等）可作为半抗原，与肝细胞蛋白反应基团或小分子物质（如半胱氨酸）结合形成"加和物"，使其成为抗原，刺激机体产生抗体。从而触发自身免疫反应，导致肝细胞免疫性损伤。

（5）Kupffer 细胞是 AALD 炎症和纤维化细胞因子的主要来源，Kupffer 细胞的激活是 AALD 的一个重要的病理生理机制。

三、临床表现

（一）症状

AALD 无典型的临床表现。它的许多症状和体征并非饮酒直接所致，而是进展至较为严重的阶段，显示出晚期肝病的临床表现，如右上腹胀痛不适、食欲不振、乏力、黄疸等；随着病情加重可有神经精神症状，严重者可并发肝功能衰竭。近期大量饮酒的患者发生黄疸进行性加重，提示急性酒精性肝炎（acute alcoholic hepatitis，AAH）的可能性。

（二）体征

AALD 无特异性临床体征。可有肝大、肝区疼痛、蜘蛛痣、肝掌等。

四、诊断

酒精性肝病无特异性临床诊断方法，仔细询问长期饮酒史非常重要。根据饮酒史、临床表现及其他检查，分析患者是否患有酒精性肝病及其病理阶段，必要时可进行肝穿刺活组织检查明确诊断。

（一）饮酒史

饮酒史是诊断酒精性肝病的必备依据，应详细询问患者的饮酒种类、饮酒量、饮酒时间、饮酒方式等。有长期饮酒史，一般超过 5 年，乙醇摄入量男性≥40 g/d，女性≥20 g/d，或 2 周内有大量饮酒史，折合乙醇量＞80 g/d。《2020 年意大利肝病学会临床实践指南：酒精相关性肝病》推荐应用酒精使用障碍筛查量表（AUDIT）或酒精使用障碍筛查量表简化版（AUDIT－C）评估 AUD 和酒精依赖患者，并对高危人群筛查饮酒和（或）酒精滥用情况。

（二）临床表现

AALD 无典型的临床表现，可无症状或有肝病相关症状。

（三）血清学检查

AST、ALT 升高，此外还会出现 GGT、TBil、PT、平均红细胞容积（MCV）和缺糖转铁蛋白（CDT）等指标升高，其中 AST/ALT＞2、GGT 升高、MCV 升高为酒精性肝病的特征性改变。

（四）影像学检查

1. 超声诊断　具备以下 3 项腹部超声表现中的 2 项者为弥漫性脂肪肝：①肝脏近场回声弥漫性增强，回声强于肾脏；②肝脏远场回声逐渐衰减；③肝内管道结构显示不清。

2. CT 诊断　弥漫性肝脏密度降低，肝脏与脾脏的 CT 值之比≤1。弥漫性肝脏密度降低，肝/脾 CT 比值≤1.0 但＞0.7 者为轻度，肝/脾 CT 比值≤0.7 但＞0.5 者为中度,肝/脾 CT 比值≤0.5 者为重度。

3. **MRI 诊断**　可以定量评估酒精性肝病肝脏脂肪变程度。磁共振弹性成像(magnetic resonance elastography,MRE)可完整评估肝脏实质的病变且不受肥胖、腹水的影响,但是由于其他原因如炎症、脂肪变、血管充血、胆汁淤积、门静脉高压等亦可导致肝硬度增加,从而使 MRE 评估纤维化受到干扰。此外,检查费用昂贵、设备要求高等,使 MRE 的普及程度不及瞬时弹性成像。

4. **瞬时弹性成像**　能通过 1 次检测同时得到肝脏硬度和肝脏脂肪病变程度的 2 个指标,用于酒精性肝病进展期肝纤维化及肝硬化的诊断。

（五）病理检查

当诊断不明确、需进行疾病严重程度分级或作为特定药物治疗的候选者时,需行肝活检。

五、治疗

AALD 治疗的目标是防止疾病进展和并发症的发生;治疗原则是戒酒、营养支持和对症治疗酒精性肝硬化及其并发症。

（一）戒酒

戒酒是治疗酒精性肝病最主要、最基本的措施,可通过减少门静脉压力和组织病变预防疾病进展为肝硬化,进而改善 AALD 患者的预后。研究显示,Child-Pugh A 级的 AALD 患者戒酒后 5 年生存率可超过 80%,Child-Pugh B 级、C 级的患者在戒酒后也能使 5 年生存率从 30%提高至 60%。

对于伴有肝病的 AUD 患者,推荐完全戒酒;伴有晚期肝病的 AUD 患者,推荐由包括肝病专家和擅长成瘾学专业的专家或者擅长成瘾医学的肝病专家团队进行治疗,建议每个管理 AALD 的肝病科都应具备擅长成瘾医学的专家。对于无晚期肝病的 AUD 患者,药物和社会心理干预治疗相结合可减少饮酒,并可防止复发。

戒酒过程遵循循序渐进的原则,注意预防警惕酒精戒断综合征(alcohol with drawl syndrome,AWS)。AWS 是指有意或无意地突然停止重度或长期饮酒后出现的一系列症状和体征,是一种潜在的危及生命的疾病,其所带来的危害日益受到医学界的关注和重视。

（二）营养支持

长期饮酒人群由于酒精取代食物被肝脏吸收代谢,蛋白质、维生素等不足易引起营养不良。且营养的摄入不足会加重肝脏的负担,加重肝脏的损伤;营养支持的目的主要是通过肠内或肠外途径提供患者所需的营养物质,促进体内的合成代谢过程,以维持人体的代谢和生理功能。营养补充能够提供能量,蛋白质和营养摄入以支持肝细胞再生。

（三）对症治疗

1. 药物治疗

(1) 加速乙醇清除:美他多辛可以加速乙醇从血清中清除,有助于改善乙醇中毒症状、乙醇依赖以及行为异常。

(2) 抗炎保肝：甘草酸制剂、水飞蓟素类和还原型谷胱甘肽等药物有不同程度的抗氧化、抗炎、保护肝细胞膜及细胞器等作用，临床应用可改善肝脏生物化学指标。不宜同时使用多种抗炎保肝药物，以免加重肝脏负担及因药物间相互作用而引起不良反应。

(3) 糖皮质激素：可降低重症酒精性肝炎（alcoholic hepatitis，AH）患者短期病死率，开始糖皮质激素治疗前、糖皮质激素治疗期间以及随访期间都应筛查感染，尽早鉴定对糖皮质激素早期无应答的患者，并予停药，经严格评估后，考虑早期肝移植。

(4) 中医药防治：AALD 的中医治疗法则为疏肝解郁、清热除湿、活血化瘀、健脾、滋补肝肾。但目前在评价中药治疗 AALD 疗效时缺乏统一全面的标准。

(5) 肠道微生物治疗：改变肠道微生物群被认为是治疗 AALD 的新方法。通过使用益生菌、益生元、抗生素或粪便微生物群移植重建微生物的平衡，可以有效地防止可能由肠道微生物群的 AALD 相关变化引起的细菌移位和有害的炎症反应，并且可以预防疾病进展到严重的疾病，如肝硬化、纤维化或肝细胞癌。

(6) 苯二氮䓬类药物：是治疗 AWS 的首选治疗方法。苯二氮䓬类药物治疗 AWS 不得超过 10～14 d，否则会造成滥用和（或）发生肝性脑病的可能性。对于晚期肝病合并 AWS 的患者，应选用半衰期短的苯二氮䓬类药物。

2. 积极处理酒精性肝硬化的并发症　如食管胃底静脉曲张破裂出血、自发性细菌性腹膜炎、肝性脑病和肝细胞癌等。

3. 肝移植　是晚期 AALD 治疗的金标准，对于药物治疗无效的 AH 患者也应选择性地尽早进行肝移植。肝移植前后必须采取多学科途径评估移植患者的医学及心理适宜性；等待肝移植的 AUD 患者应通过常规临床访视及实验室检查明确是否已戒酒，要求术前戒酒 3～6 个月，但是在紧急的医疗情况下，即便未达到 6 个月的戒酒时间，也可有选择地提前评估肝移植资格。

六、护理

（一）护理诊断

1. 知识缺乏　缺乏 AALD 相关知识。

2. 营养失调　低于机体需要量，与肝脏代谢功能受损有关。

3. 潜在并发症　肝癌、肝性脑病。

（二）护理措施

1. 知识缺乏

(1) 疾病相关知识宣教：酒精性肝病患者大多有着较差的自我控制能力，治疗依从性较低，导致饮酒饮食控制情况不尽如人意。医护人员需向患者及家属介绍肝脏的结构、功能，病毒性肝炎的发病原因、症状，药物治疗的作用，饮食、运动疗法的重要性等。协助患者建立戒酒信心，培养良好的生活习惯。

(2) 并发症的观察与护理：病毒性肝炎持续发展可并发肝硬化、肝癌、肝性脑病等。指导患者及家属监测体征，出现水肿、体重减轻、黄疸、倦怠、出血倾向等征象及时就医。

出现破裂出血及时给予止血药物,监测生命体征;确诊为食管胃底静脉曲张破裂,可在内镜下进行套扎止血;肝性脑病患者可出现神志改变,除监测生命体征和神志情况外,可给予患者氧疗,配合医生给予降血氨类药物,并限制患者的蛋白质摄入,忌用肥皂水灌肠。

（3）心理疏导:戒酒过程中,由于血液中乙醇浓度迅速下降,患者可能出现出汗、恶心、焦虑、暴躁、易怒等症状,鼓励家属多关心陪伴,克服焦虑等不良情绪,避免不必要的情绪刺激。医护人员给予心理疏导,鼓励患者保持积极乐观的心态,主动关心和尊重患者,加强交流与沟通,帮助患者克服躯体和精神上对酒精的依赖,提升治疗信心。告知患者在治疗过程中出现手抖、恶心、反应迟钝、步态不稳等症状属于酒精戒断状态的正常反应,消除患者不安情绪,使患者认识到酒精的危害,提升治疗依从性。

（4）延续性护理:出院前2天加强疾病相关知识宣教,同时加强家属的教育,使其发挥监督作用。通过发放小册子、集体研讨会、讲座等形式的健康教育工作,促使患者能够学会识别慢性酒精性肝病的典型症状,以便更好地进行自我管理。回访护理:出院后1周内进行电话访问,出院后2周内给予第2次随访,之后每隔1个月给予1次电话随访,了解患者的情况,给予鼓励和指导。

2. 营养失调

（1）饮食指导:加强健康教育,普及酒类的危害知识,树立健康的生活观念。鼓励患者合理饮食,高热量、高蛋白、高维生素、低脂、低盐、易消化饮食,忌生冷、忌油腻、忌烟酒。指导患者进食时细嚼慢咽、少食多餐,以免增加肝脏负担,加重病情。

（2）活动原则:适当的活动有利于增强机体抵抗力,减少并发症的发生。运动要持之以恒、量力而行、循序渐进。指导患者进行有氧运动,如慢跑、步行、太极拳等。

3. 健康教育:酒精依赖是一种长时间养成的习惯,单纯的药物治疗对心理素质和行为应对方式的改变无明显效果,可以通过长期的延续性护理干预,在患者出院后有针对性、计划性地对患者进行健康教育,向患者传授健康知识,利用网络平台定期推送相关知识、回答疑惑,让患者逐渐形成合理健康的生活习惯,鼓励患者增强自我管理能力,增强戒酒信心。在有些国家,有一些自我帮助组织或志愿者组织,比如戒酒无名会,在那里人们可以通过分享经验、优势、希望,来解决常见的戒酒中存在的问题。

七、经典案例

患者,男性,53岁,右上腹疼痛半月余,加重3d入院。半月前患者大量饮酒后出现恶心、乏力、头晕、出冷汗,伴有右上腹痛。患者既往有乙肝病史,无高血压、糖尿病等慢性疾病病史,未服用任何药物。患者有10余年大量饮酒史,折合酒精量>80 g/d。入院后查血示 ALT、AST、GGT 升高,且 AST 升高明显,PT 延长。腹部超声报告示:肝实质回声改变,少量腹水。诊断为酒精性肝硬化。

1. 护理诊断

（1）自我健康管理无效:与长期酗酒有关。

（2）营养失调:低于机体需要量,与大量饮酒,营养摄入不足有关。

（3）潜在并发症:肝癌、门静脉高压。

2. 护理措施

(1) 疾病相关知识指导：医护人员做好疾病相关知识指导，积极引导患者戒酒。戒酒过程注意逐渐减量原则，避免引起戒断反应。少量饮酒后注意及时补充蛋白质、维生素。饮食应当注意少食多餐，忌生冷刺激，补充充足的蛋白质、维生素的原则。可适当摄入脂肪，但不可过多摄入动物脂肪。

(2) 心理护理：鼓励患者养成健康的生活方式，保持积极乐观的心态，勿过多考虑病情，树立信心，保持愉快心情，配合各项诊断治疗。鼓励家属陪护，坚定患者戒酒决心，并做好患者戒酒的监测和督促。

(3) 病情观察：注意观察是否出现水肿、呕血、黑便、肝区疼痛等症状。出现病情变化时及时就医。无异常时亦需要定期复查肝功能情况。

第四节　非酒精性脂肪性肝病

一、定义

非酒精性脂肪性肝病（non-alcoholic fatty liver disease，NAFLD）是一种与胰岛素抵抗（insulin resistance，IR）和遗传易感密切相关的代谢应激性肝损伤，疾病谱包括非酒精性单纯性肝脂肪变、非酒精性脂肪性肝炎（non-alcoholic steatohepatitis，NASH）、肝硬化和 HCC（表 4 - 2）。NAFLD 不仅可以导致肝病残疾和死亡，还与代谢综合征（metabolic syndrome，Mets）、2 型糖尿病（type 2 diabetes mellitus，T2DM）、动脉硬化性心血管疾病及结直肠肿瘤等的高发密切相关。

中东和南美洲 NAFLD 患病率最高，非洲最低，包括中国在内的亚洲多数国家 NAFLD 患病率处于中上水平（＞25％）。随着肥胖和代谢综合征的流行，NAFLD 已成为我国第一大慢性肝病和健康查体肝酶异常的首要原因。普通成人 NAFLD 患病率介于 6.3％～45％，其中 10％～30％为 NASH。

表 4 - 2　NAFLD 的相关定义

术语	定义
NAFLD	肝脏病理学和影像学改变与酒精性肝病相似，但无过量饮酒等导致肝脂肪变的其他原因，患者通常存在营养过剩、肥胖和代谢综合征相关表现
非酒精性（nonalcoholic）	不饮酒或无过量饮酒史（过去 12 个月男性每周饮用乙醇小于 210 g，女性小于 140 g），未应用胺碘酮、氨甲蝶呤、他莫昔芬、糖皮质激素等药物，并排除基因 3 型 HCV 感染、肝豆状核变性、自身免疫性肝炎、全胃肠外营养、无 β 脂蛋白血症、先天性脂质萎缩症、乳糜泻等可以导致脂肪肝的特定疾病
非酒精性肝脂肪变	又称单纯性脂肪肝，是 NAFLD 的早期表现，大泡性或大泡为主的脂肪变累及 5％以上肝细胞，可以伴有轻度非特异性炎症

（续　表）

术语	定义
非酒精性脂肪性肝炎（NASH）	NAFLD 的严重类型，5%以上的肝细胞脂肪变合并小叶内炎症和肝细胞气球样变性。规定不合并肝纤维化或仅有轻度纤维化（F0～1）为早期 NASH，合并显著纤维化或间隔纤维化（F2～3）为纤维化性 NASH，合并肝硬化（F4）为 NASH 肝硬化
NAFLD 相关肝硬化	有肥胖症、代谢综合征、2 型糖尿病和（或）NAFLD 病史的隐源性肝硬化

二、危险因素与发病机制

（一）危险因素

我国 NAFLD 患病率升高趋势与肥胖症、T2DM 和代谢综合征的流行趋势相一致。一方面，肥胖症、高脂血症、T2DM 患者 NAFLD 患病率分别高达 60%～90%、27%～92%和 28%～70%；另一方面，NAFLD 患者通常合并肥胖症（51.3%）、高脂血症（69.2%）、高血压病（39.3%）、T2DM（22.5%）及代谢综合征（42.5%）。

1. 肥胖症　代表内脏肥胖的 BMI 和腰围与 NAFLD 的存在呈正相关，尤其能够在老年人中预测进展性疾病。对于 BMI＜30 kg/m²（甚至＜25 kg/m²），但是存在内脏脂肪聚集或脂肪组织功能障碍的患者可以表现为肝脏转氨酶正常或不正常的 NAFLD。

2. 糖尿病　T2DM 患者伴随胰岛素抵抗、肥胖、血脂异常、肝脏酶学异常。有 T2DM 风险的人群其 NAFLD 的发病风险也相对较高。糖尿病风险和 T2DM 与 NAFLD 的严重程度、NASH 进展、进展期肝纤维化和 HCC 的发生密切相关。

3. 代谢综合征　是指心血管疾病危险因素的聚集体，表现为存在 3 项及以上代谢性危险因素（腹型肥胖、高血压、高甘油三酯血症、低高密度脂蛋白胆固醇血症、高血糖）等。肝脏甘油三酯积聚伴随着异常的肝脏能量代谢，胰岛素调节的肝脏血糖和极低密度脂蛋白合成抑制，导致高血糖、高甘油三酯和高胰岛素血症。肝脏疾病的进展与代谢紊乱的持续和恶化有关。

4. 生活方式　与肥胖症密切相关的富含饱和脂肪和果糖的高热量膳食结构，以及久坐少动的生活方式同样也是 NAFLD 的危险因素。鉴于不健康的生活方式在 NAFLD 的发病中起重要作用，推荐对疑似 NAFLD 的患者进行饮食及运动习惯的调查。

5. 遗传因素　我国汉族居民 NAFLD 的遗传易感基因与国外报道基本相似，*PNPLA31148M* 和 *TM6SF2E167K* 变异与 NAFLD 及其严重程度相关。

6. 其他　高尿酸血症、红细胞增多症、甲状腺功能减退症、垂体功能减退、睡眠呼吸暂停综合征、多囊卵巢综合征也是 NAFLD 发生和发展的独立危险因素。

（二）发病机制

高热量饮食、过量饱和脂肪、精制碳水化合物、加糖饮料、高果糖摄入和西方饮食均与体质量增加、肥胖和 NAFLD 有关。高果糖摄入会增加 NASH 和进展期肝纤维化的风险。

胰岛素抵抗是发病机制中的关键因素。炎症反应、氧化应激、内质网应激等对NAFLD的发生发展至关重要;脂肪组织代谢紊乱,如炎症因子(IL-6、IFN-α等)释放过多、脂肪因子(瘦素、抵抗素、脂联素等)水平异常、肠道菌群紊乱和通透性改变、胆汁酸代谢失衡,以及铁元素增多和铜元素缺乏等金属元素含量异常亦可能对 NAFLD 造成影响。

在发病机制研究中,基于临床特征的遗传学研究是近年来受关注的领域,目前已经发现了几种基因修饰因子,但是仅有少数被证实,如 *PNPLA3* 和 *TM6SF2*。

三、临床表现

NAFLD 发病较缓,多数患者无明显症状,偶有乏力、消化不良、肝区不适、肝脾大等非特异性表现。

四、诊断

NAFLD 的诊断需要有弥漫性肝细胞脂肪变的影像学或组织学证据,并且要排除酒精滥用等可以导致肝脂肪变的其他病因。因无特异性症状和体征,大部分患者因偶然发现血清 ALT 和 GGT 增高或者影像学检查结果显示弥漫性脂肪肝而疑诊为 NAFLD。

(一) 排除酒精滥用等可以导致脂肪变的其他病因

"非酒精性"是指无过量饮酒史(男性饮酒折合乙醇量<30 g/d,女性<20 g/d)和其他可以导致脂肪肝的特定原因。为此,在将肝组织学或影像学弥漫性脂肪肝归结于NAFLD 之前,需要除外酒精性肝病、基因 3 型 HCV 感染、自身免疫性肝炎、肝豆状核变性等可导致脂肪肝的特定肝病,并除外药物(他莫昔芬、乙胺碘呋酮、丙戊酸钠、氨甲蝶呤、糖皮质激素等)、全胃肠外营养、炎症性肠病、乳糜泻、甲状腺功能减退症、库欣综合征、β脂蛋白缺乏血症、脂质萎缩性糖尿病、Mauriac 综合征等导致脂肪肝的特殊情况。

(二) 常规实验室检测项目

肝功能、血脂、空腹血糖和糖化血红蛋白等实验室检查指标有助于 NAFLD 及相关危险因素的诊断。在将 ALT、AST 和(或)GGT 增高以及隐源性肝硬化归结于 NAFLD之前,需除外可以导致肝生物化学异常和肝硬化的其他原因。

(三) 影像学检查

影像学诊断的脂肪肝是 NAFLD 的重要特征之一。常规的上腹部影像学检查可以提供肝脏、胆囊、胰腺、脾脏、肾脏等疾病诊断的有用信息,作出弥漫性脂肪肝、局灶性脂肪肝、不均质性脂肪肝的影像学诊断。超声可初步评估肝脂肪变范围和程度,有条件者可采用受控衰减参数(CAP)、定量超声和磁共振波谱和 MRI 质子密度脂肪分数检测,定量检测肝脂肪含量。但影像学检查不能区分单纯性脂肪变和伴炎症反应的脂肪变,而这是判断预后的重要指标。

1. 超声 B超是诊断脂肪肝的首选影像学检查,根据肝近场回声增强("明亮肝")、远场回声衰减,以及肝内管道结构显示不清楚等特征诊断脂肪肝。然而,B超对轻度脂肪肝诊断的灵敏度低,特异性亦有待提高,因为弥漫性肝纤维化和早期肝硬化时也可观察到脂肪肝的典型特征。

2. CT 与 MRI　CT 和 MRI 检查诊断脂肪肝的准确性不优于 B 超,主要用于弥漫性脂肪肝伴有正常肝岛以及局灶性脂肪肝与肝占位性病变的鉴别诊断。磁共振波谱分析(MRS)能够检出 5% 以上的肝脂肪变,准确性很高,缺点是花费高和难以普及。

3. CAP　是一项基于超声的肝瞬时弹性成像平台定量诊断脂肪肝的新技术,CAP 能够检出 5% 以上的肝脂肪变,准确区分轻度肝脂肪变与中重度肝脂肪变。

（四）肝活检

病理学上的显著肝脂肪变是 NAFLD 的重要特征。肝活组织检查是诊断 NASH 的金标准,可准确评估肝脂肪变、肝细胞损伤、炎症坏死和纤维化程度。肝脂肪变、气球样变和肝脏炎症合并存在是诊断 NASH 的必备条件。

五、治疗

治疗 NAFLD 的首要目标为减肥和改善 IR,预防和治疗 Mets、T2DM 及其相关并发症,从而减轻疾病负担、提高患者生活质量并延长寿命;次要目标为减少肝脂肪沉积,避免因"附加打击"而导致 NASH 和肝功能衰竭;对于 NASH 和脂肪性肝纤维化患者还需阻止肝病进展,减少肝硬化、HCC 及其并发症的发生。

（一）生活方式管理

推荐向 NAFLD 患者提供包括健康饮食、加强锻炼和修正不良行为的生活方式干预的指导,NAFLD 患者 1 年内减重 5% 以上可以改善血清生物化学指标和肝组织学病变。

1. 控制体重　减少体质量和腰围是预防和治疗 NAFLD 及其并发症最为重要的治疗措施。对于超重、肥胖,以及近期体质量增加和"隐性肥胖"的 NAFLD 患者,建议通过健康饮食和加强锻炼的生活方式教育纠正不良行为。

2. 控制饮食　合并超重和(或)肥胖的脂肪性肝病患者应控制膳食热卡总量,采用低能量的平衡饮食,也可采用限能量代餐或间歇性断食疗法。饮食指导应兼顾限制能量摄入、调整膳食结构和避免不良膳食行为。通过低热量饮食伴或不伴体育锻炼来减轻体质量,通常都可以减少肝脂肪沉积。NAFLD 患者虽要限制饮酒量,并严格避免过量饮酒;多饮咖啡和茶可能有助于 NAFLD 患者康复。

3. 运动管理　避免久坐少动,中等量有氧运动和(或)阻抗训练均可降低肝脏脂肪含量,建议根据患者兴趣并以能够坚持为原则选择体育锻炼方式,以增加骨骼肌质量和防治肌少症。

（二）药物治疗

1. 针对 Mets 的药物治疗　对于 3~6 个月生活方式干预未能有效减肥和控制代谢危险因素的 NAFLD 患者,建议根据相关指南和专家共识应用一种或多种药物治疗肥胖症、高血压病、T2DM、血脂紊乱、痛风等疾病,目前这些药物对患者并存的 NASH 特别是肝纤维化都无肯定的治疗效果。

（1）降糖药物:

1）二甲双胍:二甲双胍对 NASH 并无治疗作用,但可以改善 IR、降低血糖和辅助减肥,建议用于 NAFLD 患者 T2DM 的预防和治疗。

2)吡格列酮:可激活过氧化物酶体增殖物激活受体,从而增加脂肪细胞中脂肪酸的储存,减少游离脂肪酸;可以改善脂肪变性、小叶炎症、肝细胞气球样变和总 NAFLD 活性评分;同时,还可以改善转氨酶水平以及胰岛素敏感性。吡格列酮是一种被美国及欧洲指南接受的可用于 NASH 治疗的药物,但该药在我国患者中长期应用的疗效和安全性尚待明确,建议仅用于合并 T2DM 的 NASH 患者的治疗。

3)利拉鲁肽:是一种胰高血糖素样肽-1(GLP-1)激动剂,不仅具备多重降糖机制,而且能够减肥和改善 IR,适合用于肥胖的 T2DM 患者的治疗。可增加胰岛素并降低胰高血糖素分泌,还可以延迟胃排空并降低食欲,从而导致食物摄入量减少和体重减轻。

(2)降脂药物:ω-3 多不饱和脂肪酸虽可能安全用于 NAFLD 患者高甘油三酯血症的治疗,但是该药对血清甘油三酯>5.6 mmol/L 患者的降脂效果不肯定;他汀可安全用于 NAFLD 和 NASH 患者降低血清低密度脂蛋白脂固醇(low-density lipoprotein cholesterol, LDL-C)水平以防治心血管疾病,目前无证据显示他汀可以改善 NASH 和肝纤维化。

(3)其他:血管紧张素 Ⅱ 受体拮抗剂可以安全用于 NAFLD 和 NASH 患者的高血压病的治疗。

2. 针对肝损伤的药物

(1)维生素 E:具有抗氧化活性,可阻止 NAFLD 的氧化应激反应,降低 AST、ALT、ALP 含量,同时显著减少脂肪变性、炎症以及肝细胞气球样变性程度。已被美国和欧洲指南推荐为 NASH 可接受的治疗药物。然而,我国并无大剂量维生素 E 治疗慢性肝炎的临床研究,并且长期大剂量使用维生素 E 的安全性尚未得到验证。

(2)其他保肝药物:至今尚无公认的保肝药物可推荐用于 NASH 的常规治疗。在我国广泛应用的水飞蓟素(宾)、双环醇、多烯磷脂酰胆碱、甘草酸二胺、还原型谷胱甘肽、S 腺苷甲硫氨酸、熊去氧胆酸等针对肝损伤的治疗药物安全性良好,部分药物在药物性肝损伤、胆汁淤积性肝病等患者中已取得相对确切的疗效。

(三)减肥手术

减肥手术又称代谢手术,不仅可以最大程度地减肥和长期维持理想体质量,而且可以有效控制代谢紊乱,甚至逆转 T2DM 和 Mets。减肥手术不但可以缓解包括纤维化在内的 NASH 患者的肝组织学改变,而且可能降低心血管疾病病死率和全因死亡率,但其改善肝脏相关并发症的作用尚未得到证实。

(四)肝移植

NAFLD 对肝移植的影响涉及到移植的供体和受体两方面,我国目前已面临脂肪肝作为供肝而出现的移植后肝原发性无功能的高发风险,而由于 NASH 导致的失代偿期肝硬化、HCC 等终末期肝病需进行肝移植的病例亦在不断增多。肝移植术后 NAFLD 复发率高达 50%,并且有较高的心血管并发症的发病风险,肝移植术后仍须有效控制体质量和防治糖、脂代谢紊乱,从而最大程度降低肝移植术后并发症发生率。

六、护理

(一) 护理诊断

1. 营养失调 高于机体需要量,与饮食不合理、缺乏运动有关。

2. 活动无耐力 与肥胖有关。

3. 知识缺乏 患者普遍缺乏疾病相关知识。

4. 焦虑 与疾病进展、饮食受限有关。

(二) 护理措施

1. 营养失调

(1) 控制体重:减轻体重理想的方法是由营养师、心理学家或精神科医生和肝病专家共同制订肥胖治疗方案。已经达到短期体质量减轻目标的肥胖相关脂肪性肝病患者,应该实施长期(≥1 年)体质量逐渐下降和维持计划。建议患者每月随访 1 次,鼓励持续监测体质量(每周或更频繁)。

(2) 饮食护理:建议 NAFLD 患者膳食定量,宜低糖低脂的平衡膳食,减少饱和脂肪(动物脂肪和棕榈油等)和反式脂肪(油炸食品)的摄入,增加膳食纤维(豆类、全谷物类、蔬菜和水果等)含量。极低能量饮食治疗肥胖症需在临床营养师指导下进行。合并营养不良的脂肪性肝病患者,需在临床营养师指导下保证能量和氮质正平衡,并补充维生素和微量元素。多饮茶水和咖啡可能有助于代谢紊乱及脂肪性肝病的防治。酒精会加重肝脏受损的严重程度,因此应避免过量饮酒,NASH 患者及肝纤维化、肝硬化及 HCC 的患者应戒酒,以防出现更严重后果。指导患者建立合理的饮食结构及习惯,改掉不良的饮食习惯,戒除烟酒。实行有规律的一日三餐。避免过量摄入食物、吃零食、吃宵夜等习惯,以免引发体内脂肪过度蓄积。

(3) 运动管理:采用中等量有氧运动(如骑自行车、快速步行、游泳、跳舞等),每周 4 次以上,累计时间 150～250 min。每周最好进行 2～3 次轻或中度抗阻运动(举哑铃、俯卧撑、弹力带等),以更大程度地改善代谢紊乱。应强调饮食和运动治疗相结合。静脉血浆空腹血糖(fasting plasma glucose,FPG)＞14 mmol/L、血糖波动较大、有糖尿病急性代谢并发症以及心肾等器官严重并发症者不宜剧烈运动。

2. 活动无耐力 适当增加运动可以有效地促进体内脂肪的消耗。合理安排工作,做到劳逸结合,选择合适的锻炼方式,避免过度劳累。每天安排进行体力活动的量和时间应按照体重目标计算,对于需要亏空的能量,一般多考虑采用增加梯离活动量和控制饮食相结合的方法,其中 50% 应该增加梯离活动的能量消耗来解决,其他 50% 可由减少饮食总能量和减少脂肪的摄入量以达到需要亏空的总能量。不宜在饭后立即进行运动,也应避开凌晨和深夜运动,以免扰乱人体生物节律。糖尿病患者应于饭后 1 h 进行锻炼。

3. 焦虑 指导患者保持良好的心理状态,注意情绪的调节和稳定,鼓励患者随时就相关问题咨询医护人员,让患者了解本病治疗的长期性和艰巨性,增强治疗的信心,持之以恒,提高治疗的依从性。

4. 知识缺乏

(1) 疾病指导：指导患者了解 NAFLD 的病因、危险因素及疾病发展和转归，以帮助患者建立健康的生活方式，改变不良的生活习惯和行为习惯。通过健康宣教加强自我监督，设置能让患者针对自己的饮食、运动、体质量、腰围以及与生活质量的相关观察指标进行自我记录的图表，以供医患之间交流以及完善个体化的饮食和锻炼计划。对需要药物治疗的患者，需告知相关药物的作用、用法及不良反应，避免使用肝毒性的药物。

(2) 随访指导：NAFLD 患者的最佳随访至今尚未确定。应该考虑到肝脏疾病和潜在代谢问题的进展风险，以及费用和保健服务提供者的工作负担。鉴于 NAFLD 与 T2DM 互为因果，建议 NAFLD 患者定期检测空腹血糖、糖化血红蛋白，甚至做口服糖耐量试验，以筛查糖尿病；NAFLD 患者心脑血管疾病相关病死率显著增加，建议 NAFLD 患者定期评估心脑血管事件的发病风险。应该监测常规生化、伴随疾病的评估和纤维化的非侵袭性指标。没有代谢风险因子恶化的 NAFLD 患者应该每 2～3 年随访 1 次，NASH 和(或)肝纤维化患者应该每年随访 1 次，NASH 肝硬化患者应该每 6 个月随访 1 次。肝活组织检查视情况而定，可 5 年重复 1 次。

(朱英娥　奚欢)

参考文献

[1] 高潇雪,刘立新. 酒精性肝病流行病学及发病机制研究进展[J]. 中华消化病与影像杂志(电子版), 2016,6(2):62-65.

[2] 龚震宇. WHO 关于甲型病毒性肝炎疫苗的意见书[J]. 疾病监测,2013,28(5):416-420.

[3] 蒋璐繁,陶敏,郁业青,等. 延续性护理干预对慢性酒精性肝病患者预后的疗效观察[J]. 贵州医药, 2018,42(5):627-628.

[4] 刘国涛,朱玉翠,张涛,等. 酒精性肝病研究进展[J]. 世界华人消化杂志,2017,25(15): 1382-1388.

[5] 尤黎明. 内科护理学[M]. 北京:人民卫生出版社,2017.

[6] 余静,易斌,冯佳,等. 酒精性肝病危险因素研究进展[J]. 胃肠病学和肝病学杂志,2016,25(1): 112-114.

[7] 中国研究型医院学会肝病专业委员会,中国医师协会脂肪性肝病专家委员会,中华医学会肝病学分会脂肪肝与酒精性肝病学组,等. 脂肪性肝病诊疗规范化的专家建议(2019 年修订版)[J]. 实用肝脏病杂志,2019,22(6):787-792.

[8] 中华医学会肝病学分会,中华医学会感染病学分会. 丙型肝炎防治指南(2019 年版)[J]. 中华传染病杂志,2020,38(1):9-28.

[9] 中华医学会肝病学分会脂肪肝和酒精性肝病学组,中国医师协会脂肪性肝病专家委员会. 非酒精性脂肪性肝病防治指南(2018 年更新版)[J]. 临床肝胆病杂志,2018,34(5):947-957.

[10] 中华医学会肝病学分会脂肪肝和酒精性肝病学组,中国医师协会脂肪性肝病专家委员会. 酒精性肝病防治指南(2018 更新版)[J]. 中华肝脏病杂志,2018,26(3):188-194.

[11] 中华医学会感染病学分会,中华医学会肝病学分会. 慢性乙型肝炎防治指南(2019 年版)[J]. 中华传染病杂志,2019,37(12):711-736.

[12] ADDOLORATO G, ABENAVOLI L, DALLIO M, et al. Alcohol associated liver disease 2020：A

clinical practice guideline by the Italian Association for the Study of the Liver (AISF) [J]. Dig Liver Dis, 2020,52(4):374-391.

[13] European Association for the Study of the Liver, European Association for the Study of Diabetes. EASL-EASD-EASO Clinical Practice Guidelines for the management of non-alcoholic fatty liver disease [J]. Obesity Facts, 2016,9(2):65-90.

[14] GANE E J, CHARLTON M R, MOHAMED R, et al. Asian consensus recommendations on optimizing the diagnosis and initiation of treatment of hepatitis B virus infection in resource-limited settings [J]. J Viral Hepat, 2020,27(5):466-475.

[15] GEORGE E S, FORSYTH A, ITSIOPOULOS C, et al. Practical dietary recommendations for the prevention and management of nonalcoholic fatty liver disease in adults [J]. Adv Nutr, 2018,9 (1):30-40.

[16] HARKER M, CARVILLE S, FLOROS L, et al. Non-alcoholic fatty liver disease (NAFLD)[M]. Sharjah: Bentham Science Publishers, 2017.

[17] NELSON N P, LINK-GELLES R, HOFMEISTER M G, et al. Update: recommendations of the Advisory Committee on Immunization Practices for use of hepatitis a vaccine for postexposure prophylaxis and for preexposure prophylaxis for international travel [J]. MMWR Morb Mortal Wkly Rep, 2018,67(43):1216-1220.

[18] RATZIU V, GHABRIL M, ROMERO-GOMEZ M, et al. Recommendations for management and treatment of nonalcoholic steatohepatitis [J]. Transp-lantation, 2019,103(1):28-38.

[19] SINGAL A K, BATALLER R, AHN J, et al. ACG clinical guideline: alcoholic liver disease [J]. Am J Gastroenterol, 2018,113(2):175-194.

[20] TANAKA A. JSH Guidelines for the management of hepatitis B virus infection: 2019 update [J]. Hepatol Res, 2020,50(8):892-923.

第五章 肝脏良性占位性病变

　　肝脏占位性病变是指影像学检查中,在肝实质均匀回声或均匀密度上出现的异常回声区或密度区并呈现结节或肿块的外形,占据一定空间,可导致邻近肝组织、脉管受压、移位或受侵犯的病变。肝脏占位性病变的分类有以下几种方式:①根据病变的影像学特点,可以划分为实性占位和囊性占位;②根据病变的组织学特点,可以划分为肿瘤性、肿瘤样、感染性等;③根据占位是否具有侵袭性,可以分为良性和恶性;④根据病灶的数量,可以分为单发占位和多发占位。同一病因导致的肝脏占位可能同时呈现单发或多发的状态,故临床上较少根据病灶数量进行划分。影像学和病理学检查是肝脏占位性病变的重要诊断手段,因此在对其进行诊断时,临床上习惯首先根据影像学特点区分实性、囊性病变,然后根据组织学来源区分病理类型,继而再根据侵袭性的有无在肿瘤性病变中划分良、恶性。

　　肝脏良性占位性病变(benign occupation of the liver,BOL)约占肝脏原发性肿瘤的5%~10%,大部分为真性肿瘤,少部分为由肝细胞、胆管细胞或间质细胞增生形成的肿瘤样病变。目前其分类尚不统一,主要依据组织胚胎来源或占位的形态来划分。根据组织胚胎来源可划分为:①上皮组织来源,如胆管腺瘤等;②间质组织来源,如肝海绵状血管瘤和血管平滑肌脂肪瘤等;③上皮间质混合来源和组织来源不明,如局灶性结节性增生、畸胎瘤等。根据占位形态划分:①实性占位,如肝血管瘤、肝细胞腺瘤,胆管细胞腺瘤、肝脏局灶性结节性增生等;②囊性占位,如先天性肝囊肿、肝包虫病、肝胆管囊腺瘤、肝脓肿等。

　　临床上BOL最常见的类型为肝血管瘤,其次为肝细胞腺瘤以及肝脏局灶性结节性增生。本章节对常见的几种实性占位性病变的诊治与护理进行介绍。

▎第一节　肝血管瘤

一、概述

　　肝血管瘤(hepatic hemangioma)是成人最常见的肝脏良性肿瘤,通常被认为系胚胎发育过程中血管过度发育或分化异常导致的血管畸形,在显微镜下,可见病灶由大小不等的血管腔组成,无肿瘤细胞,因其外形像肿瘤,故称为肝血管瘤。肝血管瘤属肝脏良性病变,无恶变表现及倾向。根据肿瘤直径大小及数目可表现为孤立性、多发性和弥漫性生长；根据肿瘤含纤维组织多少，可分为硬化性血管瘤、血管内皮细胞瘤、毛细血管瘤和海绵状血管瘤等亚型，临床上以肝海绵状血管瘤（cavernous hemangioma of the liver，CHL）最常见，研究显示，CHL 的发生率占肝血管瘤的 96%。

肝血管瘤由于临床症状不明显，最初仅从尸检标本中检出，近年来通常在体检时被偶然发现。随着对肝血管瘤认识的逐步加深，尤其是影像学技术的迅猛发展，该病检出率和诊断准确率日益提高。2016 年欧洲肝脏研究学会（European Association for the Study of the Liver，EASL）发布的肝脏良性肿瘤的管理指南显示，在所有年龄组中均可诊断出血管瘤，但在 30～50 岁女性中更易发生。

二、病因与发病机制

肝血管瘤的病因目前尚不清楚，先天性肝脏血管发育畸形可能是大多数肝血管瘤发生的主要原因，这类患者大部分有家族遗传倾向。女性激素也可能是肝血管瘤的一种致病因素，既往研究结果显示，性激素可以促使血管内皮细胞增生、移行乃至形成毛细血管样结构，如怀孕和口服避孕药可使体内雌激素、孕激素水平升高，导致血管瘤生长，这可能与女性发病相关。有学者认为肝血管瘤的发生可能与情绪及饮食习惯有关，长期处于忧郁、愤怒、紧张的情绪下，就会因为血气不畅造成肝血管瘤；不良的饮食习惯如经常性地喝酒吸烟，吃大量辛辣刺激性的食物就会伤害到脾胃，导致肝脾失和、血瘀气虚，从而促进肝血管瘤的生长。也有学者认为毛细血管组织感染后变形，导致毛细血管扩张，肝组织局部坏死后血管扩张形成空泡状，其周围血管充血扩张；肝内区域性血液循环停滞，致使血管形成海绵状扩张。

三、临床表现

（一）症状

肝血管瘤生长较慢，病程较长，多无明显不适症状，且患者肝功能无明显异常。临床表现与血管瘤的直径及部位有关，可出现下列症状。

1. 胃肠道症状　右上腹隐痛和（或）不适、食欲不振、恶心、呕吐、嗳气、食后胀饱等消化不良症状。

2. 压迫症状　巨大的血管瘤可对周围组织和器官产生推挤和压迫。压迫食管下端，可出现吞咽困难；压迫肝外胆道，可出现胆汁淤积和阻塞性黄疸；压迫门静脉系统，可出现脾大和腹水；压迫肝静脉和（或）下腔静脉导致巴德-基亚里综合征（Budd-Chiari syndrome）；压迫肺可出现呼吸困难和肺不张；压迫胃和十二指肠，可出现消化道症状。

3. 其他　少数因血管瘤内血栓形成或出血可引起短暂的急性上腹部疼痛。临床上肝血管瘤发生腹腔内出血的最常见原因是肝穿刺活检。

（二）并发症

1. 卡萨巴赫·梅里特综合征（Kasabach-Merritt syndrome）　血小板减少、大量凝血因子消耗引起的凝血异常。其发病机制为巨大血管瘤内血液滞留，大量消耗红细胞、血小板、凝血因子 Ⅱ、Ⅴ、Ⅵ 和纤维蛋白原，引起凝血机制异常，可进一步发展成弥散性血管内凝血(DIC)。

2.其他 游离在肝外生长的带蒂血管瘤扭转时,可发生坏死,出现腹部剧痛、发热和虚脱。个别患者因血管瘤巨大伴有动静脉瘘形成,回心血量增多,导致心力衰竭。

（三）临床分型

1.临床分型 根据肝血管瘤的临床表现及特点,肿瘤直径、肿瘤数目、病理学类型,国内的临床分型及亚型如表5-1所示。

表5-1 肝血管瘤的临床分型

临床分型	表现形式	血管瘤数目	血管瘤直径或直径之和或血管瘤体积
Ⅰa型	单个	1	<5 cm
Ⅰb型	单个	1	5～10 cm
Ⅰc型	单个	1	>10 cm
Ⅱa型	多个	2～5	<10 cm
Ⅱb型	多个	2～5	10～20 cm
Ⅱc型	多个	2～5	>20 cm
Ⅲa型	弥漫	>5	≤50%肝体积
Ⅲb型	弥漫	>5	>50%肝体积

2.分型依据 肝血管瘤直径及数目是其临床分型的最主要依据。

（1）按病理可分为4型:海绵状血管瘤,最为常见;硬化性血管瘤;血管内皮细胞瘤;毛细血管瘤。

（2）按照肿瘤大小分类:小血管瘤(<5 cm);大血管瘤(5～10 cm);巨大血管瘤(10～15 cm);特大血管瘤(>15 cm)。

四、诊断

肝血管瘤的诊断目前主要依赖于影像学检查。

（一）超声

腹部超声检查诊断肝血管瘤有很高的灵敏度和特异度,是首选的影像学检查方法。超声检查多表现为圆形或椭圆形,边界清晰的高回声,加压变形,呈低回声者多有网状结构,较大的血管瘤呈混合回声,内部回声仍以高回声为主,可呈管网状或出现不规则的结节状或条块状低回声区,有时可出现钙化强回声及后方声影,系血管腔内血栓形成、机化或钙化所致。彩色多普勒超声检查通常为周边型血流信号,大血管瘤内部以低速静脉血流为主,很少见动脉频谱,即使偶见,血流阻力指数均低下。对影像学表现不典型的患者,可考虑选择肝脏超声造影检查。典型的血管瘤超声造影表现为动脉期周边结节状或环状强化,随时间延长,增强范围逐渐向中心扩展,病灶在门静脉期及延迟期仍处于增强状态,回声等于或高于邻近正常肝组织,这种"快进慢出"的增强特点与 CT 检查增强表现类似。有部分非典型肝血管瘤的超声造影表现为低回声。

（二）CT

常规采用平扫＋增强扫描方式（常用对比剂为碘）。其检出和诊断肝血管瘤的灵敏度和特异度略逊于 MRI 检查。CT 检查表现为:平扫呈圆形或类圆形低密度影,边界清晰,密度均匀;增强扫描动脉期病灶边缘点状、斑点状、半环状、环状强化,密度与主动脉接近;随后的门静脉期对比剂向心性扩展,强度逐渐降低;延迟扫描病灶呈等密度完全充填,与肝脏密度相同,病灶越大等密度充填的时间越长,一般＞3 min,"快进慢出"是其特征;少数动脉期整体高密度强化,多见于直径＜3 cm 的病灶;部分病变中央由于血栓形成、瘢痕组织或出血而出现更低密度区,对比剂始终不能填充。

（三）MRI

常规采用平扫＋增强扫描方式（常用对比剂为二乙烯三胺五乙酸钆）。其在肝血管瘤的诊断上灵敏度和特异度最高。T_1 加权成像呈低信号,T_2 加权成像呈高信号,且强度均匀,边界清晰,随回波时间延长,信号强度递增,在重 T_2 加权成像其信号更高,称为"灯泡征";瘤内的血栓、瘢痕组织在 T_1 加权成像和 T_2 加权成像均呈更低信号。MRI 检查动态扫描的增强模式与 CT 检查相似,呈"快进慢出"。肝细胞特异性造影剂钆塞酸二钠增强 MRI 在肝胆期可查及直径＜1 cm 的血管瘤,并能提高其诊断准确率。T_2 加权成像时间的延长是成人肝血管瘤的特征。T_1 加权成像弱信号、T_2 加权成像高强度信号是与肝癌鉴别的重要特征。

（四）DSA

较少用于肝血管瘤诊断。一般若瘤体巨大则出现"树上挂果征"。动脉期早期出现,持续时间长,可达 20 s 甚至更长,呈现颇有特征的"早出晚归"。其在鉴别肿瘤性质（良性、恶性）或并行栓塞治疗时有较好的应用价值。

五、治疗

绝大部分肝血管瘤因无恶变倾向,可终身与瘤共存,但仍有部分患者因血管瘤进展,出现腹痛等症状,存在一定的风险而需进行治疗。

（一）治疗指征

肝血管瘤作为一种良性肿瘤,大多无症状,且无恶变倾向,原则上以随访观察为主。这是目前国内外普遍接受的观念。当血管瘤较大且合并以下危险因素时,建议酌情治疗:伴发症状或者出现严重并发症的肝血管瘤;进行性增大的肝血管瘤;诊断不明确的肝血管瘤;肝血管瘤导致的严重焦虑等精神症状;需预防性治疗的肝血管瘤。

（二）治疗方式

1. 密切观察　不伴有危险因素的Ⅰ、Ⅱ、Ⅲ型患者,无论肿瘤直径、位置,原则上以随访观察为主,建议半年或 1 年定期复查。直径＜5 cm 诊断明确的肝血管瘤绝大部分无症状,不应以治疗风险小而轻易治疗,原则上建议观察。

2. 手术切除　手术切除治疗肝血管瘤是目前认为最为确切的治疗手段,但应严格把握切除指征,对于无症状,但强烈要求手术治疗的患者不推荐手术。手术切除有开腹切除和腹腔镜下切除两种,根据肝血管瘤的位置和直径大小,手术方式包括血管瘤剥除、不规则肝切除、肝段或半肝以及扩大的半肝切除。肿瘤直径和位置、肝组织切除量、术中出血量以及输血情况等是影响肝血管瘤术后并发症的危险因素,但手术风险主要与术中出血量有关。肝移植术适用于Ⅲ型肝血管瘤伴有上述各种危险因素、巨大肝血管瘤伴严重肝功能损害并发肝内多发动静脉短路的患者。

六、护理

(一) 术前护理

1. 护理诊断

(1) 营养失调:低于机体需要量,与长期消化不良、多次手术导致消耗增加有关。

(2) 焦虑:与担忧疾病预后和生存期限有关。

2. 护理措施

(1) 术前评估:对患者的目前医疗状况进行评估,帮助医护人员对患者术后可能发生并发症的概率作一个预判,有助于帮助医护人员早期辨别高危人群,从而提早采取相关措施予以预防。

1) 术前禁食禁饮风险评估:制订"病区患者术前评估表",对患者的一般资料、既往史、手术史、过敏史、诊断及手术方法,尤其是患者有无食管胃底反流的情况做一个详尽的评估,向患者及家属交代清楚,取得信任和配合。

2) 外科住院患者静脉血栓栓塞风险:评估内容主要包括 3 个方面。①患者危险因素:年龄、肥胖、深静脉家族史、有无因疾病长期卧床、下肢水肿、口服激素类药物等;②临床危险因素:心脏疾病、肺部疾病、静脉曲张、恶性肿瘤等;③实验室检查:凝血功能异常的疾病、其他易引起血栓的因素等。

3) 术前营养评估:NRS - 2002 是欧洲肠外肠内营养学会在 2002 年推荐的一种简便易行较客观的营养风险筛查方法。我院在原 NRS - 2002 营养风险筛查表的基础上,将营养风险评估分为营养状态受损程度和疾病严重程度这两大方面,再结合患者的基本资料包括性别、年龄、身高、体重、BMI 指数等,进行综合评价,对 NRS - 2002 评分≥3 分的患者,判定存在营养风险,NRS - 2002 评分<3 分的患者,判定无营养风险,对有营养风险的患者进行营养支持,以早期纠正和干预。

4) 心理和社会支持状况:评估内容主要包括 3 个方面。①认知程度:患者对拟采取的手术过程、疾病预后及手术前、后康复知识的了解和掌握程度。②心理承受能力:患者对手术过程、手术可能导致的并发症及疾病预后所产生的恐惧、焦虑程度及心理承受能力;家属对疾病及治疗方法、预后的认知程度及心理承受能力。③经济状况:家庭对患者手术、化疗、放疗等的经济承受能力。

(2) 术前准备:

1) 完善检查:遵循医嘱,完善患者各项检查。

2）解释与安慰：用通俗易懂的语言向患者解释疾病，介入治疗的必要性和重要性及介入治疗的相对安全性，解除患者紧张心理、鼓励患者主动倾诉。告知患者术后可能的不良反应，如恶心、呕吐、腹痛、发热等。如有不适，及时告知医护人员，及时给予处理。

3）患者准备：患者术前一日沐浴，保持皮肤清洁；手术日更换清洁病号服，贴身穿，不可穿内衣内裤；将手表、手机、各种挂件、贵重物品交给家属妥善保管；如有活动义齿嘱患者取下。

4）肠道准备：指导患者练习床上大小便，避免术后解便困难；手术当日进手术室前应排空大小便。术前告知患者饮食以清淡易消化为主，避免油腻食物和进食过饱的情况发生。

5）术前指导：告知患者及家属术后保护伤口的重要性以及床上活动的合理性，给予正确的指导；指导患者有效呼吸等放松技巧；行局部消融治疗的患者，指导其术中屏气的方法，术前练习屏气。

6）术前晚保证充足睡眠，如入睡困难可按医嘱给予处理。

7）术前测生命体征，有异常及时与医生沟通并处理。

（二）术后护理

1. 护理诊断

（1）疼痛：与手术创伤、放置引流管有关。

（2）舒适状态的改变：与留置引流管及体位不适、局部受压过久有关。

（3）营养失调：低于机体需要量，与营养物质吸收障碍、机体消耗大、禁食时间长有关。

（4）潜在并发症：出血、血栓、肝性脑病。

2. 护理措施

（1）镇痛、镇静：术后常有剧烈伤口疼痛，可给予镇痛剂或经硬膜外给药及患者自控给药，缓解疼痛。对疼痛评分＜4 分者，采取宽慰患者、分散患者的注意力、改变体位、促进有效通气、解除腹胀等措施以缓解疼痛。使用自控式镇痛泵，如疼痛剧烈，疼痛评估≥4 分，应立即通知医生，遵医嘱适量使用镇静镇痛药物并观察镇痛效果，做好记录。

（2）休息和活动：术后当天，患者返回病房后应平卧，头下垫一软枕，待血压平稳后，可适当抬高床头、床尾，左右翻身，翻身频率依据患者的具体情况和是否使用了减压床垫而定。予以患者床栏保护，患者若有烦躁不安，应视病情使用约束带，防止坠床。日常注意适当的加强体育运动，以增强体质，提高机体抵抗力。同时注意避免剧烈运动及重体力劳动，以免影响恢复。

（3）营养支持：术后根据 NRS－2002 营养风险筛查表，完善患者术后营养状态评估，给予患者提供早期营养。待肛门排气胃肠道功能恢复后遵医嘱给予流质、半流质，以后逐渐过渡到软食及普食。少食多餐，切忌暴饮暴食。进食富含蛋白质、高热量、高维生素和纤维素的食物，按患者饮食习惯，提供色、香、味俱全的食物，以刺激食欲。创造舒适的进食环境,避免不良刺激。必要时提供肠内或肠外营养支持,适当补充白蛋白等。

（4）术后并发症的观察及护理：

1）密切观察有无出血情况：正确连接引流导管,注意妥善固定,保持导管通畅,观察引流量。如引流管堵塞,血液可流入腹腔。需要定时监测脉搏、血压、肢端血管充盈情况等。保持静脉通路通畅,以备输入新鲜血液、纤维蛋白原等。观察切口有无渗液、渗血,如切口敷料外观潮湿,应及时通知医生换药,使用胸腹带时松紧度要适宜,并观察和记录引流液的颜色、性质及量。必要时进行手术止血。

2）预防下肢静脉血栓的发生：术后做好外科深静脉血栓发生风险的评估,做好静脉血栓栓塞症（venous thromboembolism，VTE）高危患者的筛查和预警,鼓励患者进行下肢主动或被动锻炼,早期开始大腿、小腿及踝关节活动,注意肢体保暖,尽早下床活动,根据患者病情,按医嘱指导患者穿弹力袜,预防下肢深静脉血栓的发生。鼓励患者床上活动,翻身、抬臀等,以促进胃肠道蠕动。术后 24～48 h 鼓励患者下床活动,从床旁坐、床旁站过渡到床旁活动,循序渐进,结合“肝外科术后早期活动”图表完成术后活动锻炼。下床活动时,部分患者会出现头晕,无力的症状,应有人陪护,并教育陪护人员及家属离开时要告知护士或交代其他陪护人员代为照看,防止跌倒,以后逐渐过渡到走廊散步等活动。

扑翼样震颤是肝性脑病的主要体征,也是肝性脑病的特征性表现。其次是连数试验阳性,表明患者计算力、反应力下降,这一现象常出现在扑翼样震颤之前。预防和积极控制消化道出血,及时治疗食管胃底静脉曲张,避免一切引起腹内压力增高的诱因,一旦出血要积极抢救；对有肝性脑病症状而诱因不明者,应做腹腔积液常规、血及腹腔积液培养；注意有无内脏真菌感染；感染一经确诊,应用有效抗生素治疗；肝性脑病患者大脑敏感性增高,当患者烦躁或抽搐时,禁用吗啡及其衍生物、副醛、水合氯醛、哌替啶及速效巴比妥类药物；纠正电解质、酸碱平衡紊乱,监测血气变化。严密观察病情变化,特别是神志和行为有无改变；避免肝性脑病的诱因,如上消化道出血、高蛋白饮食、感染、便秘,应用麻醉剂、镇静剂、镇静催眠药及手术等；禁用肥皂水灌肠,可用生理盐水或弱酸性液（如食醋 1～2 mL 加入生理盐水 100 mL）,使肠道 pH 保持为酸性；口服新霉素或卡那霉素,以抑制肠道细菌繁殖,减少氨的产生；使用降血氨药物,如谷氨酸钾或谷氨酸钠静脉滴注；给予富含支链氨基酸的制剂或溶液,以纠正支链/芳香族氨基酸比例失调；肝昏迷者限制蛋白质摄入,以减少氨的来源；便秘者可口服乳果糖,促使肠道内氨的排出。

（5）心理护理：保持良好的心态和积极乐观的情绪,因为过度紧张、忧郁等消极的情绪不但不会对病情有任何帮助,还会使病情更加严重。

（三）健康教育

1. 个性化指导　根据患者的健康状况,从饮食、活动、病情观察、预防措施、门诊随访等方面给予具体个性化指导,利用临床多元化指导途径（口头、书面、视频、处方、APP、微信公众号等）的方式实施落实,促进患者康复。保持放松、乐观、稳定的情绪,避免过度精神紧张、疲劳及抑郁。生活有规律,以利全身各脏器恢复。

2. 合理饮食指导　饮食要有规律,少量多餐,以碳水化合物为主。进食高热量、高维生素、易消化、无渣软食(如软饭、粥、馄饨、面条等)。不宜吃生硬、大块瓜果,避免食用粗糙、坚硬、多刺、带骨、油炸、辛辣的食物(如硬饭、粗粮、带骨的小鱼、粗硬的肉类、硬壳坚果、粗纤维蔬菜等)。药片要磨碎,以免损伤食管黏膜,诱发再出血。

3. 建立健康的生活习惯　避免过度劳累和过度活动,保证充分休息。一旦出现头晕、心慌、出汗等症状,应卧床休息,逐步增加活动量。注意自身防护,防止外伤,用软牙刷刷牙,避免牙龈出血。避免引起腹内压增高的因素,如咳嗽、打喷嚏、用力大便、提举重物等,以免诱发曲张静脉破裂出血。少吃安眠药,以免增加肝脏负担。注意伤口周围皮肤清洁,近期伤口不能用肥皂水擦洗。如伤口周围有红、肿、疼痛、渗液等情况及时到医院就诊。定期门诊随访,术后 3 个月随访一次,如有不适及时就医。

七、经典案例

患者 10 年前于外院常规体检,彩超提示:肝血管瘤(自述大小约 2.0 cm×2.0 cm,未见报告),不定期复查,未予重视及处理,平素无腹痛、腹泻,无恶心、呕吐,无胸闷、胸痛,无皮肤巩膜黄染等不适。6 天前再次体检复查,于外院行上腹增强 CT 提示:肝右叶血管瘤(约 9 cm×7.5 cm×12 cm),血管瘤明显增大,引起重视,现为进一步治疗收治入院。入院完善各项检查后予行"特殊肝段切除术"。术中诊断:肝血管瘤。术后安返病区,生命体征:体温 37.2 ℃,脉搏 79 次/分,呼吸 18 次/分,血压 128/72 mmHg,疼痛评分 2 分。术后给予保肝、止吐、抑酸、消炎、营养等对症支持治疗。

1. 护理诊断

1) 疼痛:与手术腹部伤口有关。

2) 有皮肤受损的危险:与术后长时间卧床有关。

3) 有营养失调、低于机体需要量的可能:与术后长时间禁食有关。

2. 护理措施

(1) 做好病情、生命体征观察:

1) 密切观察生命体征的变化,患者返回病房后即刻落实疼痛评估 1 次,每 30 min 测脉搏、呼吸、血压和氧饱和度,共 6 次,待血压平稳后每班交接班测脉搏、呼吸、血压 1 次至术后 24 h,以后每日日班接班时测脉搏、呼吸、血压 1 次直至转 2 级护理,或按医嘱予心电监测。

2) 注意神志变化和实验室报告,如血常规、肝功能、出凝血情况,以及伤口引流情况、体温的变化等。警惕出血、感染、肝性脑病等并发症。

3) 疼痛护理,疼痛评分<4 分者,采取宽慰患者、分散患者的注意力、改变体位、促进有效通气、解除腹胀等措施以缓解疼痛。使用自控式镇痛泵,如疼痛剧烈,疼痛评估≥4 分,应立即通知医生,遵医嘱适量使用镇静镇痛药物并观察镇痛效果,做好记录。

(2) 体位:手术当天,返回病房后应平卧,头下垫一软枕,待血压平稳后,可适当抬高床头、床尾,左右翻身,翻身频率依据患者的具体情况和是否使用了减压床垫而定。

(3) 注意保暖,防止意外损伤:予以患者床栏保护,患者若有烦躁不安,应视病情使用约束带,防止坠床。保持呼吸道通畅,观察有无呼吸道阻塞现象,防止舌后坠、痰液堵塞气道引起缺氧、窒息。

(4)饮食方面:待肛门排气胃肠道功能恢复后遵医嘱给予流质、半流质,以后逐渐过渡到软食及普食。少食多餐,切忌暴饮暴食。

第二节　肝脏局灶性结节性增生

一、概述

肝脏局灶性结节性增生(focal nodular hyperplasia,FNH)被定义为发生在肝脏的由组织学上正常或者接近正常的良性表现的肝细胞形成的结节,是仅次于肝血管瘤的肝脏常见良性肿瘤之一,在非选择性尸检中检出率大约为 0.4%~3%,临床相关患病率为 0.03%,是一种较少见的良性肿瘤样病变。女性发病可达 90%,平均年龄为 35~50 岁,多为单发。

二、病因与发病机制

FNH 的发病机制尚不完全清楚,一般认为本病是因肝动脉畸形造成局部肝组织血流过度灌注,继而引起局部肝细胞的反应性增生。此外,体内、外雌激素对病灶生长有一定的作用。

(一)血管畸形

血管畸形引起肝局部血液供应增加,肝窦状隙内压力升高,致动脉蜘蛛样畸形改变,从而导致肝实质的反应性增生。这一理论有以下证据的支持:FNH 常与肝内或其他器官血管畸形并存;FNH 病灶的多克隆起源的证实与反应性增生过程相符。而对于 FNH 中央瘢痕的形成,有研究指出在所有具有中央瘢痕的 FNH 中,均可观察到激活的肝星形细胞,且伴有血管内皮生长因子的过度表达,而无中央瘢痕的 FNH 及结节性再生性增生则无肝星形细胞激活。因此,认为 FNH 的中央部分在动脉高灌注形成的富氧环境及继而形成的氧化压力条件下,可激活肝星形细胞,从而导致中央瘢痕的形成。此外,血管内皮生长因子可能在畸形血管的增生中起促进作用。

(二)雌激素

FNH 的发生与口服避孕药及妊娠的关系一直存在争议。因西方国家的 FNH 患者多见于育龄期女性,医学家们便将该病的病因学与女性激素(口服避孕药)联系在一起。目前尚无证据证明妊娠和口服避孕药与 FNH 的发生存在必然联系。

(三)血管损伤性药物及外伤

国外报道肿瘤患者化疗后其 FNH 的发病率升高,认为这可能与化疗药物导致的血管损伤有关。有学者认为 FNH 为肝脏对外伤的一种局部反应性增生。

三、临床表现

绝大多数 FNH 多无症状，且并发症罕见，部分出现右上腹部不适等非特异性症状，大多数肝功能正常，多在体检或其他疾病检查时发现。

有学者将 FNH 分为经典性和非经典性两种。FNH 的典型特征为孤立的界限清晰的无包膜团块，其中央为纤维瘢痕，其中含有营养不良的动脉性血管；组织学中，FNH 由排列呈结节的良性外观的肝细胞构成，通常被发自中央瘢痕的纤维间隔部分分隔开，在纤维间隔内可见程度不等的胆管增生及炎症细胞。非经典性包括毛细血管扩张型、混合细胞型及伴肝细胞不典型增生型 3 种亚型，多不伴有中心纤维瘢痕。

四、诊断

目前对 FNH，临床上常用的影像学诊断手段有超声、CT、MRT 等。FNH 通常呈现如下特征：除中央瘢痕外呈均质性；在对比前，超声、CT 或 MRI 中与相邻肝组织少有不同；有中心血管供应，在超声、CT 或 MRI 的动脉期呈较强的均质强化，而在门静脉期和延迟期与邻近肝组织相同；中央瘢痕在 MRI 观察最佳，在对比前 T_1 加权像中低信号，T_2 加权像中强高信号，利用细胞外 MR 造影剂时，由于对比剂在纤维组织中蓄积，在延迟期呈高信号；轮廓常为分叶状，没有包膜。相对于超声和 CT，MRI 诊断灵敏度最高，其 FNH 诊断特异度可达到几乎 100%。然而，其诊断灵敏度较低（70%～80%）；增强超声、CT 或者 MRI 中如能见到典型影像特征，联合诊断 FNH 可达到几乎 100% 的特异度。

五、治疗

FNH 并不恶变，绝大多数病灶在长时间的随访过程中并不进展，甚至少数病灶会自然消失，因此对于确诊的病例，不推荐治疗。对于病灶快速生长不能排除恶性肿瘤者、病灶压迫血管或胆管出现症状者、病变逐渐增大呈现外生性增长者，可行手术切除治疗；不适合手术切除的病例，建议采用非手术治疗方案，如对直径＜3 cm 的结节可考虑行射频消融术，而对 FNH 直径巨大或位于肝脏特殊部位无法切除或患者自身原因（如心肺功能差）不能耐受肝切除的患者，可行选择性肝动脉栓塞术。

六、随访

除非存在潜在的血管性肝脏疾病，典型 FNH 病变无须随访；当诊断明确、患者没有症状时，影像学随访也不是必要的；无须停服口服避孕药；妊娠期间也没有继续随访的必要。如果影像学不典型或者患者有症状，建议咨询良性肝脏肿瘤多学科专家团队。

第三节　肝细胞腺瘤

一、概述

肝细胞腺瘤(hepatocellular adenoma，HCA)由各种类型的克隆性良性肝细胞增殖组成，包括多个分子亚型，通常为单发，有时带蒂，病灶大小不一；组织学检查发现，HCA由增殖的良性肝细胞组成，这些肝细胞呈索状排列。与其他肝脏良性病变不同的是，HCA有出血和转化为恶性病变的可能。几乎所有自发性破裂出血的病例中，病变都≥5 cm；恶性转化相对罕见，女性HCA多为良性，而男性的HCA恶性转化的发生率显著高于女性。

HCA的发病率和流行病率数据尚不明确，但据报告，流行率为0.001%～0.004%，是FNH发生率的1/10，常见于35～40岁的女性，男女比例为1∶10。

二、病因与发病机制

许多研究支持性激素在HCA发生过程中的潜在作用。长期服用口服避孕药者HCA的发病率可增加30～40倍；由于口服避孕药与女性HCA发病率之间存在剂量相关风险比，且当停服药物时，偶尔可观察到肿瘤消退，这增强了口服避孕药与女性HCA发病率升高的关联性。另外，由于体育运动会中合成药物使用的增加或健身者蛋白同化雄激素类固醇的使用，男性HCA的发病率也有所增加。HCA的发生也与再生障碍性贫血或者阵发性睡眠性血红蛋白尿患者使用雄激素类固醇有关。

近期的研究发现，HCA的发生与肥胖或者代谢综合征的患病率升高有显著关系。

三、临床表现

HCA生长缓慢，早期无临床症状，往往于体检或剖腹手术时发现。随着肿瘤逐渐增大，可出现腹胀、隐痛或恶心等压迫症状。肝细胞腺瘤有明显的出血倾向。当瘤内出血时可有急性腹痛，甚至出现黄疸。遇外伤瘤体破裂，可造成腹腔内大出血，出现低血容量性休克及贫血，甚至引起循环衰竭而死亡。

基于基因组分析，迄今为止已经确定3种分子亚型。第一种为肝细胞核因子1α(HNF-1α，是一种参与肝细胞分化和代谢调控的转录因子)失活型HCA(H-HCA)，占HCA的30%～40%，其在形态学上以脂肪变性为特征，标志性特点为在肿瘤细胞中缺少由HNF-1α调控的基因表达。第二种是炎症型HCA(Ⅰ-HCA)，占HCA的40%～50%，归类为"毛细血管扩张性FNH"，特征为存在团簇状小动脉，小动脉周围存在窦性扩张病灶相关的细胞外基质和炎性浸润。第三种是β-catenin活化型HCA(β-HCA)，为肿瘤中存在β-catenin基因活化的HCA，占HCA的10%～20%，在男性中多见，存在更大的向HCC恶性转化的风险，形态学上特征为存在细胞异型性、假腺体形成和胆汁淤积。

四、诊断

1. 影像学检查 腹部超声检查显示低回声团块,瘤内出血、坏死时呈边界清楚的混合回声团块。MDCT 及 MRI 检查的表现与肝细胞腺瘤的病理学及基因表型密切相关。HNF-1α 失活型肝细胞腺瘤可能存在细胞内脂肪,于 MRI 正反相位 T_1 加权图像中显示信号显著减低,且多无瘤内出血,增强扫描动脉期中等度强化,门静脉期及延迟期呈等密度或低密度。炎症型肝细胞腺瘤易自发瘤内出血并于 MRI T_1 加权成像中显示为以高信号为主的混杂信号,于 T_2 加权成像中呈高信号,增强扫描动脉期明显强化,门静脉期及延迟期呈持续性强化。β-catenin 活化型 HCA 无明显影像学特征,血管造影检查表现为血运丰富且呈向心性血供。

2. 实验室检查 HCA 恶变时部分患者可伴有 AFP 升高。

3. 肝穿刺活组织检查 除明确诊断外,还可进行病理学分型、分子分型借以预测预后、指导治疗。炎症型 HCA 具备明显扩张的血窦;β-catenin 活化型 HCA 恶变为 HCC 的风险较高;而 HNF-1α 失活型 HCA 及炎症型 HCA,肿瘤细胞内多发生脂肪变,发生恶变的概率较小。MRI 检查显示无 HNF-1α 失活型 HCA 特征者,应进行肝穿刺活组织检查。

五、治疗与随访

(1) 符合以下高危人群特征者考虑外科手术治疗,若无法手术切除则可行射频消融或 TAE 治疗:①男性患者的 HCA,或合并 I 型糖原贮积症或长期应用类固醇激素;②β-catenin 活化型 HCA;③病理学证实 HCA 发育不良或有异型性,HCA 最大直径 >5 cm;④临床表现提示 HCA 有恶变倾向,如体积迅速增大或影像学提示有恶变可能。

(2) 符合以下特征的患者可随访观察:①女性患者;②HCA 直径 <5 cm;③MRI 检查显示为典型 HNF-1α 失活型 HCA 或炎症型 HCA;④肿瘤活组织检查无 β-catenin 突变。此等 HCA 应每 6 个月随访 1 次,确定肿瘤的生长模式,监测有无恶性转化。超声检查的费用低而且有效,为可清楚显示病变的首选方法;MRI 检查可鉴别 HNF-1α 失活型、炎症型以及 β-catenin 活化型 HCA,对于经 MRI 及病理学检查确诊的病例,随访中可选择性应用 MRI 检查。关于可确定疾病稳定的时间范围,目前没有可靠的依据。如果 12 个月后仍保持稳定,可以每年随访 1 次。如果病变在 5 年后仍保持稳定或变小,可以每 2 年检查 1 次。如果是孕妇患有 HCA,需要经常做超声检查(每 6~12 周 1 次),密切随访,监测肿瘤大小;若发现病变增大伴有破裂风险升高,应与产科团队合作。

(3) 多发性 HCA 患者的管理应基于最大肿瘤的直径,病变位于 1 个肝叶内的患者可以考虑肝脏部分切除术,如果 HCA 的分布较为广泛,可以切除最大的腺瘤;对于多发性 HCA,不建议肝移植,只有在患者有基础肝病的情况下,才能考虑肝移植。

六、经典案例

患者,女性,26 岁,1 个月前因突发急性上腹部疼痛到当地医院就诊,查体发现左上腹有压痛伴心动过速及动脉压过低,并很快进展为低血容量性休克。实验室检查显示:血红蛋白 74 g/L,红细胞压积 20%,CT 显示左肝内巨大类圆形等低混杂密度灶伴腹腔积液,大小为 9 cm×21 cm×10 cm,动脉期左右肝可见散在强化灶,遂在当地医院行选择性肝左动脉栓塞术,术后诊断为肝细胞癌(HCC)破裂出血,肝内多发转移。术后 1 个月又入院就诊,B 超示肝左右叶混合型占位,增强 CT 示肝左动脉栓塞后肝左叶巨大占位,比 1 个月前略有缩小,实验室检查显示患者肝功能正常,HBsAg 及肿瘤标志物 AFP、CEA 和 CA19-9 均阴性,不支持 HCC 的诊断,遂行剖腹探查,术中见腹腔内陈旧性积血约 200 mL,无肝硬化及腹水,肝门部淋巴结无肿大,门静脉主干无栓子,肿瘤位于肝左叶,大小 15 cm×10 cm×8 cm,质软,伴内出血,局部破裂与大网膜粘连,肝左右叶多发子灶,直径 0.5～1.5 cm,其他脏器无异常。遂行左半肝切除及右肝部分切除术。术后病理诊断:肝左叶巨大病变为局灶性结节性增生,肝脏其他多发病变为肝腺瘤。患者术后恢复良好,2 周出院,随访 8 个月,无复发。

1. 护理诊断

(1) 疼痛:与肝占位有关。

(2) 有血容量不足的危险:与腹腔内积血有关。

(3) 焦虑:与病情变化有关。

2. 护理措施

(1) 镇痛、镇静:术后常有剧烈伤口疼痛,可给予镇痛剂或经硬膜外给药及患者自控给药,缓解疼痛。对疼痛评分<4 分者,采取宽慰患者、分散患者的注意力、改变体位、促进有效通气、解除腹胀等措施以缓解疼痛。使用自控式镇痛泵,如疼痛剧烈,疼痛评估≥4 分,应立即通知医生,遵医嘱适量使用镇静镇痛药物并观察镇痛效果,做好记录。

(2) 密切观察有无出血情况:正确连接引流导管,注意妥善固定,保持导管通畅,观察引流量。如引流管堵塞,血液可流入腹腔。需要定时监测脉搏、血压、肢端血管充盈情况等。保持静脉通路通畅,以备输入新鲜血液、纤维蛋白原等。观察切口有无渗液、渗血,如切口敷料外观潮湿,应及时通知医生换药,使用胸腹带时松紧度要适宜,并观察和记录引流液的颜色、性质及量。必要时进行手术止血。

(3) 心理护理:安慰患者及其家属,缓解患者焦虑的状态。

(周海英　章琪)

参考文献

[1] 国际肝胆胰协会中国分会肝血管瘤专业委员会. 肝血管瘤诊断和治疗多学科专家共识(2019 版)[J]. 中华消化外科杂志,2019,18(8):705-710.

[2] 黄成,孙惠川. 2016 年欧洲肝病学会临床实践指南:肝脏良性肿瘤的管理[J]. 临床肝胆病杂志,2016,32(8):1439-1445.

［3］李涛,汤钊猷.肝脏局灶性结节性增生的研究进展[J].中华肝胆外科杂志,2007,13(9):643-645.

［4］张悦,丁红.肝脏局灶性结节性增生的影像学研究及临床新进展[J].中华医学超声杂志(电子版),2016,13(4):245-248.

［5］中国医师协会外科医师分会肝脏外科医师委员会,中国研究型医院学会肝胆胰外科专业委员会.肝脏良性占位性病变的诊断与治疗专家共识(2016版)[J].中华消化外科杂志,2017,16(1):1-5.

［6］COLOMBO M, FORNER A, LJZERMANS J, et al. EASL clinical practice guidelines on the management of benign liver tumours [J]. J Hepatol,2016,65(2):386-398.

［7］ MARRERO J A, AHN J, RAJENDER R K. ACG clinical guideline:the diagnosis and management of focal liver lesions [J]. Am J Gastroenterol,2014,109(9):1328-1347,1348.

第六章　肝脏囊性占位性病变

　　肝脏囊性占位性病变(cystic occupied disease of the liver)代表了一组不同病因、患病率和临床表现的占位性疾病,通常是在影像学检查时偶然被发现,大多是良性。肝囊肿可分为寄生虫性(parasitic hepatic cysts，PHC)和非寄生虫性(non parasitic hepatic cysts，NPHC)两大类,寄生虫性肝囊肿以肝包虫病多见,非寄生虫性肝囊肿按发病原因可分为先天性、外伤性、炎症性、肿瘤性。狭义肝囊肿指先天性肝囊肿,在临床上最多见。本章对常见的几种肝脏囊性占位性病变的诊治与护理进行介绍。

▎第一节　先天性肝囊肿

一、概述

　　先天性肝囊肿包括单纯性肝囊肿(simple hepatic cyst，SHC)及多囊肝病(polycystie liver disease，PLD)。SHC 是一种生长缓慢、病程长的良性病变,多于体检时无意中发现,一般人群的发病率为 2.5%～18%,好发于女性和老年人,肝右叶多见,多为单发。PLD 是由于遗传机制或者信号传导缺陷导致胆道结构发育异常,从而导致局部胆管结构从胆管树分离后形成多个孤立囊肿的一组先天性肝脏疾病的总称,又称为常染色体显性遗传性多囊肝病(autosomal dominant polycystic liver disease，ADPLD),为一种家族性遗传疾病,可以单独发生,也可以继发于常染色体显性多囊肾病(autosomal dominant polycystic kidney disease，ADPKD)及常染色体隐性多囊肾病(autosomal recessive polycystic kidney disease，ARPKD)。目前我国尚无可靠的 PLD 发病率的人口统计学数据,PLD 在我国人群中的总体发病率尚不明确,国外文献数据提示国外发病率约为 1/1 000 000～1/100 000 或 1～9/100 000,ADPKD 伴发 PLD 的发病率约为 1/1 000～1/400。

二、病因与发病机制

　　SHC 是一种单房性薄壁囊性病变,发病机制尚不明确,目前认为发病主要与胚胎时期肝内胆管发育不良,胆管上皮细胞异常扩增,胆管畸变堵塞、管腔增大、持续分泌液体导致管腔内容物滞留有关。PLD 的发病机制包括胆管细胞的初级纤毛缺陷以及基因突变损伤参与纤毛复杂功能的关键蛋白。

三、临床表现

SHC 多无临床症状。巨大囊肿或囊肿内出血时可引起腹痛等消化系统的表现,偶有巨大肝囊肿压迫胆道引起黄疸的报道。

大部分 PLD 患者无任何临床症状。部分患者因肝内囊肿不断增大、增多,压迫周围器官出现逐渐加重的腹胀、腹部膨隆、餐后饱胀、食欲减退、恶心甚至呕吐,可扪及上腹部包块。当囊肿压迫肝门部胆管可引起黄疸;当巨大的肝脏压迫下腔静脉时,患者可出现下肢水肿等症状;当病变进展至晚期可引起肝功能失代偿;肝内囊肿可并发囊肿内出血、感染等;合并多囊肾者,当肾脏病变进展至晚期时,可出现一系列慢性肾衰竭的症状。

四、诊断

(一)超声

超声因其便捷容易操作、没有创伤、费用低、确诊率高,是诊断肝囊肿的首选检查方法。

(二)CT

CT 是最有效的诊断肝囊肿的方法之一,能更全面地提供囊肿的直径、单发或多发个数、确定囊肿与附近组织脏器的空间关系和血运情况,尤其是增强 CT 扫描优于超声。

(三)MRI

MRI 对于小于 1 cm 的肝囊肿病变的判断较 CT 更为准确,显示边界清楚的液性衰减病变,且静脉给予钆剂后不增强。囊肿在 T_1 加权像上呈低信号,而在 T_2 加权像上呈极高强度信号。

五、治疗

单纯性肝囊肿无恶变风险且大多数增长缓慢,因此应避免过度治疗。对无症状者(即使囊肿直径达到 10 cm 甚至以上者),无须治疗,定期复查即可。对囊肿直径大、伴有症状或并发症者,治疗的目标是缩小肝脏体积、缓解症状以及提高生活质量,治疗方式包括超声引导经皮囊肿穿刺引流和硬化剂治疗、囊肿开窗术或联合部分肝叶切除术、肝移植及药物治疗。

(一)开腹肝囊肿开窗术

开腹肝囊肿开窗术是治疗肝囊肿的传统方法。开腹行肝囊肿开窗术可以有广阔的术野,可以尽可能地将囊肿开窗,以获得良好的症状缓解率,降低复发率;同时可以在直视下处理囊肿内壁,从而减少复发的可能。创伤大、手术时间相对较长、术后恢复慢、住院时间较长是其主要缺点。开腹肝囊肿开窗术适用范围:①联合部分肝组织切除适用于肝囊肿数目较多、位置较深,一般腹腔镜开窗术难以完成者;②囊肿部位集中于肝某段或某叶者;③囊肿巨大或多个囊肿致部分肝脏完全萎缩已无正常肝功能者;④囊肿有恶变可能的患者。开腹肝囊肿开窗手术主要禁忌证是全身条件差,心、肺、肝、肾功能不全或者年老体弱不能长时间耐受手术的患者。

（二）囊肿切除术

全囊壁剥离术切除肝囊肿，即传统的囊肿切除术。该术式在大部分的报道中未被提及或只是简要介绍，既往只被用于囊肿绝大部分位于且突出于肝脏表面或带蒂的囊肿，全囊壁剥离术治疗肝囊肿从囊壁的组织结构、手术的耗时、术后并发症、住院时间等考虑具有一定的可行性，而且易于操作，安全性好，对于选择合适的病例具有一定的优势，可以避免肝囊肿术后复发及根治肿瘤性肝囊肿。其适应证包括：①既往各种治疗方法除外囊肿切除术后肝囊肿仍复发者；②主要位于Ⅶ、Ⅷ段单发或多发性巨大肝囊肿，考虑因腔镜操作困难可能导致术后复发可能性大者；③不能排除肝囊肿伴发肿瘤性病变者；④囊肿位于肝脏深部或囊肿表面肝组织较厚的患者；⑤囊肿绝大部分位于且突出于肝脏表面或带蒂的囊肿患者。

（三）超声介入囊肿穿刺抽液及硬化剂治疗

单纯穿刺抽液治疗后多易复发，疗效维持时间短，而且反复穿刺后容易引起感染。超声引导下囊肿穿刺抽液硬化治疗以其微创、简便、价廉、复发率低、肝功能影响小等优势已在临床上广泛应用。其机理是通过注射硬化剂使囊肿内壁的上皮细胞发生无菌性炎症反应、坏死而失去分泌功能，囊腔粘连、机化、闭合。目前常见的囊肿内注射硬化剂有无水乙醇、四环素注射液、鱼肝油酸钠、聚桂醇。抽出囊液量在 500 mL 以下者，注射治疗一次即可，但至少应观察 8 个月以上；若囊肿未缩小，可重复治疗；囊肿过大而短期内反复抽吸时，需防止低蛋白血症。

该手术方式适用人群广，尤其适用于年老体弱不能耐受手术的患者以及开腹或腹腔镜手术后肝囊肿复发行再次手术的患者。但其同样也存在严格的禁忌证，包括：①凝血功能差，具有严重出血倾向者；②大量腹水，严重心肺功能不全者；③抽出囊液血性或胆汁染色液体，或怀疑为肿瘤性囊肿者；④囊肿部位较深穿刺针不易到达者；⑤囊肿靠近重要器官，术中出现伤及大血管或器官可能者；⑥囊腔与胆道相通，或其他肝内胆管扩张病［如先天性肝内胆管扩张症（Calori 病）］者；⑦多房性肝囊肿治疗效果不佳者；硬化剂过敏者等。

（四）腹腔镜肝囊肿开窗引流术

自 1991 年帕特森·布朗（Paterson Brown）报道第一例腹腔镜治疗非寄生虫性肝囊肿以来，腹腔镜肝囊肿开窗术逐渐成为治疗肝囊肿的主要方法之一。我国姜银模等于 1994 年报道腹腔镜肝囊肿揭盖切除 1 例。如今经腹腔镜肝囊肿开窗术已经广泛应用于临床。随着近年来腹腔镜技术的不断提高和操作器械的更新，腹腔镜已成为治疗肝囊肿的首选方法。腹腔镜下肝囊肿开窗引流术具有创伤小、恢复快、住院时间短等优点，但复发率较高。腹腔镜肝囊肿开窗手术适合处理单发性及直径适合的囊肿。

1. 适应证　有症状的先天性单纯性单发或多发性肝囊肿，直径＞5 cm 或＜5 cm 逐渐增大；创伤性肝囊肿；边缘性肝囊肿浅部囊壁离肝表面 1 cm 以内；肝囊肿与胆管不相通；多囊肝病Ⅰ型，排除寄生虫性、肿瘤性的肝囊肿及肝内胆管囊性扩张。

2. 禁忌证　术前影像学检查发现与胆道相通；右肝后叶上部的囊肿或与膈肌之间

广泛粘连，腹腔镜难以接近的肝囊肿；肿瘤性肝囊肿；囊肿位于肝脏深部或囊肿表面肝组织较厚；凝血功能障碍或囊肿有活动性出血；多发性肝囊肿伴肝肾功能不全；心肺功能不全；全身情况差不能耐受麻醉。

（五）肝移植术

对于无法通过上述各种治疗方法获得较好治疗效果的肝囊肿患者，肝移植是其最后选择，5年生存率约为80％，但存在围手术期风险高及肝源稀少等问题。

（六）药物治疗

PLD目前没有公认的药物治疗方案，生长抑素类似物、哺乳动物西罗莫司靶蛋白抑制剂、熊去氧胆酸和抗利尿激素2受体拮抗剂是目前药物研究的热点，虽然在临床试验中有抑制囊肿生长、减少肝脏体积的效果，但疗效不确切，仍需大量临床试验研究来验证。

六、护理

（一）术前护理

1. 术前准备　完善血常规、尿常规、肝肾功能、血糖、血脂、电解质、心电图、腹部B超及肝脏CT检查，全面了解患者情况，明确囊肿部位、大小以及与周围脏器的关系；术前备皮，尤其彻底清洁脐部污渍，以防术后发生感染。术前1d口服导泻药物，清空肠道。术前1h肌内注射地西泮（安定）针缓解紧张情绪；肌内注射山莨菪碱或阿托品，减少胃肠蠕动，方便操作。准备好抢救器材，准备心电监护仪及吸氧物品。

2. 心理护理　无论手术大小，对患者来讲都是一种强烈的心理刺激。术前要与患者多沟通交流，让患者及其家属了解穿刺的目的、方法、过程、注意事项及可能达到的效果，积极做好心理疏导，同情关心体贴患者，给予安慰和温暖，鼓励家庭成员多陪伴，给予精神支持和生活照顾，消除各种心理问题，使他们以积极的心态配合治疗。

3. 疼痛护理　多发性肝囊肿或肝囊肿较大的患者，因肝囊肿会导致肝包膜紧张从而出现上腹部胀痛；囊肿化脓者，炎性渗出物也会导致疼痛。对于出现疼痛症状的患者，疼痛程度较轻的可指导其采取舒适的体位卧床休息，疼痛较为严重的可遵医嘱使用止痛药。

4. 肝功能检查及护肝治疗　术前常规检查提示肝功能损害的患者，多因囊肿巨大或多囊肝压迫正常肝组织导致肝功能损害，应及时遵医嘱加强护肝治疗。

（二）术中配合

在患者进入手术室前嘱咐其排尽大小便并核对其相关信息。协助患者取仰卧位，双手抱头，头高脚低10°～20°并充分暴露手术部位。并注意保护患者不要接触金属物体，以防手术中电刀烧伤皮肤。麻醉前语言温和，平复患者心情，麻醉后配合麻醉师严密观察患者生命体征变化，手术结束前严格清点器械、纱布条。

（三）术后护理

1. 病情观察　严密监测患者血压、心率、呼吸、血氧饱和度，观察患者面色、意识及皮肤黏膜颜色的变化，是否有腹痛、腹胀和腹肌紧张等腹膜炎等症状，如有异常立即报告医生,及时处理。未清醒患者应取平卧位,头偏向一侧,保持呼吸道通畅;清醒患者待血压平稳后取半卧位,给予低流量氧气吸入。

2. 饮食与活动 术后禁食 24 h,患者无腹胀、肠鸣音恢复良好,可指导其进低脂、高蛋白、高能量易消化流质饮食,少食多餐,无不适后改进半流食。鼓励患者早期下床活动,一般于术后 1～2 d 生命体征稳定后即可下床自行大小便。老年、器质性病变或体弱的患者可酌情适度下床活动,但应鼓励早期床上活动,鼓励深呼吸,勤翻身、拍背。

3. 肝功能检查 巨大肝囊肿多压迫周围正常肝组织,尤其多囊肝,残余肝组织呈纤维囊性变,肝脏储备能力差,部分患者甚至术前即出现肝功能损害表现,麻醉、出血及炎症等均可进一步损害肝功能。术后应及时监测肝功能变化,予以保肝等处理。

4. 引流管护理 术后引流管接无菌引流袋并固定于床沿,引流袋应低于引流部位;密切关注引流管与腹壁之间固定是否牢固、引流是否通畅,避免引流管脱落、扭曲、反流;每天对引流液的量、性质进行详细记录,判断有无出血。引流袋应及时更换,严格无菌操作,防止逆行感染。患者下床活动时避免牵拉引流管,以免造成引流管对肝的切割伤,导致大出血。一般术后 3～6 d 可夹管,3～16 d 可拔管。

5. 主要并发症的观察与护理

(1) 疼痛:由于肝包膜紧张和炎性渗出物局部刺激,会使患者感到疼痛,应根据疼痛的程度,采取非药物治疗的方法止痛。指导患者卧床休息,采取舒适的体位,深呼吸分散注意力,必要时遵医嘱使用止痛药。

(2) 胃肠道反应:肝囊肿穿刺抽液加硬化剂治疗会引发患者出现反射性恶心与呕吐,发生呕吐时,应及时清理患者口鼻内呕吐物,让患者头偏向一侧,以防发生误吸而导致窒息和吸入性肺炎。对于呕吐较为剧烈的患者,同时给予止吐及补液治疗,维持体液平衡。

(3) 胆漏:多表现为突发性腹痛、胸痛伴呼吸困难,部分患者有局限性腹肌紧张,B超提示肝周积液,以肝肾隐窝处多见,腹腔引流管有胆汁样液体流出即可确诊。胆漏发生原因一般为巨大囊肿深入肝实质,囊内高压,吸尽囊液减压后周围肝组织内细小胆管或毛细胆管与囊腔相通;保持引流通畅,一般多能自行愈合。

(4) 术后出血:切除囊壁或电凝囊内壁时损伤血管均可引发出血,尤其囊内壁由于深入肝实质内,往往电凝时间不能过长、部位不能过深,采用止血纱布或明胶海绵填塞止血,术后撤除气腹后腹腔可发生继发性出血。因此,术后应严密观察患者生命体征变化,尤其心率增快,一旦患者出现四肢湿冷、脸色苍白、血压和心率下降等急性休克症状,及时告知医生采取有效措施。密切观察引流管引流液及切口渗出液的量、色、质,保持引流管通畅。如术后引流液量增多、颜色鲜红,应及时报告医生,同时予以心电监测。

(5) 术后感染:术前可口服抗生素预防感染,术后可常规应用抗生素 3 d。留置腹腔引流管及导尿管期间,应按无菌操作进行各种管道的护理,预防感染。每隔 4 h 测量体温,注意观察有无高热、寒战等感染症状。尤其注意老年、有心肺基础病与糖尿病、出现胆漏等并发症的患者,预防肺部感染,鼓励患者早期下床、咳嗽咳痰,术后常规应用抗生素。

（6）高碳酸血症：由于术中需要使用二氧化碳（CO_2）制作气腹，CO_2 气腹可引起高碳酸血症，严重时可发生肺栓塞。对于术后出现疲乏、烦躁和呼吸浅慢等症状的患者，可持续给予低流量吸氧，提高氧分压，促进 CO_2 排出。

（7）皮下气肿：腹腔镜手术在建立 CO_2 人工气腹时，若气腹压力过高，CO_2 气体在筋膜间隙弥散而出现皮下气肿。

（四）出院指导

患者出院前及时施以健康教育，如饮食清淡、生活规律，告诫患者劳逸结合，1 个月内避免重体力活动，保证充足休息和睡眠。嘱咐患者术后 2 周左右进行复诊，根据病情进行腹部 B 超、抽血检查等以确诊是否出现复发。

七、经典案例

患者张某，女性，54 岁，8 年前体检 B 超提示肝囊肿，大小为 4 cm×3 cm，否认腹痛、腹胀，无恶心、呕吐、发热、黄疸等不适主诉；后规律复查发现囊肿逐渐增大，近来行腹部彩超提示肝多发性囊肿，最大直径约 11 cm。现为进一步治疗入院。患者病程中，精神可，胃纳可，睡眠差，大小便正常，体重无明显下降。行腹部 CT 示：肝脏表面光滑，各叶比例匀称，可见多发圆形囊性低密度影，界清，内部密度均匀，最大病灶位于肝右叶，大小 10.4 cm×8.7 cm，胆管无扩张。完善相关检查，在联合麻醉下行"腹腔镜下肝囊肿去顶减压术"。术中患者取平卧位，于脐上 1 cm 做 10 mm 观察孔，置入 Trocar，建立人工气腹（15 mmHg）。镜头探检腹腔，戳口无出血，腹腔内脏器未见损伤，直视下置入其余 Trocar。肝囊肿多发，最大位于肝右叶，直径约为 11 cm，行肝囊肿开窗术，吸出大量澄清囊液。干净纱布检查无胆漏及活动性出血，右膈下放置负压球一根，自腹壁另戳创口引出，逐层关腹。术后患者一般情况好，体温正常。予引流管拔出，切口愈合好，无红肿、渗液。

第二节 肝包虫病

一、概述

肝包虫病（hepatic hydatid disease）又称肝棘球蚴病（echinococcosis of liver），由棘球绦虫的幼虫寄生于人体或其他动物的脏器内引起，是一种由动物传染的人畜共患寄生虫病。包虫病主要有两种类型，即由细粒棘球绦虫虫卵感染所致的囊型包虫病（cystic echinococcosis，CE）和多房棘球绦虫虫卵感染所致的泡型包虫病（alveolar echinococcosis，AE），两类包虫病均主要侵犯肝脏。囊型包虫病全球发病广泛，泡型包虫病在全球范围内少见，但其致病性强、致残率和致死率高。据世界卫生组织（WHO）推算，全球每年新发泡型肝包虫病病例 91% 出自中国。由于大部分感染的人群生活在偏远贫困的山区或牧区，中国疾病控制中心估计我国泡型肝包虫病的死亡率在 50%～

75％。我国西部藏区是受泡型肝包虫病危害最为严重的地区之一,直接受威胁人口超过258万,总患病率约1.08％,其中四川省甘孜州石渠县包虫病患病率高达12.09％,居全球之首。

二、病因与发病机制

囊型包虫病是由细粒棘球绦虫幼虫感染所致。泡型包虫病是由多房棘球绦虫虫卵感染所致。棘球绦虫通常在狗小肠内寄生,虫卵随其粪便排出并在羊等牲畜毛发上黏附,若人不小心吞食受虫卵污染的食物即会出现感染现象。在人体消化液作用下,棘球蚴从壳中脱出,自肠黏膜进入患者门静脉系统并被阻留于肝脏部位,3周后即可发育为包虫囊。

三、临床表现

肝囊型包虫病的症状和体征包括肝大、右上腹疼痛、黄疸、上腹部伴背部胀满感、恶心呕吐、寒战伴发热等。包虫囊破裂继发感染可致肝脓肿;破入腹腔可致全腹膜炎、过敏性休克甚至心搏骤停、猝死;长期挤压肝组织,可致肝内胆管萎缩变薄;包虫囊液穿破胆管可引起急性胆绞痛或梗阻性黄疸;肝顶部包虫可向上突破膈肌至肺底引起胸部疼痛、咳嗽和咯血;胆管支气管瘘者可咯出包虫碎片及含胆汁的脓痰。

肝泡型包虫病感染早期阶段通常不会引起明显症状,在肝脏潜伏缓慢生长,可在较长时间内保持无症状,肝脏可代偿增大而无明显症状。随着病灶逐渐增大,临床症状则会逐渐显现。若病灶液化空腔继发感染可形成脓肿,若病灶侵蚀或压迫胆管、门静脉、肝动脉、肝静脉,则可出现梗阻性黄疸、门静脉高压症、巴德-基亚里综合征等临床表现,进而引起肝功能失代偿。泡型肝包虫病以出芽或浸润方式增殖,不断产生新囊泡,深入组织,类似肿瘤,不仅可以直接侵犯邻近的组织结构,还可以经淋巴道和血管转移到腹膜后和远隔器官如脑、肺等部位,故有"虫癌"之称。若合并有肺转移则可表现出胸痛、咳嗽、咯血等症状;若合并脑转移,可表现出癫痫、颅内高压或各种类型的麻痹等症状,患者最终可因肝功能衰竭、胆系感染以及肺、脑等器官转移而死亡。

四、诊断

根据流行病学史、临床表现、典型影像学特征、免疫学检查结果等在肝包虫病与其他疾病鉴别中进行综合诊断,若被病原学检查所证实,则为确诊病例。

（一）流行病学史

有流行区的居住、工作、旅游或狩猎史;或有犬、牛、羊等家养动物或狐、狼等野生动物及其皮毛的接触史;或在非流行区有从事对来自流行区的家畜运输、宰杀、畜产品和皮毛产品加工等接触史。

（二）实验室检查

下列任何一项免疫学检查查出包虫病相关的特异性抗体或循环抗原或免疫复合物,则视为阳性:①酶联免疫吸附试验(ELSIA);②间接红细胞凝集实验(IHA);③PVC薄膜快速 ELSIA；④免疫印迹技术（Western blot，WB）。ELISA 和 IHA 是最常用的初筛检测，ELISA 是现有的血清学检测中的灵敏度和特异度最高的检测方法。

（三）影像学检查

1. 超声　是最常用的影像学检查手段，便携式超声仪器也常用于筛查细粒棘球绦虫感染流行社区的居民。根据 WHO 关于囊型包虫病 B 超分类原则，肝囊型包虫病分为以下几种类型：①CL，囊型病灶，肝实质内囊性占位影，病灶密度均匀，呈水密度影，囊肿壁不显示，通常为类圆形；②CE1，单囊型，可见囊肿壁，增强扫描后，囊壁稍强化，病灶较大时可形成"双壁征"；③CE2，多子囊型，母囊内可见数量不等、大小不一的圆形子囊，囊内分隔显示"车轮征"或"蜂窝征"；④CE3，内囊塌陷型，病灶内密度分布不均匀，可见囊壁的分层结构，呈"飘带征"，表现为类椭圆形；⑤CE4，实变型，病灶类似良性肿瘤影像，囊壁增厚，无子囊结构，可见棉花团结构，可见蜕变的内膜；⑥CE5，钙化型，病灶大面积或完全钙化，呈斑片状，囊内可见干酪样物。德国乌尔姆大学学者总结了肝泡型包虫病超声学特点，提出了肝泡型包虫病的乌尔姆分型：①冰雹型；②假性囊肿型；③血管瘤样型；④骨化型；⑤转移瘤样型。

2. CT　CT 的总体灵敏度高于超声，是确定囊肿数量、大小和解剖位置的最佳方法。肝囊型包虫病表现为患者肝脏内有类圆形或者圆形囊状水样密度影，可见锐利清晰囊壁，而且病灶存在程度不同的钙化现象，可见明显增强的囊内容密度，内囊破裂主要表现为"飘带征""水上百合征"及"双边征"等。肝泡型包虫病表现为肝实质内形态不规则的实性肿块，密度不均匀，呈低或混杂密度，边缘模糊不清；增强后病灶强化不明显，但因为周围正常肝脏组织强化而境界变得清楚，显示其凸凹不平的边界。

（四）病理学检查

在手术活检材料、切除的病灶或排出物中发现棘球蚴囊壁、子囊、原头节或头钩。

五、治疗

肝包虫病的治疗主张防治结合、预防为先、早诊早治、合理手术、安全第一。治疗方法包括药物治疗和手术治疗。

（一）药物治疗

抗包虫病药物主要包括苯并咪唑类化合物，其中甲苯咪唑和阿苯达唑最为常用。阿苯达唑是《WHO 包虫病诊治纲要》推荐的首选有效抗包虫病药物。抗包虫病药物治疗的适应证包括：全身状况无法耐受手术或不愿意接受手术治疗的囊型或泡型包虫病；手术（包括移植）前后的辅助治疗；包囊直径小于 5 cm 的囊型包虫病；已失去根治性切除及肝移植机会的晚期多器官泡型包虫病。

剂型分为阿苯达唑片剂、阿苯达唑乳剂和阿苯达唑脂质体（医生指导下使用）。阿苯达唑 10～15 mg/(kg·d)，每日 2 次，早晚餐后服用。阿苯达唑脂质体药物含量 10 mg/mL，剂量为 10 mg/(kg·d)，即 1 mL/(mg·d)，每日 2 次。肝囊型包虫病术前一般服用 3～7 d；肝泡型包虫病术前一般服用 7～30 d。对于肝泡型包虫病，术后均需要用阿苯达唑；根治性切除或肝移植患者服药 2 年以上，姑息性手术者终身服药。对于肝囊型包虫病,行外囊摘除术或肝切除术后,术后无须用药;行内囊摘除术后,术后服药应在半年以上。穿刺引流需要终身服药。

（二）手术治疗

手术治疗是根治肝包虫病的最有效方法,手术原则一定是生命第一的原则,就是在充分考虑患者安全的前提下,尽可能完整祛除病灶以达到延长患者生命和提高生活质量的目的。

1. 肝囊型包虫病的治疗　主要的手术方式有肝囊型包虫病内囊摘除术、肝囊型包虫病外囊完整剥除术、肝囊型包虫病肝部分切除术、肝囊型包虫病经皮穿刺引流囊液术、腹腔镜肝囊型包虫病切除术。手术的目的是彻底清除和杀灭包虫虫体;在充分考虑患者安全的前提下,首选根治性的方法。根治性的方法为外囊完整剥除术和肝部分切除术。

2. 肝泡型包虫病的治疗　手术是根治泡型包虫病的最主要手段,单纯药物治疗效果很差。通常的外科手术方法有根治性切除术、姑息切除术、异体肝脏移植术、离体切除自体移植术和穿刺引流术。肝泡型包虫病常以出芽或浸润方式增殖,不断产生新囊泡,深入组织,类似肿瘤,不仅可以直接侵犯邻近的组织结构,还可以经淋巴道和血管转移到腹膜后和远隔器官如脑、肺等部位,发生肝外转移灶最多的部位是脑,其次为肺和腹膜后,心脏等部位罕见。一旦肝泡型包虫病发生肝外转移,则表明其预后不良,治疗不能单靠手术。

六、观察与随访

（一）治疗疗效的判定

1. 治愈　临床症状和体征消失,且影像学检查具有以下特征之一:

（1）囊型包虫病:包囊消失;包囊及内容物实变或钙化。

（2）泡型包虫病:病灶消失;病灶完全钙化。

2. 有效

（1）囊型包虫病:临床症状和体征改善,且B超检查具有以下特征之一。①囊直径缩小2 cm以上;②内囊分离征象;③囊内容物中回声增强,光点增强增多。

（2）泡型包虫病:临床症状和体征改善,或B超检查具有以下特征之一。①病灶缩小;②病灶未增大,回声增强。

3. 无效　临床症状和体征无缓解,且B超检查显示病灶无任何变化或进行性增大。

（二）药物治疗的观察与随访

1. 药物治疗注意事项

（1）妊娠期间和哺乳期妇女,2岁以下儿童,有蛋白尿、化脓性皮炎及各种急性疾病患者禁用。

（2）有肝、肾、心或造血系统疾病者、胃溃疡病史者和HIV感染者,应到县级或县级以上包虫病定点医院检查后确定治疗方案。

（3）有结核病的包虫病患者,应参照结核病治疗方案进行治疗,治愈后再进行包虫病治疗;服药期间应避免妊娠。

（4）药物治疗开始后半个月必须进行 1 次调查，登记用药后的反应情况，对有不良反应者按照轻、中、重分级进行相应处理。

（5）对继续治疗者每 3~6 个月进行一次影像学复查，评价疗效，并确定下一步的治疗方案。

（6）凡符合以下条件之一者，应停止服药：达到临床治愈标准；用药后出现重度不良反应；治疗无效或病情恶化。

2. 药物不良反应的观察与处理　抗包虫病药物的不良反应按照其严重程度可分为轻、中、重度三级，不同分级相应的处理措施也不同。

（1）轻度：服药初期有轻度头痛、头晕、胃部不适、食欲不振、恶心、腹泻、皮肤瘙痒、肝区针刺样疼痛。轻度反应者一般不需处理，可继续服药观察。

（2）中度：除上述反应加重外，出现呕吐、进食量明显减少。中度反应者应暂停服药，并建议到县级以上包虫病定点医院做血、尿常规，肝肾功能检查后，调整治疗方案。

（3）重度：除前述症状外，出现明显脱发、贫血、水肿、黄疸等；实验室检查出现胆红素明显升高，血白蛋白降低，白细胞明显减少，有时出现蛋白尿和肌酐升高。重度反应者应立即停药，必要时送县级以上包虫病定点医院处理。

（三）肝包虫病治疗后随访

一般随访 2 年以上，术后 1、6 及 12 个月复查肝胆彩超或上腹增强 CT 或 MRI，肝功能、血常规和包虫抗体也需要每年复查 1 次。

第三节　外伤性肝囊肿

一、概述

外伤性肝囊肿也称为外伤后肝囊肿，是指由于外伤造成肝内血管或胆管受损，血液或胆汁在肝内潴留。有时继发感染而有脓液的潴留，有感染的脓液潴留时称为肝脓肿，本书不作阐述。外伤性肝囊肿大多位于肝的右侧叶，大小不一，是比较罕见的疾病，但随着交通事故的增加，肝脏外伤也随之增加，并且随着影像学诊断技术的进步，本病的诊断有增加的趋势。

二、病因与发病机制

外伤性肝囊肿通常分为 3 种类型：肝内有血液潴留的肝血肿、胆汁潴留的胆汁性囊肿以及脓液潴留的肝脓肿，其中肝血肿最为常见。

三、临床表现

本病大多无症状且出现症状的时间往往较迟。主要的症状为腹部包块、腹胀、腹痛及向右肩部的放射性疼痛，食欲不振、黄疸、体重下降等，在外伤性肝囊肿破裂时，胆汁可向腹腔溢出而出现相应的症状。

四、诊断

肝囊肿既往有外伤史者应首先考虑为外伤性肝囊肿,腹部平片可见膈肌上抬或者腹腔脏器的移位等有助于诊断;血液生化检查可显示 ALT、AST 等升高,随着囊肿逐渐增大,血清胆红素及 AKP 也会增高;CT 结果依据检查时期的不同而不同。

五、治疗

对于较小的无症状的囊肿可以保守治疗,如中药外敷、利胆等。有症状且有增大趋势的外伤性肝囊肿可行外科治疗,包括切开引流、肝叶部分切除术、囊肿切除术以及 B 超引导下的肝囊肿穿刺引流术等,多进行肝囊肿穿刺引流以缓解症状。

外伤性肝囊肿早期肝内的血液或胆汁的积聚时间短,周围尚未形成纤维化的囊壁,此时尽早放置引流管,引流后肝组织能修复愈合,反之囊肿持续时间过长,待囊壁形成后周围组织固定成形后再治疗就不容易愈合。引流管应放置足够长的时间,以利周围肝组织充分愈合。过早拔除引流管可能因囊内的胆漏或者出血尚未停止而导致囊肿复发。

拔管前要夹管 3～5 d,夹管前及夹管中需行 B 超检查,观察有无肝内囊肿复发,有无发热、黄疸、腹痛等症状,目的是确保拔管后患者情况良好。如夹管后有囊肿复发的影像学征象,应立刻再开放引流管持续引流。

第四节　炎症性肝囊肿

一、概述

炎症性肝囊肿是由于机体胆道受到肝内胆管结石的阻塞,或是由于胆管发生炎性狭窄,其近端出现囊状扩张,也被叫作潴留性囊肿。

二、病因与发病机制

炎症性肝囊肿的主要病因为肝内胆管结石、胆系肿瘤合并的胆管炎等,在胆管有炎症时形成肝脓肿或有胆囊炎时在邻近胆囊床的肝内形成肝脓肿。

三、临床表现

临床症状多无特异性,以寒战、发热起病,可有右上腹疼痛,有时可放射至右肩部。可出现腹胀、食欲不振、恶心呕吐等症状。当炎症累及胸部时,可有胸膜炎的症状,如胸痛等。

四、诊断

血生化检查可有白细胞升高、C 反应蛋白（C-reactive protein，CRP）、GGT、AST、ALT 等的轻度升高；腹部 B 超检查有助于诊断，感染早期病变区域为低回声，出现较多的坏死时，在低回声区域内，可见因坏死物而出现的高回声区域；CT 初期为边缘不清的低密度区，逐渐出现边界清楚的病变区域。炎症性肝囊肿多以经胆道感染或邻近脏器的直接播散为主，故进行详细的胆道系统的检查对确定诊断至关重要。

五、治疗

治疗方式主要包括以抗感染为主的保守治疗、超声引导下的经皮肝囊肿穿刺引流术以及开腹手术等。

第五节　肿瘤性肝囊肿

肿瘤性肝囊肿传统的分类方法包括胆管囊腺瘤和胆管囊腺癌。

（一）胆管囊腺瘤

胆管囊腺瘤是发生于肝实质的罕见囊性肿瘤，少数情况下也可发生于肝外胆道。患病人群以中年女性多见。目前病因尚未明确，可能与下列因素有关：先天因素包括胚胎发育异常形成的肝内迷走胆管炎性增生、液体因素导致囊性扩张后变为肿瘤细胞、胚胎前肠组织在肝内退化后残余组织异常增生及起源于肝内胚胎性胆囊组织的异位卵巢；后天因素包括病毒感染引起的炎症损伤、口服避孕药、肝硬化及肝细胞结节性再生等。胆管囊腺瘤起病缓慢，临床症状多无特异性，主要为肿瘤对周围器官压迫而产生的症状，包括腹胀、腹痛、恶心呕吐，肿瘤压迫阻塞胆管可表现为黄疸，压迫门静脉可导致门脉高压等。胆管囊腺瘤有较高的复发率与潜在的恶变风险，30％左右的胆管囊腺瘤可恶变为囊腺癌。因此治疗应以手术完整切除肿瘤为主，一旦确诊应积极行肿瘤完整切除。彻底的手术切除后复发率可降至 10％以下，并可以明显提高治疗效果。部分因身体条件无法耐受手术或者肿瘤所在位置不利于手术切除的患者，可行射频消融、冷冻、无水乙醇注射治疗等非手术方法来提高生存质量。

（二）胆管囊腺癌

胆管囊腺癌是一种临床少见的肝脏恶性肿瘤，亚洲人群的发病率较高。目前病因尚不明确，可直接起自于肝内胆管，形成原发性恶性肿瘤，亦可由肝内囊腺瘤发展成为囊腺癌。早期缺乏特异性症状，病史较长，起病缓慢，最常见的症状是腹痛，其他症状包括右上腹肿块、恶心、发热等。采用手术完全切除有根治病变的可能，切除至囊肿边缘 2 cm，以保证足够的切缘，达到根治效果，降低复发率。对于累及全肝的肿瘤可考虑行同种异体肝移植。非手术治疗（如放疗或化疗）的疗效尚不明确。

（方芳　傅新楠）

参考文献

[1] 梁霄,郑俊浩,高佳琦. 肝内胆管囊腺瘤的诊断与治疗进展[J]. 中华消化外科杂志,2018,17(12)：1176 - 1180.

[2] 路景绍,吴璇昭. 先天性胆管囊肿研究进展[J]. 中外医疗,2016,35(5):196 - 198.

[3] 马文杰. 成人先天性胆管囊肿的治疗现状及进展[J]. 实用医院临床杂志,2017,14(3):1 - 5.

[4] 四川省包虫病临床医学研究中心,四川省医师协会包虫病专业委员会. 泡型肝包虫病诊疗专家共识(2020 版)[J]. 中国普外基础与临床杂志,2020,27(1):13 - 17.

[5] 四川省包虫病诊疗专家组. 四川省肝包虫病诊治规范[J]. 中国普外基础与临床杂志,2017,24(7)：798 - 803.

[6] 谭钧文,唐健,赵明星,等. 肝包虫病诊断及治疗进展[J]. 肝脏,2019,24(10):1199 - 1201.

[7] 唐胜滢,旦增仁青,吕校平,等. 西藏班戈县地区居民肝包虫病的患病特点及分析[J]. 现代医院,2020,20(4):582 - 585.

[8] 田志良,秦春宏. 肝胆管囊腺瘤诊治进展[J]. 西南军医,2017,19(5):443 - 445.

[9] 汪佳儒,杨华瑜,毛一雷. 多囊肝病的相关基因、发病机制与临床治疗进展[J]. 腹部外科,2019,32(6):459 - 464.

[10] 吴少平,许文萍,张新,等. 肝囊肿发病机制的研究进展[J]. 国际消化病杂志,2020,40(1):12 - 15.

[11] 许晓磊,高灿灿,王志鑫,等. 肝囊性占位性病变的诊断与治疗[J]. 临床肝胆病杂志,2019,35(5)：1118 - 1122.

[12] 殷晓煜. 肝脏良性囊性占位性病变的规范化治疗[J]. 中国实用外科杂志,2014,34(9):808 - 811.

[13] 张海峰,孙岩. 肝内胆管囊腺瘤和囊腺癌研究进展[J]. 肝胆外科杂志,2017,25(1):74 - 76.

[14] 张怀孝,樊海宁. 肝囊性包虫病的临床诊断与治疗现状[J]. 中华地方病学杂志,2015,34(4)：309 - 312.

[15] 张泽宇,黄云,王志明. 多囊肝的临床诊疗进展[J]. 中国普通外科杂志,2020,29(1):104 - 114.

第七章　肝脏恶性占位性病变

　　原发性肝癌(primary carcinoma of the liver)以下简称肝癌,是目前我国第4位常见恶性肿瘤及第2位肿瘤致死病因,好发于男性,男女比例约为3.5∶1,严重威胁我国人民的生命和健康。根据全球恶性肿瘤状况报告(Globocan 2018),全球肝癌新发病例84.1万例,居恶性肿瘤发病谱的第6位,其中我国新发病例数占全球肝癌新发病例的46.6%;全球肝癌死亡病例约78.1万例,居恶性肿瘤死亡谱的第4位,全球47.1%的死亡病例在我国。国家癌症中心发布的(2015年)我国肿瘤数据显示,我国肝癌有37.0万新发病例和32.7万死亡病例。根据病理类型,肝癌可分为肝细胞癌(HCC)、肝内胆管细胞癌(ICC)和混合型肝细胞癌-胆管细胞癌(combined hepatocellular eareinoma and cholangiocarcinoma, HCC-ICC)三种,其中HCC最常见,占我国肝癌总数的85%～90%。三者在发病机制、生物学行为、组织学形态、治疗方法以及预后等方面差异较大,本章将分别介绍三种常见的肝癌。

第一节　肝细胞癌

一、概述

　　肝细胞癌(HCC)是起源于肝细胞的恶性肿瘤,占我国肝癌总数的85%～90%,在恶性肿瘤死亡排位中,HCC在男性和女性中分别占第3位和第5位。

二、病因与发病机制

　　HCC的常见危险因素包括乙型肝炎病毒(HBV)和丙型肝炎病毒(HCV)感染、肝硬化、黄曲霉毒素、过度饮酒及非酒精性脂肪肝等。随着乙肝疫苗的普遍接种和抗病毒药物的广泛应用,病毒相关性HCC的发病率在逐年下降,然而非酒精性脂肪肝、代谢综合征和肥胖的患病率逐年增加,这些疾病将成为HCC的主要病因。

　　(一) 病因

　　1. 病毒性肝炎　在我国,病毒性肝炎是原发性肝癌诸多致病因素中最主要的病因,与肝癌密切相关的病毒包括HBV和HCV。研究显示,约85%的HCC患者携带HBV感染标志,提示HBV与肝癌高发有关。

　　2. 肝硬化　原发性肝癌合并肝硬化的发生率各地报告为50%～90%。在我国原发性肝癌主要在病毒性肝炎后肝硬化的基础上发生;在欧美国家,肝癌常在酒精性肝硬化基础上发生。

3. 黄曲霉毒素(AF)　流行病学调查发现,粮食受到黄曲霉污染严重的地区人群肝癌发病率高,黄曲霉的代谢产物 AFB_1 有强烈的致癌作用。长期接触黄曲霉的人群,血清 AFB_1-白蛋白结合物水平及尿 AFB_1 亦高,提示 AFB_1 可能是某些地区肝癌高发的因素,它可能通过影响 *ras*、*c-fos*、*P53*、*Survivin* 等基因的表达而引起肝癌。

4. 饮用水污染　根据肝癌高发地区江苏启东的报道,饮池塘水的居民肝癌发病率明显高于饮井水的居民。微囊藻素(microcystin,MC)是水体富营养化后蓝藻水华产生的次生污染物,其亚型多达上百种,以毒性强、检出多的 MC-LR 最具代表性。研究显示,MC 不仅具有强烈的急性肝肾毒性,还有多种形式的慢性毒性危害,尤其是其对肝脏肿瘤的促进效应受到广泛关注。MC-LR 性质稳定,常规水处理工艺及食物烹制方法均难以有效去除,因而一旦污染水体,人群可经饮用水及食用水生食物(鱼、贝、鸭)受到暴露。

5. 饮食与生活方式　吸烟可加重肝纤维化程度,增强 HBV 和 HCV 的致癌作用,研究显示,吸烟对肝癌的相对危险度为 $1.51(95\%CI$ 为 $1.37\sim1.67)$;一项荟萃 112 项流行病学研究的分析显示,饮酒与肝癌风险之间存在显著的剂量反应关系;国际上多项研究确定了肥胖与肝癌的相关性,最新 Meta 分析结果提示,在亚洲人群中,与正常体重者比较,男女性的肝癌发病风险均因肥胖(体质指数≥30 kg/m^2)而增加,其中男性的相对危险度为 $1.57(95\%CI$ 为 $1.32\sim1.87)$,女性为 $1.53(95\%CI$ 为 $1.14\sim2.06)$;国内大型队列研究结果显示,糖尿病可增加肝癌发病风险,相对危险度为 $1.50\sim1.65$;另有研究显示,以蔬菜为基础的膳食模式及饮食中增加维生素 E 均可降低肝癌的发病风险。

6. 遗传因素　不同种族人群肝癌发病率不同。在同一种族中,肝癌的发病率也存在很大的差别,常有家族聚集现象,但是否与遗传有关,还需进一步的研究。

7. 其他　一些化学物质如亚硝胺类、偶氮芥类、有机氯农药、酒精等均是可疑的致肝癌物质。肝内小胆管华支睾吸虫感染可刺激胆管上皮增生,为导致原发性胆管细胞癌的原因之一。

(二)发病机制

我国 HCC 的发病多遵循"肝炎—肝硬化—肝癌"三步曲模式,慢性肝病会导致肝脏发生慢性炎症、纤维化和异常肝细胞再生,这些病理变化会进一步导致肝硬化,并使肝细胞发生一系列的遗传和表观遗传改变。这些遗传和表观遗传改变最终会导致异常增生结节的形成,在其他分子病理变化的作用下,异常增生的细胞会获得增殖、侵袭和生存优势,逐步完成向 HCC 的转变,非肝硬化患者或非病毒性肝炎患者也会发生 HCC。

三、临床表现

原发性肝癌起病隐匿,早期缺乏典型症状,晚期可有局部和全身症状。临床症状明显者,病情大多已进入中、晚期。本病常在肝硬化的基础上发生,或者以转移病灶症状为首发表现,临床容易漏诊或误诊,应予注意。

（一）症状

1. 肝区疼痛　是肝癌最常见的症状,约半数以上患者以此为首发症状,多呈持续性胀痛或钝痛,是因癌肿生长过快、肝包膜被牵拉所致,左侧卧位明显,夜间或劳累时加重。如病变侵犯膈肌,疼痛可牵涉右肩或右背部;如癌肿生长缓慢,则可完全无痛或仅有轻微钝痛。当肝表面的癌结节破裂,可突然引起剧烈腹痛,从肝区开始迅速延至全腹,产生急腹症的表现,如果出血量大可导致休克。

2. 出血倾向　如鼻、牙龈出血,与肝功能障碍、脾功能亢进有关。

3. 肝硬化征象　在失代偿期肝硬化基础上发病者有基础病的临床表现。原有腹水者可表现为腹水迅速增加且具难治性,腹水一般为漏出液。血性腹水多由肝癌侵犯肝包膜或向腹腔内破溃引起,少数是腹膜转移癌所致。

4. 消化道和全身症状　常表现为食欲减退、腹胀、恶心,呕吐或腹泻等,易被忽视。可有不明原因的持续性低热或不规则发热,抗生素治疗无效;早期,患者消瘦、乏力不明显;晚期,体重呈进行性下降,可伴有贫血、出血、水肿等恶病质表现。

5. 转移癌的体征　如转移至肺、骨、脑、淋巴结、胸腔等处,还可呈现相应部位的临床症状。有些患者以转移灶症状首发而就诊。

6. 伴癌综合征　是指原发性肝癌患者由于癌肿本身代谢异常或癌组织对机体影响而引起内分泌或代谢异常的一组症状,最常见的类型为自发性低血糖、红细胞增多症、高钙血症、高脂血症、类癌综合征等。

（二）体征

1. 肝脏大　为中、晚期肝癌的主要临床体征。肝脏呈进行性增大,质地坚硬,表面凸凹不平,有明显结节或肿块,边缘钝而不整齐,常有不同程度的压痛。肝癌突出于右肋弓下或剑突下时,上腹可呈现局部隆起或饱满,如癌位于膈面,则主要表现为膈肌抬高而肝下缘不下移。癌肿位于肝右叶顶部者,肝浊音界上移,有时膈肌固定或活动受限,甚至出现胸腔积液。晚期患者可出现黄疸和腹水。

2. 脾大　多见于合并肝硬化或门静脉高压症的病例,门静脉或脾静脉内癌栓或者肝癌压迫门静脉或脾静脉也能引起脾大。

3. 腹水　多因合并肝硬化、门静脉高压症,门静脉、肝静脉甚至下腔静脉癌栓所致,肿瘤浸润还可引起癌性腹水,肝癌自发破裂可引起血性腹水。

4. 黄疸　一般出现在肝癌晚期,多为阻塞性黄疸,少数为肝细胞性黄疸。前者常因癌肿压迫或侵犯胆管或肝门转移性淋巴结肿大而压迫胆管造成阻塞所致;后者可由于癌组织肝内广泛浸润或合并肝硬化、慢性肝炎引起。

5. 合并肝硬化的其他表现　如肝掌、蜘蛛痣、腹壁静脉曲张等。

6. 转移癌的体征　如转移至肺、骨、脑、淋巴结、胸腔等处,还可呈现相应部位的临床症状。有些患者以转移灶症状首发而就诊,如锁骨上淋巴结肿大、胸腔积液(多为右侧)等。

（三）并发症

1. **肝性脑病** 常为 HCC 终末期严重的并发症。

2. **上消化道出血** 合并肝硬化或门静脉、肝静脉癌栓者,可因门静脉高压症引起食管、胃底静脉曲张破裂出血,也可因胃肠道黏膜糜烂、凝血机制障碍而出血。

3. **肝癌结节破裂出血** 破裂限于肝包膜下可引起肝区突发疼痛,且肝脏迅速增大。若肿瘤破入腹腔则引起急腹症,严重者可导致失血性休克或死亡。

4. **继发感染** 因肿瘤长期消耗、机体抵抗力减弱,尤其是放疗和化疗后白细胞显著下降者容易并发各种感染如肺炎、肠道感染、真菌感染等。

（四）临床分期

肝癌的分期对于预后评估、合理治疗方案的选择至关重要。根据《中国肝癌分期方案》(China Liver Cancer Staging，CNLC),可将 HCC 分为 I a 期、I b 期、II a 期、II b 期、III a 期、III b 期、IV 期。

I a 期:体力活动状态(performance status，PS)评分 0～2 分,肝功能 Child-Pugh A/B 级、单个肿瘤、直径≤5 cm,无血管侵犯和肝外转移。

I b 期:PS 0～2 分,肝功能 Child-Pugh A/B 级,单个肿瘤、直径>5 cm,或 2～3 个肿瘤、最大直径≤3 cm,无血管侵犯和肝外转移。

II a 期:PS 0～2 分,肝功能 Child-Pugh A/B 级,2～3 个肿瘤、最大直径>3 cm,无血管侵犯和肝外转移。

II b 期:PS 0～2 分,肝功能 Child-Pugh A/B 级,肿瘤数≥4 个、肿瘤直径不论,无血管侵犯和肝外转移。

III a 期:PS 0～2 分,肝功能 Child-Pugh A/B 级,肿瘤情况不论,有血管侵犯而无肝外转移。

III b 期:PS 0～2 分,肝功能 Child-Pugh A/B 级,肿瘤情况不论,血管侵犯不论,有肝外转移。

IV 期:PS 0～2 分、肝功能 Child-Pugh C 级或 PS 3～4 分,肝功能不论,肿瘤情况不论,血管侵犯不论,肝外转移不论。

四、诊断

（一）影像学诊断

各种影像学检查手段各有特点,应该强调综合应用、优势互补、全面评估。

1. **超声** 超声检查因操作简便、实时无创、移动便捷等特点,是临床上最常用的肝脏影像学检查方法。常规超声筛查可以早期、敏感地检出肝内可疑占位性病变,准确鉴别囊性或实性、良性或恶性,并观察肝内或腹部有无其他相关转移灶。彩色多普勒血流成像不仅可以观察病灶内血供,也可明确病灶与肝内重要血管的毗邻关系,为临床治疗方法的选择及手术方案的制订提供重要信息。实时超声造影技术可以揭示肝肿瘤的血流动力学改变,帮助鉴别和诊断不同性质的肝肿瘤,凭借实时显像和多切面显像的灵活特性,在评价肝肿瘤的微血管灌注和引导介入治疗方面具有优势。

2. CT 常规采用平扫＋增强扫描方式（常用碘对比剂），其检出和诊断小肝癌能力总体略逊于磁共振成像。目前除常见应用于肝癌临床诊断及分期外，更多应用于肝癌局部治疗的疗效评价，特别对经动脉化疗栓塞（transarterial chemoembolization，TACE）后碘油沉积观察有优势。同时，借助 CT 的三维肝体积和肿瘤体积测量、肺和骨等其他脏器转移评价，临床应用广泛。

3. MRI 常规采用平扫＋增强扫描方式，因其具有无辐射影响，组织分辨率高，可以多方位、多序列参数成像，并具有形态结合功能（包括弥散加权成像、灌注加权成像和波谱分析）综合成像技术能力，成为临床肝癌检出、诊断和疗效评价的常用影像学技术。若结合肝细胞特异性对比剂使用，可提高≤1.0 cm 肝癌的检出率和对肝癌诊断及鉴别诊断的准确性。在 MRI 或 CT 增强扫描动脉期（主要在动脉晚期），肝癌呈不均匀明显强化，偶可呈均匀明显强化，尤其是≤5.0 cm 的肝癌，门脉期和（或）实质平衡期扫描肿瘤强化明显减弱或降低，这种"快进快出"的增强方式是肝癌诊断的特点。肝癌 MRI 和 CT 诊断尚需结合其他征象（如假包膜等），尤其是 MRI 其他序列上相关征象进行综合判断，方能提高肝癌诊断准确性。

动态增强 CT 和多模态 MRI 扫描是肝脏超声和血清 AFP 筛查异常者明确诊断的首选影像学检查方法。

4. DSA DSA 是一种侵入性创伤性检查，多主张采用经选择性或超选择性肝动脉进行 DSA 检查，该技术更多用于肝癌局部治疗或急性肝癌破裂出血治疗等。肝癌在 DSA 的主要表现是肿瘤血管和肿瘤染色，还可以明确显示肝肿瘤数目、大小及其血供情况。DSA 能够为血管解剖变异和重要血管解剖关系以及门静脉浸润提供正确客观的信息，对于判断手术切除的可能性和彻底性以及决定合理的治疗方案有重要价值。

5. 核医学影像检查

（1）正电子发射计算机断层成像（PET/CT）：如氟- 18 -脱氧葡萄糖（^{18}F - FDG）PET/CT 全身显像，其优势在于以下几点。

1）对肿瘤进行分期：通过一次检查能够全面评价淋巴结转移及远处器官的转移情况。

2）再分期：因 PET 功能影像不受解剖结构的影响，可准确显示解剖结构发生变化后或者是解剖结构复杂部位的复发转移灶。

3）疗效评价：对于抑制肿瘤活性的靶向药物，疗效评价更加敏感、准确。

4）指导放疗生物靶区的勾画、穿刺活检部位。

5）评价肿瘤的恶性程度和预后。

（2）单光子发射计算机断层扫描仪（SPECT - CT）：SPECT/CT 已逐渐替代 SPECT 成为核医学单光子显像的主流设备，选择全身平面显像所发现的病灶，再进行局部 SPECT/CT 融合影像检查，可同时获得病灶部位的 SPECT 和诊断 CT 图像，诊断准确性得以显著提高。

（二）血清分子标志物

血清甲胎蛋白（AFP）是当前诊断肝癌和疗效监测常用且重要的指标。血清 AFP≥400 μg/L，排除妊娠、慢性或活动性肝病、生殖腺胚胎源性肿瘤以及消化道肿瘤后，高度提示肝癌。血清 AFP 轻度升高者，应作动态观察，并与肝功能变化对比分析，有助于诊断。血清 AFP 异质体、异常凝血酶原和血浆游离微小核糖核酸也可作为肝癌早期诊断标志物，特别是对血清 AFP 阴性人群。

（三）临床诊断

结合肝癌发生的高危因素、影像学特征以及血清分子标志物，对肝癌作出临床诊断。

（四）病理诊断

肝脏占位性病灶或者肝外转移灶活检或手术切除的组织标本，经病理组织和（或）细胞学检查诊断为 HCC，为诊断的金标准。具有典型肝癌影像学特征的肝占位性病变，符合肝癌临床诊断标准的患者，通常不需要以诊断为目的的肝病灶穿刺活检。对于能手术切除或准备肝移植的肝癌患者，不建议术前行肝病灶穿刺活检，以减少肝肿瘤播散风险。对于缺乏典型肝癌影像学特征的肝占位性病变，肝病灶穿刺活检可获得明确的病理诊断。肝病灶穿刺活检可明确病灶性质、肝病病因、肝癌分子分型，为指导治疗和判断预后提供有价值的信息。

五、治疗

肝癌治疗领域的特点是多种治疗方法、多个学科共存，而以治疗手段分科的诊疗体制与实现有序规范的肝癌治疗之间存在一定矛盾。因此，对于肝癌诊疗，特别是对疑难复杂病例的诊治，须加强重视多学科诊疗团队（multidisciplinary team，MDT）的模式，从而避免单科治疗的局限性，促进学科交流。肝癌治疗方法包括肝切除术、肝移植术、局部消融治疗、TACE、放疗、全身治疗等多种手段。

（一）肝切除术

肝切除术是肝癌患者获得长期生存的重要手段。肝脏储备功能良好的 CNLC Ⅰa 期、Ⅰb 期和Ⅱa 期肝癌是手术切除的首选适应证。肝静脉、门静脉、胆管以及下腔静脉未见肉眼癌栓；无邻近脏器侵犯，无肝门淋巴结或远处转移；肝脏切缘距肿瘤边界＞1 cm；如切缘≤1 cm，但切除肝断面组织学检查无肿瘤细胞残留，即切缘阴性等情况下可行根治性肝癌切除术。

1. 肝切除术的基本原则

（1）彻底性：完整切除肿瘤，切缘无残留肿瘤；

（2）安全性：保留足够体积且有功能的肝组织（具有良好血供以及良好的血液和胆汁回流）以保证术后肝功能代偿、减少手术并发症、降低手术死亡率。

2. 术前评估肝脏功能　基于肝切除术的原则，完善的术前肝脏储备功能评估与肿瘤学评估非常重要。常采用美国东部肿瘤协作组提出的功能状态评分（ECOG PS）评估患者的全身情况；采用肝功能 Child-Pugh 评分、吲哚菁绿（ICG）清除试验或瞬时弹性成像测定肝脏硬度评价肝脏储备功能情况。术前评估方法还包括肝脏硬度的测定、门静脉高压程度等。一般认为肝功能 Child-Pugh A 级、ICG - R15＜30％是实施手术切除的必要条件；剩余肝脏体积须占标准肝脏体积的 40％以上（肝硬化患者）或 30％以上（无肝硬化患者）也是实施手术切除的必要条件。

（二）肝移植术

肝移植是肝癌根治性治疗手段之一，尤其适用于肝功能失代偿、不适合手术切除及局部消融的早期肝癌患者。合适的肝癌肝移植适应证是提高肝癌肝移植疗效、保证宝贵的供肝资源得到公平合理应用、平衡有/无肿瘤患者预后差异的关键。

（三）局部消融治疗

尽管外科手术是肝癌的首选治疗方法，但因肝癌患者大多合并有肝硬化，或者在确诊时大部分患者已达中晚期，能获得手术切除机会的患者占 20％～30％。近年来广泛应用的局部消融治疗，具有创伤小、疗效确切的特点，使一些不耐受手术切除的肝癌患者亦可获得根治的机会。

局部消融治疗是借助医学影像技术的引导对肿瘤靶向定位，局部采用物理或化学的方法直接杀灭肿瘤组织的一类治疗手段。主要包括射频消融、微波消融、无水乙醇注射治疗、冷冻治疗、高强度超声聚焦消融、激光消融、不可逆电穿孔等。局部消融治疗适用于 CNLC Ⅰa 期及部分Ⅰb 期肝癌；无血管、胆管和邻近器官侵犯以及远处转移，肝功能分级 Child-Pugh A/B 级者，可获得根治性的治疗效果。

1. 射频消融（radiofrequency ablation，RFA）　RFA 是肝癌微创治疗常用消融方式，其优点是操作方便、住院时间短、疗效确切、消融范围可控性好，特别适用于高龄、合并其他疾病、严重肝硬化、肿瘤位于肝脏深部或中央型肝癌的患者。RFA 治疗的精髓是对肿瘤整体灭活和足够的消融安全边界，并尽量减少正常肝组织损伤，其前提是对肿瘤浸润的准确评估和卫星灶的识别。因此，十分强调治疗前精确的影像学检查。

2. 微波消融（microwave ablation，MWA）　MWA 是常用的热消融方法，在局部疗效、并发症发生率以及远期生存方面与 RFA 相比都无显著差异。其特点是消融效率高、所需消融时间短、能降低 RFA 所存在的"热沉效应"，对于血供丰富的较大肿瘤以及邻近血管的肿瘤显示出优势，治疗时间短且不受体内金属物质影响，为高龄难以耐受长时间麻醉以及支架、起搏器植入术后患者提供了机会，近年来临床应用逐渐增多。

3. 无水乙醇注射治疗（percutaneous ethanol injection，PEI）　PEI 适用于直径≤3 cm 肝癌的治疗，局部复发率高于 RFA，但 PEI 对直径≤2 cm 的肝癌消融效果确切，远期疗效类似于 RFA；优点是安全，特别适用于癌灶贴近肝门、胆囊及胃肠道组织等高危部位，但需要多次、多点穿刺以实现药物在瘤内的弥散作用。

（四）经动脉化疗栓塞术（TACE）

TACE 目前被公认为是肝癌非手术治疗的最常用方法之一。实施 TACE 时需遵守以下原则：①要求在数字减影血管造影机下进行；②必须严格掌握治疗适应证；③必须强调超选择插管至肿瘤的供养血管内治疗；④必须强调保护患者的肝功能；⑤必须强调治疗的规范化和个体化；⑥如经过 3～4 次 TACE 治疗后，肿瘤仍继续进展，应考虑换用或联合其他治疗方法，如外科手术、局部消融和系统治疗以及放疗等。

1. TACE 适应证

（1）CNLC Ⅱb、Ⅲa 和部分Ⅲb 期肝癌患者、肝功能 Child-PughA 级或 B 级、PS 评分 0～2 分。

（2）可以手术切除，但由于其他原因（如高龄、严重肝硬化等）不能或不愿接受手术治疗的 CNLC Ⅰb、Ⅱa 期肝癌患者。

（3）门静脉主干未完全阻塞，或虽完全阻塞但门静脉代偿性侧支血管丰富或通过门静脉支架植入可以复通门静脉血流的肝癌患者。

（4）肝动脉-门脉静分流造成门静脉高压出血的肝癌患者。

2. TACE 禁忌证

（1）肝功能严重障碍（肝功能 Child-Pugh C 级），包括黄疸、肝性脑病、难治性腹腔积液或肝肾综合征等。

（2）无法纠正的凝血功能障碍。

（3）门静脉主干完全被癌栓栓塞，且侧支血管形成少。

（4）合并活动性肝炎或严重感染且不能同时治疗者。

（5）肿瘤远处广泛转移，估计生存时间＜3 个月者。

（6）恶病质或多器官功能衰竭者。

（7）肿瘤占全肝体积的比例≥70%（如果肝功能基本正常，可考虑采用少量碘油乳剂和颗粒性栓塞剂分次栓塞）。

（8）外周血白细胞和血小板显著减少，白细胞＜$3.0×10^9$/L，血小板＜$50×10^9$/L（非绝对禁忌，如脾功能亢进者，排除化疗性骨髓抑制）。

（9）肾功能不全：血肌酐＞$176.8\ \mu mol/L$（2 mg/dL）或者血肌酐清除率＜30 mL/min。

（五）放疗

CNLC Ⅰa、部分Ⅰb 期肝癌患者，如无手术切除或局部消融治疗适应证或不愿接受有创治疗，也可考虑采用肝癌立体定向放疗作为替代治疗手段。部分肿瘤放疗后缩小或降期可获得手术切除机会，也可用于肝癌肝移植术前桥接治疗或窄切缘切除术后辅助治疗。

（六）全身治疗

对于合并有血管侵犯或肝外转移的 CNLC Ⅲa/Ⅲb 期肝癌患者、虽为局部病变但不适合手术切除或 TACE 的 CNLC Ⅱb 期肝癌患者、合并门静脉主干或下腔静脉瘤栓者以及多次 TACE 后肝血管阻塞和（或）TACE 治疗后进展的患者，有效的全身治疗可以减轻肿瘤负荷，缓解肿瘤相关症状，提高生活质量，延长患者的生存时间。

1. 化疗　FOLFOX4 方案在我国被批准用于治疗不适合手术切除或局部治疗的局部晚期和转移性肝癌，用法是：第 1 天，奥沙利铂 85 mg/m² 静脉滴注 2 h；第 1、2 天，亚叶酸钙 200 mg/m² 静脉滴注 2 h，5-氟尿嘧啶 400 mg/m² 静脉推注，然后 600 mg/m² 持续静脉滴注 22 h。

2. 靶向治疗　分为器官靶向、细胞靶向及分子靶向 3 个层次。目前研究最广泛的、通常所指的靶向治疗是分子靶向治疗,意为针对可能导致细胞癌变的环节,如细胞信号通路、原癌基因和抑癌基因、细胞因子受体等,从分子水平来逆转这种恶性生物学行为,从而抑制肿瘤细胞生长的治疗模式。近年来,HCC 的分子靶向药物治疗的地位不断提高,逐渐成为新的研究热点。

(1)索拉非尼:索拉非尼是一种新型多靶点抗肿瘤药物,它具有双重的抗肿瘤作用:既可通过阻断由 RAF/MEK/ERK 介导的细胞信号传导通路而直接抑制肿瘤细胞的增殖,还可通过抑制血管内皮生长因子受体和血小板衍生生长因子受体而阻断肿瘤新生血管的形成,间接地抑制肿瘤细胞的生长。2007 年,分子靶向药物索拉非尼问世,成为全球首个被批准用于一线治疗晚期 HCC 的分子靶向药物。2010 年欧洲肿瘤内科学会(European Society for Medical Oncology,ESMO)临床实践指南推荐索拉非尼为晚期 HCC 的一线用药。最常见的不良反应为腹泻、体质量下降、手足综合征、皮疹、心肌缺血以及高血压等,一般发生在治疗开始后的 2～6 周内。

(2)仑伐替尼:仑伐替尼是一种口服多激酶抑制剂,可抑制血管内皮生长因子(vascular endothelial growth factor,VEGFR)1、2、3,成纤维细胞生长因子受体(fibroblast growth factor receptor,FGFR)1、2、3、4,PDGFRα,RET,KIT。这是继索拉非尼之后第二个治疗晚期肝癌取得成功的靶向药物。常见不良反应为高血压、腹泻、食欲下降、疲劳、手足综合征、蛋白尿、恶心以及甲状腺功能减退等。

(3)瑞戈非尼:瑞戈非尼是一个多激酶抑制剂,通过抑制肿瘤血管生成、肿瘤细胞新生和维持肿瘤微环境来抑制肿瘤生长。瑞戈非尼于 2017 年 12 月被国家药品监督管理局(National Medical Products Administration,NMPA)批准用于索拉非尼治疗失败的晚期肝癌二线治疗的患者。常见乏力、口腔黏膜炎、腹泻、体重减轻、感染、高血压、手足皮肤反应、发音困难等不良反应。

3. 免疫治疗 免疫治疗是利用人体的免疫机制,通过主动或被动的方法来增强患者的免疫功能,恢复机体正常的抗肿瘤免疫反应,依靠机体自身免疫机能控制、清除肿瘤细胞和肿瘤组织的一种治疗方法。免疫检查点抑制剂是近些年发展最迅速的免疫治疗手段之一,通过阻断抑制通路而激活自身免疫系统中的 T 细胞发挥抗肿瘤的作用。

(1)纳武利尤单抗(欧狄沃):纳武利尤单抗是一种全人源化、抗 PD-1 的 IgG4 单克隆抗体,可与 PD-1 受体结合,阻断其与 PD-L1 和 PD-L2 之间的相互作用,阻断 PD-1 通路介导的免疫抑制反应,包括抗肿瘤免疫反应。2017 年 9 月美国 FDA 已批准纳武利尤单抗二线治疗晚期 HCC。2018 年 6 月,NMPA 正式批准纳武利尤单抗注射液在我国上市。当前的临床数据显示,在晚期肝癌中,纳武利尤单抗疗效显著持续,总生存获益趋势令人鼓舞,安全性也能得到保证。

(2)帕博利珠单抗(可瑞达):也是抗 PD-1 人源化单克隆抗体。帕博利珠单抗是一种可与 PD-1 受体结合的单克隆抗体,可阻断 PD-1 与 PD-L1、PD-L2 的相互作用,解除 PD-1 通路介导的免疫应答抑制,包括抗肿瘤免疫应答。2018 年 7 月,NMPA 正式批准帕博利珠单抗注射液在我国上市。

(3)特瑞普利单抗(拓益):是抗 PD-1 受体的全人源单克隆抗体,可通过封闭 T 淋巴细胞的 PD-1,阻断其与肿瘤细胞表面 PD-L1 结合,解除肿瘤细胞对免疫细胞的免疫抑制,使免疫细胞重新发挥抗肿瘤细胞免疫作用而杀伤肿瘤细胞。2018 年 12 月,NMPA 批准首个国产 PD-1 单抗——特瑞普利单抗注射液(拓益)上市。

(七) 辅助治疗

1. 抗病毒 合并有 HBV 感染特别是复制活跃的肝癌患者,口服核苷(酸)类似物抗病毒治疗应贯穿治疗全过程。宜选择强效低耐药的药物如恩替卡韦、替诺福韦酯或丙酚替诺福韦等,对于 HCV 相关肝癌,如果有肝炎活动建议应行直接抗病毒药物(direct-acting antiviral agents,DAA)或聚乙二醇干扰素 α 联合利巴韦林抗病毒治疗。

2. 保肝利胆 及时适当地使用具有抗炎、降酶、抗氧化、解毒、利胆和肝细胞膜修复保护作用的保肝药物,如异甘草酸镁注射液、甘草酸二铵、复方甘草酸苷、双环醇、水飞蓟素、还原型谷胱甘肽、腺苷蛋氨酸、熊去氧胆酸、多烯磷脂酰胆碱、乌司他丁等。这些药物可以保护肝功能、提高治疗安全性,降低并发症和提高生活质量。

3. 对症支持治疗 对于晚期肝癌患者,应给予最佳支持治疗,包括积极镇痛、纠正贫血、纠正低蛋白血症、加强营养支持,控制合并糖尿病患者的血糖水平,处理腹水、黄疸、肝性脑病、消化道出血及肝肾综合征等并发症。针对有症状的骨转移患者,可使用双磷酸盐类药物。另外,适度的康复运动可以增强患者的免疫功能。同时,要理解患者及家属的心态,采取积极的措施,包括药物治疗,调整其相应的状态,把消极心理转化为积极心理,通过舒缓疗护让其享有安全感、舒适感,而减少抑郁与焦虑。

六、护理

(一) 术前

1. 护理诊断

(1) 疼痛:与肿瘤迅速生长导致肝包膜张力增加有关。

(2) 营养失调:低于机体需要量,与食欲减退、肿瘤导致的代谢异常和消耗有关。

(3) 潜在并发症:肝性脑病、肝癌破裂出血、上消化道出血等。

2. 护理措施

(1) 疼痛:

1) 评估:采用“疼痛数字等级评分法(numerical rating scale,NRS)”评估患者的疼痛程度,若疼痛评分≥4 分,应及时通知医生采取相应的处理措施。

2) 减轻疼痛措施:①为患者提供舒适的环境,保证室内合适的温湿度及光线,室内人员减少活动,进行各项护理操作时按照“四轻”原则,使患者处于舒适体位,尽量减少不良刺激;②加强基础护理,做好患者皮肤及日常生活的护理,保证病床单位整洁干燥;③药物干预,必要时遵医嘱给予止痛药物;④心理护理,给予患者理解和同情,对患者进行安慰和疏导,帮助患者建立起战胜疾病的信心,使患者减轻恐惧、焦虑等心理不适引起的疼痛感。

(2) 营养失调:术前应选清淡、高蛋白、低脂、无刺激的易消化食物,少量多餐;饮食多样化,注意食物搭配,同时做好口腔护理,以利于增进食欲;进食不足者,每日静脉补给足够的液体和维生素,保证每日 6 272 kJ(1 500 kcal)以上总热量;有腹水出现的患者应少钠盐或无钠盐饮食,限制在 250 mg/d,水入量一般为尿量加 1 000 mL/d;对食管胃底静脉曲张者给予温凉软食,避免坚硬和刺激性食物;对腹胀明显、频繁呕吐的患者可给予静脉营养;对肝性脑病患者采用低蛋白饮食,限制蛋白质摄入,可鼻饲或静脉补充葡萄糖供给热量,足量的葡萄糖除提供热量和减少组织蛋白分解产氨外,有利于促进氨与谷氨酸结合形成谷氨酰胺而降低血氨,清醒后可逐步增加蛋白质饮食,最好摄入植物性蛋白如豆制品,植物蛋白质含蛋氨酸、芳香族氨基酸。

(3)潜在并发症:

1)肝性脑病:是由严重肝病引起的,以代谢紊乱为基础的中枢神经系统功能失调综合征,常是晚期肝癌死亡的主要原因。严密观察病情变化,特别是神志和行为有无改变;避免肝性脑病的诱因,如上消化道出血、高蛋白饮食、感染、便秘,应用麻醉剂、镇静剂、镇静催眠药及手术等;禁用肥皂水灌肠,可用生理盐水或弱酸性液体(如食醋 1~2 mL 加入生理盐水 100 mL),使肠道 pH 保持为酸性;口服新霉素或卡那霉素,以抑制肠道细菌繁殖,减少氨的产生;使用降血氨药物,如谷氨酸钾或谷氨酸钠静脉滴注;给予富含支链氨基酸的制剂或溶液,以纠正支链/芳香族氨基酸比例失调;对肝昏迷者限制蛋白质摄入,以减少氨的来源;便秘者可口服乳果糖,促使肠道内氨的排出。

2)上消化道出血:肝癌患者常伴随肝硬化及门静脉高压,可出现食管下段胃底静脉曲张破裂出血。出血量 400 mL 以内可无症状,出血量中等可引起贫血或进行性贫血、头晕、软弱无力,突然起立可产生晕厥、口渴、肢体冷感及血压偏低等。大量出血达全身血量 30%~50%即可产生休克,表现为烦躁不安或神志不清、面色苍白、四肢湿冷、口唇发绀、呼吸困难、血压下降至测不到、脉压差缩小及脉搏快而弱等,若处理不当,可导致死亡。做好患者及家属的心理护理,稳定患者情绪,及时清除呕吐物,保持病床单位清洁,减少对患者的不良刺激;密切观察生命体征变化,胃肠减压引流出血性或咖啡色胃液,或出现呕血、黑便等,应协助医生紧急处理;保持呼吸道通畅,及时清除口腔内的物质,昏迷患者头偏向一侧,防止误吸,床边备好负压吸引器,做好紧急处理;保持输液通畅,遵医嘱给予补液、止血药物,必要时输血;给予吸氧;观察尿量,准确记录 24 h 液体出入量。

(4)术前准备:

1)完善检查:完善各项检查和化验,如出凝血时间及心、肝、肾功能。

2)皮肤准备:根据患者手术方式做好手术部位的清洁工作,如沐浴、理发、剪指(趾)甲、男性患者剃须、女性患者去除指(趾)甲油、更衣等。

3)备血和补液:遵照医嘱定血型、备血等。

4)禁食禁饮:术前最少禁饮 2 h,清淡饮食后禁食 6 h,食用煎炸、高脂的肉类食物后禁食 8 h。若医院每日接台手术的量较大,建议对术日晨第一台手术患者 5:00~5:30 饮用清流质(10%葡萄糖溶液)约 250 mL,接台手术患者继续饮用 10%葡萄糖溶液每小时 50 mL(糖尿病患者为 5%葡萄糖溶液 250 mL),直至接到手术室通知。术前晚按医嘱进食晚餐。如评估为高危患者,术前责任护士必须与床位医生、麻醉师取得联系,并按医嘱落实术前禁食禁饮措施。

5) 呼吸道准备：①戒烟，术后患者常因伤口疼痛而不敢咳嗽，使呼吸道分泌物难以咳出，术前戒烟可减少呼吸道刺激和分泌物的形成；②指导患者进行呼吸功能训练，指导有效咳嗽咳痰训练，方法：患者取舒适体位，先做 5～6 次深呼吸，然后在深吸气末保持张口状，连续咳嗽数次，使痰液到咽喉附近，再用力咳嗽，将痰液咳出，反复数次，督促患者反复练习直至掌握。

6) 做好转运交接：术日晨按"SBAR 转运交接单"做好患者身份确认、测体温、脉搏、呼吸、血压；取下假牙、眼镜、发夹、饰品、手表及贵重物品交家属；确认手术部位标记，按医嘱带好术中用物等。

（二）术后

1. 护理诊断

（1）疼痛：与手术造成的组织创伤、各种引流管刺激有关。

（2）活动无耐力：与患者术后体力下降，机体处于高代谢状态，如肿瘤、外科手术、长期卧床，身体虚弱、营养不良等有关。

（3）潜在并发症：感染、肺部并发症、出血、膈下脓肿、胆漏及胸腔积液等。

（4）预感性悲哀：与担忧疾病预后和生存期限有关。

2. 护理措施

（1）一般护理：

1) 生命体征的观察：术后安返病区后每隔 30 min 监测血压 1 次，共 6 次。血压平稳后，每班交接班测脉搏、呼吸、血压 1 次至术后 3 天。如血压下降、脉搏细速，在排除术后补液不足的情况下，应首先考虑到出血，并及时通知医师，协助处理。术后采用"危重患者 MEWS 预警评估表"评估患者。该量表是一种简易的病情及预后评估系统，主要分为生命体征和重要指标监测两大块，生命体征包括患者的心率、呼吸、体温和收缩压；重要指标监测包括尿量、氧饱和度和意识，进行综合评分，能快速、简捷、科学地对患者危险性进行预测。

2) 休息与活动：术后当天，患者返回病房后应平卧，头下垫一软枕，待血压平稳后，可采取半卧位，以减轻手术切口的张力，从而缓解疼痛。采用 ADL 生活活动能力量表评估患者术后的自理能力，依据评分结果，给予患者正确的生活照顾。采用跌倒危险因素评估表评估患者发生跌倒/坠床的风险，对于评分≥3 分的跌倒高危患者，落实床栏保护、视病情使用约束带等相关措施，防止坠床。鼓励患者床上活动，翻身、抬臀等，以促进胃肠道蠕动。术后 24～48 h 鼓励患者下床活动，从床旁坐、床旁站过渡到床旁活动，循序渐进，结合"肝外科术后早期活动"图表完成术后活动锻炼。下床活动时，部分患者会出现头晕，无力的症状，应有人陪护，并教育陪护人员及家属离开时要告知护士或交代其他陪护人员代为照看，防止跌倒，以后逐渐过渡到走廊散步等活动。

3) 镇痛镇静：术后常有剧烈伤口疼痛，可给予镇痛剂或经硬膜外给药及患者自控给药，缓解疼痛，教会患者自控式镇痛泵的使用方法。术后当日即刻使用"NRS 评分法"进行疼痛评估 1 次，对疼痛评分＜4 分者，采取宽慰、分散注意力、改变体位、促进有效通气、解除腹胀等措施以缓解其疼痛；如疼痛评估≥4 分，应立即通知医生，遵医嘱适量使用镇静镇痛药物并观察镇痛效果,做好记录。

4) 饮食:术后根据"NRS-2002营养风险筛查表"完善患者术后营养状态评估,为患者提供早期营养。肛门排气即胃肠道功能恢复后遵医嘱给予流质、半流质,以后逐渐过渡到软食及普食。少食多餐,切忌暴饮暴食。进食富含蛋白质、热量、维生素和纤维素的食物,按患者饮食习惯,提供色、香、味俱全的食物,以刺激食欲。创造舒适的进食环境,避免不良刺激。必要时提供肠内或肠外营养支持,适当补充白蛋白等。

5) 保持呼吸道通畅:指导患者进行呼吸功能训练,指导有效咳嗽咳痰训练,避免发生肺不张。观察有无呼吸道阻塞现象,防止舌后坠、痰液堵塞气道引起缺氧、窒息。

6) 预防下肢静脉血栓的发生:术后采用外科Caprini静脉血栓风险评估量表评估患者血栓形成的风险,做好深静脉血栓高危患者的筛查和预警,鼓励患者进行下肢主动或被动锻炼,早期开始大腿、小腿及踝关节活动,注意肢体保暖,尽早下床活动,根据患者病情,按医嘱指导患者穿弹力袜,预防下肢深静脉血栓的发生。

7) 心理护理:绝大多数肝癌患者有不同程度的恐惧、愤怒、抑郁、焦虑、孤独等心理障碍,较难保持心理平衡,对健康极为不利。因此,实行全面的身心护理意义重大。护士应掌握心理护理有关知识和基本方法,从整体观念出发护理患者,多与患者接触,了解其病情以及各种心理变化,进行针对性的帮助,给患者精神、心理上的支持,使其尽快卸下精神负担,树立战胜疾病的信心,维持机体的正常功能状态,调动自身免疫功能,增进治疗所取得的效果。

(2) 并发症的观察与护理:

1) 出血:①密切观察有无出血情况。正确连接引流管,妥善固定,保持导管通畅,并观察和记录引流液的色、质及量;定时监测脉搏、血压、肢端血管充盈情况等;保持静脉通路通畅,以备输入新鲜血液、纤维蛋白原等;观察切口有无渗液、渗血,如切口敷料外观潮湿,应及时通知医生换药。②活动性出血。肝脏手术后监护重点之一是患者血流动力学稳定情况和腹腔内有无活动性出血。肝切除术后在肝下或膈下放置的腹腔内引流管,一般均有淡血性液体引出,引流量应逐日减少,一般3~5 d后可拔除。肝创面的渗血,其引流液的颜色逐渐变浅淡,量逐渐减少。若引流管引流出大量血性液体,血压降低、脉搏加快,则说明患者有活动性出血的可能,应立即通知医生予以处理;③做好患者及家属的心理护理,稳定患者情绪;密切观察生命体征变化,观察伤口敷料,腹腔引流液的色、质、量等情况;保持输液通畅,遵医嘱给予补液、止血药物,必要时输血,并吸氧;指导患者卧床休息,出血停止后根据具体情况鼓励患者在床上或床下活动;无消化道出血时,指导患者进流质、半流质或软食,避免冷、硬食物;观察尿量,准确记录24 h液体出入量;做好基础护理,预防肺部感染、褥疮等的发生。

2) 膈下脓肿:是肝脏手术后的严重并发症之一,多继发于各种原因的胆漏、肝脏术后积液引流不全和肝脓肿破溃到膈下等。表现多不典型,常伴有发热。肝上型膈下脓肿,可出现下胸痛,肝浊音界升高,刺激性咳嗽,上腹部压痛和肌肉紧张。胸部X线摄片示患侧膈肌升高,可伴有气液面。患侧胸腔多有积液和(或)肺不张。左侧的膈下脓肿可并发纵隔炎、心包炎。肝下型膈下脓肿多出现上浮的压痛和反跳痛,B超或CT检查多可明确诊断。严密观察体温变化,高热者给予冰敷、酒精擦浴等物理降温,鼓励患者多饮水,必要时应用药物降温;加强营养,鼓励患者多进食高热量、富含维生素的食物。根据患者的口味与需要制订食谱,合理配合饮食,保证营养素的供给;鼓励患者取半坐卧位,以利呼吸和引流。保持呼吸道通畅,鼓励患者行有效咳嗽、吹气球和深呼吸功能训练;遵医嘱合理使用抗生素;穿刺过程中,注意观察患者有无头晕、心悸、恶心、口唇发绀等症状,如发生应立即停止穿刺并积极处理。抽液量每次不超过 1000 mL,抽液完毕,指导患者卧床休息;做好基础护理,协助患者定时翻身和肢体活动,预防压疮的发生。

3)胸腔积液:胸腔积液量少时,可无任何不适。右侧胸腔积液达 1500 mL 时,患者有胸闷、气急、心悸、发热等表现。体格检查发现右胸叩诊浊音,器官偏向对侧,呼吸音不能闻及。首次胸腔穿刺抽出积液呈淡红色,积液蛋白质含量高。以后再穿刺,抽出液多呈淡黄色、血浆样。护理同膈下脓肿护理。另外,行胸腔闭式引流者,应严格执行无菌操作,保持胸管有效引流,防止逆行感染。观察和记录引流液色、质、量,24 h 引流物<50 mL 可拔管。拔管后注意观察患者有无胸闷、呼吸困难、切口漏气、渗液、出血、皮下气肿等,如发现异常应及时通知医师处理。

4)胆漏:肝断面小胆管渗漏或胆管结扎线脱落、胆管损伤以及胆囊管残端结扎线脱落等原因可引起胆漏。严密观察有无腹部压痛、反跳痛,腹腔引流物内有无胆汁等;如引流物内有胆汁而无腹膜炎的症状和体征,应保持引流管通畅,一般 1 周左右肝断面被纤维组织封闭漏口可自愈;如发生胆汁性腹膜炎,可出现明显的腹部压痛和反跳痛,心率加快和体温升高,腹腔穿刺可抽出胆汁样液体;病情严重者可出现血压下降甚至可危及生命。应尽早手术探查,彻底清理和冲洗腹腔,寻找原因妥善处理后安放引流管;时间较久的胆漏,应了解胆总管下端是否有梗阻存在,如无胆管梗阻,可使用生长激素,加强营养支持,促进组织生长和漏口愈合。术后应严密观察有无腹部压痛、反跳痛及心率加快和体温升高等胆汁性腹膜炎症状;观察伤口敷料有无胆汁渗出,及时更换敷料,注意保护伤口周围皮肤,必要时局部涂氧化锌软膏;保持引流管的通畅,观察引流液的色、质、量并准确记录;做好患者及家属的心理护理,稳定患者情绪;疼痛剧烈时,可给予双氯芬酸钠等镇痛剂。

(3)TACE 术观察与护理:

1)术前除了常规护理,还需根据医嘱做碘过敏试验及手术部位皮肤准备。

2)TACE 治疗最常见的不良反应是栓塞后综合征,主要表现为发热、疼痛、恶心和呕吐等。发热、疼痛的发生原因是肝动脉被栓塞后引起局部组织缺血、坏死,而恶心、呕吐主要与化疗药物有关。此外,还有穿刺部位出血、白细胞下降、一过性肝功能异常、肾功能损害以及排尿困难等其他常见不良反应。介入治疗术后的不良反应会持续 5～7 d,经对症治疗后大多数患者可以完全恢复。TACE 术后并发症包括急性肝、肾功能损害,消化道出血,胆囊炎和胆囊穿孔,肝脓肿和胆汁瘤形成,栓塞剂异位栓塞。

3)指导患者合理的卧位及姿势,股动脉穿刺处伤口局部加压包扎,平卧位至术后6 h 便可在床上行翻身活动,但避免剧烈运动,术后卧床 24 h,24 h 后伤口无异常的患者可下床活动。嘱咐患者在咳嗽、呕吐、打喷嚏或移动身体时用手压迫穿刺部位,增强自我保护意识。

4）选择上肢动脉行介入者，伤口处予加压包扎 24 h，嘱患者适当抬高术肢，做握拳动作，以减轻术肢肿胀。患者无须绝对卧床，可根据患者习惯，给予舒适卧位；特别注意术肢不宜撑床、提重物。

5）患者术后无特殊可进高热量、高维生素、高纤维素、清淡、易消化的饮食，少量多餐，增进营养；鼓励患者多饮水、多排尿，以加速肾脏对造影剂、抗肿瘤药物代谢产物及毒素的排泄，注意观察患者尿液色、质、量；如呕吐频繁嘱患者暂禁饮、禁食，待缓解后可少量多次进食。

6）TACE 术后随访非常重要，一般建议第一次 TACE 治疗后 4～6 周时复查 CT 和（或）MRI、肿瘤相关标志物、肝肾功能和血常规等；若影像学检查显示肝脏肿瘤灶内的碘油沉积浓密、瘤组织坏死且无增大和无新病灶，暂时可以不做 TACE 治疗。至于后续 TACE 治疗的频次应依随访结果而定，主要包括患者对上一次治疗的反应、肝功能和体能状况的变化。随访时间可间隔 1～3 个月或更长时间，依据 CT 和（或）MRI 动态增强扫描评价肝脏肿瘤的存活情况，以决定是否需要再次进行 TACE 治疗。但是对于大肝癌/巨块型肝癌常需要 2～4 次的 TACE 治疗。

（4）局部消融术的观察与护理：

1）指导患者术中屏气，术前练习屏气；针对高功率聚焦超声消融术在治疗前 3 d 患者开始进食少渣饮食，口服缓泻剂，治疗前 8 h 禁食。可饮用脱气水，若胃内气体过多，则需留置胃管，排干净胃内气体。

2）观察皮肤有无灼伤，保护皮肤，特别是治疗区域皮肤情况，保持皮肤完整性，防止皮肤擦伤破损。指导患者穿宽大柔软的衣服，护理和擦洗时动作轻柔。由于体内及皮肤温度较高，治疗区皮肤可能出现潮红、水疱。术后要用冰袋冷敷皮肤，降低局部皮肤及深部组织的温度，冷敷期间观察皮肤颜色和感觉，防止冻伤。若出现水疱，按烧伤水疱处理，防止感染。若治疗部位在四肢，观察肢体肿胀及血运情况。

3）伤口予以腹带加压包扎，患者需卧床休息 24 h。指导患者在床上正确地活动。嘱咐患者在咳嗽、呕吐、打喷嚏或移动身体时用手压迫穿刺部位，增强自我保护意识。

（5）分子靶向治疗的观察与护理：

1）治疗前评估要点：评估患者及家属对疾病的认识程度，对诊断、预后的反应，经济状况，社会支持系统是否良好；评估患者精神状态、生命体征、重要脏器功能状态、是否过敏体质、有无过敏史；评估药品包装是否完好无损、有效期、药品有无浑浊、沉淀，存储设备是否安全；评估抢救药品、设备是否齐全。备好心电监护仪、氧气、输液泵、抢救车等。

2）分子靶向治疗药物的使用：分子靶向药物一般存放在 2～8 ℃冰箱，现配现用。严格按照药品说明书要求正确配药，勿剧烈振荡。与化疗药物联合应用时注意给药先后顺序；首次给药询问过敏史，过敏体质以及蛋白类生物制品过敏者慎用，必要时备好抢救物品；单独使用输液器，输注前后必须使用生理盐水冲洗输液器，输注中严格控制输液速度；药物输注 15 min 内应密切观察生命体征，发现异常立即减慢滴速或暂停用药，报告医生，如无异常 30 min 巡视一次，直至药物输注结束后 2 h。

3）观察药物不良反应：①皮肤不良反应。分子靶向治疗最常见的皮肤不良反应是皮疹，占所有皮肤不良反应的 60％～80％，主要分布在皮脂腺丰富的区域如头皮、脸部、上躯干，皮疹的特征是脓疱性皮疹，没有白色或黑色的粉刺头，在红斑的基础上伴皮肤瘙痒；皮疹的发生时间一般在用药后 1 周内出现，3～5 周达到最严重程度，停药 4 周内皮疹基本消失，但继续用药后会再出现。按照 NCI－CTCAE 美国国家癌症研究所常见不良反应术语评定标准 *National Cancer Institufe Common Terminology Criteria for Adverse Events*，皮疹严重程度可分为五级：Ⅰ度为无症状的局限性皮疹，病变范围主要局限于上肢、躯干部和头部，不伴有感染，不影响正常生活；Ⅱ度主要表现为体表及范围面积较大的皮疹，主要以瘙痒、斑疹或局部脱屑症状为主，主观感觉较轻，不伴有感染，对正常生活无影响；Ⅲ度为广泛的严重的丘疹、红色斑点、水疱，可伴有感染，患者自觉症状明显，严重者影响患者正常生活；Ⅳ度为广泛严重的表皮剥脱、溃疡性或大疱性皮炎，常伴有严重的感染；Ⅴ度为因剥脱性皮炎后续伴有感染继而导致患者死亡。出现皮疹时应保持皮肤清洁、干燥，使用温水清洁患处，勿用手抓挠和挤压，以免皮肤破损处继发感染，勿用碱性洗漱用品及化妆品，穿宽松棉质衣裤，避免进食辛辣、刺激的食物；因日光可加重皮肤损伤，外出时建议患者戴墨镜和遮阳帽。甲沟炎早期，用 2％的碘酒涂擦或用 75％的乙醇浸泡患处，每日 4～6 次，每次 15～20 min，然后外敷鱼石脂软膏或金黄散等。如已有脓液形成，则切开引流，累及甲根或甲床时则部分或全部拔除。索拉非尼易引起手足综合征，手足皮肤毒性主要有麻痹、感觉迟钝、手足红斑等，严重者可出现手和（或）足湿性脱屑、溃疡、水疱而导致疼痛，使患者不能工作或进行日常活动，嘱咐患者日常生活中避免手部和足部的摩擦，保持手足皮肤滋润，有助于预防手足皮肤反应、促使病灶早日痊愈。皮肤干燥的患者予以涂抹润肤产品，每日 4～8 次，发生皲裂时予润肤产品局部敷裹。如果出现水疱请医务人员处理，出现脱皮时不能用手撕，可以用消毒剪刀剪去掀起的皮肤，出现严重反应时及时就医，遵医嘱及时调整靶向药物剂量或者停止靶向药物治疗。②消化系统不良反应。主要包括胃肠道反应、口腔黏膜炎等。对于呕吐患者，注意观察呕吐物的色、质、量，补充液体以维持水、电解质平衡，必要时可按医嘱使用止吐药物；注意自身口腔卫生，餐后、睡前漱口；出现腹泻时，观察大便次数、量、性质和颜色，及时汇报医生，准确记录液体出入量，按医嘱使用止泻药。嘱患者多饮水、进食汤汁和易消化食物。注意肛周皮肤护理，防止肛周皮肤破溃感染。③心血管系统不良反应。主要包括高血压、心脏不良反应等。血压异常升高比较常见，大多数为轻度至中度。在治疗过程中密切监测患者的血压变化，特别是治疗的最初 6 周内，治疗期间血压升高的患者停药后血压会下降，但血压升高明显（患者血压≥160/100 mmHg）或出现相应症状时应遵医嘱使用降压药物，嘱患者避免情绪激动，卧床休息，做好患者及家属心理疏导和健康教育；如血压控制不佳，应予患者常规降压药物对症治疗。④呼吸系统不良反应。主要为间质性肺炎。如患者出现干咳、呼吸困难，X 线表现为肺部间质性改变，遵医嘱给予吸氧、抗感染、激素治疗，护士应配合医生做好相应的抢救及护理。在治疗过程中由于大剂量使用激素，患者会出现一过性血糖过高，护理人员应告知患者血糖升高可能出现的原因及转归。指导患者适当饮水，补充水分，湿润咽喉，减轻不适感。⑤骨髓抑制。应定期监测血常规变化。当白细胞计数<1×10⁹/L,易发生严重感染,需进行保护性隔离;当血小板计数<50×10⁹/L有出血危险;当血小板<10×10⁹/L,应严密观察病情变化,防止脑、肺出血。协助做好生活护理,绝对卧床休息,避免碰撞。静脉注射时止血带不宜过紧,时间不宜过长;拔针后增加穿刺点按压时间。一旦出现头痛等症状应及时通知医生。在治疗期间保持良好的作息时间,保证充足睡眠。

（三）健康教育

1. 筛查和预防　对肝癌高危人群的筛查,有助于肝癌的早期发现、早期诊断、早期治疗,是提高肝癌疗效的关键。在我国,肝癌高危人群主要包括 HBV 和（或）HCV 感染、过度饮酒、非酒精性脂肪性肝炎、长期食用被 AF 污染的食物、各种其他原因引起的肝硬化、有肝癌家族史等人群,尤其是年龄>40 岁的男性风险更大。可借助肝脏超声检查和血清 AFP 进行肝癌早期筛查,建议高危人群至少每隔 6 个月进行 1 次检查。

2. 减少危险因素的暴露

（1）减少 AF 的暴露:AF 是黄曲霉和寄生曲霉的呋喃香豆素衍生物,热带和亚热带的湿热气候有助于真菌生长。粮油中 AF 水平监测应作为食品监测的常规项目,特别是对重点地域和重点食物。重点监控地域为华东、华南、西南和华中等气候温暖湿润区域;重点监控和监管的食物为花生及花生油、玉米、散装食用植物油。防范 AF 暴露的个体行为,在温暖潮湿的南方地区,注意粮油食品的干燥和通风保存与储存,并尽量减少储存时间。避免厨房竹木制厨/餐具的霉变,特别是竹木制菜板、筷子、筷笼、饭勺等厨/餐具的清洗和干燥储存,避免 AF 产生,减少个体暴露风险。在 AF 既往高暴露人群,可考虑食用西蓝花等食物预防。

（2）饮水质量监控:建议对水源为地表水的饮用水将 MC‐LR 的监测列入水质常规指标。在蓝藻水华易暴发的夏秋季节,将淡水水体生产的水产品(鱼、虾、鸭、鹅、食用藻等)的 MC‐LR 监测作为食品监测的常规项目。在蓝藻水华暴发地区,当地自来水厂可增加活性炭吸附和膜处理工艺以强化深度净水工艺;对于居住在水华频繁发生区域的家庭,可使用家庭终端净水器保证水质安全。避免食用水华发生水域的水产品;家用饮水机和桶装水避免阳光直射,防止绿藻生长;避免桶装水长时间储存。

（3）保持健康的生活方式:吸烟者应戒烟,包括心理辅导、尼古丁替代疗法、口服戒烟药物等;不吸烟者应避免被动吸烟;在人群中推行综合性控烟措施,提高民众对烟草危险性的认知。酗酒者应戒酒,饮酒者的饮酒量应<12 g/d。有肝癌发病风险者应定期检测血糖,糖尿病患者应通过合理服药、控制饮食、加强体育锻炼等方式严格控制血糖水平。保持健康体重,超重肥胖者应通过良好饮食习惯、增加运动等措施减轻体重。提倡以蔬菜为基础的膳食模式,多食用新鲜蔬菜水果,适量补充芹菜、蘑菇类、葱属类蔬菜、豆类及豆制品等单个食物或食物组,以及膳食来源或补充剂来源的维生素 E。

七、经典案例

患者,男性 75 岁,因体检发现肝占位收治入院,既往吸烟史 10 年余。完善各项检查后在联合麻醉下行肝左叶部分切除术。术后第 1 天,禁食,体温 36.7 ℃、脉搏 92 次/分,呼吸 20 次/分,血压 122/70 mmHg,氧饱和度 93%。置管为右颈部深静脉留置,面罩吸氧 5 L/min,硬膜外镇痛泵,伤口引流管前一日共引流出 100 mL 血性液体,保留导尿管,共引流出 2 500 mL 澄清尿液,自理能力评分 25 分,压疮评分 16 分,跌倒评分 2 分,MEWS 危险因素评估 1 分,VTE 评分 8 分,营养 NRS - 2002 评估 2 分,生化检查白蛋白 30 g/L,腹部伤口清洁干燥,肛门未排气,未下床活动,主诉咳嗽咳痰无力,腹部伤口疼痛,使用自控式镇痛泵后未明显缓解,责任护士予疼痛评分 5 分。

(一)护理诊断

1. 疼痛　与腹部手术伤口有关。

2. 有下肢深静脉血栓发生的危险　与术后长时间卧床有关。

3. 有营养失调的可能　与术后长时间禁食有关。

(二)护理措施

1. 做好病情生命体征观察

(1)密切观察生命体征的变化,患者返回病房后即刻落实疼痛评估 1 次,每 30 min 测脉搏、呼吸、血压和氧饱和度,共 6 次,待血压平稳后每班交接班测脉搏、呼吸、血压一次,至术后 3 天,直至转 2 级护理,或按医嘱予心电监护。

(2)注意观察神志的改变和检验报告,如血常规、肝功能、出凝血情况,以及伤口引流情况,体温的变化等。警惕出血、感染、肝性脑病等并发症。

(3)疼痛护理:疼痛评分<4 分者,采取宽慰患者、分散患者的注意力,改变体位,促进有效通气,解除腹胀等措施以缓解疼痛。如疼痛剧烈者,疼痛评估≥4 分者,应立即通知医生,遵医嘱适量使用镇静镇痛药物并观察镇痛效果,做好记录。

2. 早期下床活动　鼓励患者床上活动,翻身、抬臀等,以促进胃肠道蠕动。术后 24~48 h 鼓励患者下床活动,从床旁坐、床旁站过渡到床旁活动,循序渐进,结合"肝外科术后早期活动"图表完成术后活动锻炼。下床活动时,部分患者会出现头晕、无力的症状,应有人陪护,并教育陪护人员及家属离开时要告知护士或交代其他陪护人员代为照看,防止跌倒,以后逐渐过渡到走廊散步等活动。

3. 呼吸锻炼　指导患者进行呼吸功能训练,指导有效咳嗽咳痰训练。

4. 饮食方面　肛门排气胃肠道功能恢复后遵医嘱给予流质、半流质,以后逐渐过渡到软食及普食。少食多餐,切忌暴饮暴食。

第二节　肝内胆管细胞癌

一、概述

肝内胆管细胞癌(ICC)位于肝实质内,也被称为"周围型胆管癌",起源于肝内二级胆管及其分支上皮,多为腺癌,占我国肝癌总数的 10%~15%,发病率仅次于 HCC,严重威胁我国人民的生命健康。起源于肝右胆管和左胆管或其交汇处的胆管癌称为肝门胆管癌,被认为是肝外病变,本书不再赘述。

二、病因与发病机制

1. 肝内胆管结石　有报道显示 17%的肝内胆管结石患者可发生肝内胆管癌变,可能与肝内结石造成胆管持续损伤,产生炎症进一步导致胆管上皮增殖有关。

2. 原发性硬化性胆管炎(PSC)　是西方国家发生 ICC 主要的危险因素,在原发性硬化性胆管炎患者中,平均每年有 1.5%发展为胆管细胞癌。但在我国,发病率非常低(2~7/10 万)。

3. 肝吸虫　目前,肝吸虫造成 ICC 的发生机制尚不清楚,有多项研究表明可能与肝吸虫感染导致胆管上皮细胞炎症、增强对化学致癌物质如亚硝酸胺的易感性有关,也有人认为与癌基因激活、抑癌基因的失活以及修复缺陷有关。

4. 病毒性肝炎　HBV 和 HCV 在 ICC 的发生中如何起作用,目前尚不完全清楚,可能与下列机制有关:HBV、HCV 感染造成胆管细胞损伤,激发胆管细胞炎症,进一步导致胆管细胞增殖和退行性变。

5. 肝硬化　ICC 发生在肝硬化基础之上,最常见于 HBV、HCV 感染后肝硬化,被认为是 ICC 发生的一个重要环节。

三、临床表现

ICC 患者早期多无临床表现,进展阶段可出现非特异性临床表现和体征,包括体质量减轻、乏力、腹部不适、肝大或腹部可触及包块,胆道梗阻相对罕见。

(一) ICC 分型

日本肝癌研究会按照大体形态分为肿块型、管周浸润型、管内生长型、混合型(如肿块并管周围浸润型)。

1. 肿块型　最多见,多位于肝外周,呈膨胀性生长,内部有较多纤维结缔组织,故质地坚硬,色灰白。边界多不规则呈分叶状。可通过门静脉系统侵犯肝脏形成瘤周卫星结节,淋巴转移较为常见。

2. 管周浸润型　主要沿胆管壁的长轴浸润性生长,并向肝门部侵犯,呈树枝状或长条状,管壁向心性增厚、管腔狭窄。周围胆管继发性扩张,常合并肝内胆管结石。

3. 管内生长型　呈乳头状、息肉状向管腔内生长,如分泌大量黏液则造成局部胆管显著扩张。通常不侵犯胆管壁和肝实质,淋巴转移少,恶性程度低,预后好。

(二) ICC 分期

美国癌症联合会(American Joint Committeeon Cancer, AJCC)2016 年更新的第 8 版肿瘤分期手册按照 TNM 分期系统对肿瘤进行了分期。肿瘤的 TNM 分期系统描述了肿瘤的生长,侵袭和转移等信息(表 7-1),对判断患者预后和指导肿瘤临床治疗起了非常重要的作用。

表 7-1　AJCC 第 8 版肿瘤分期系统

分期		分期标准
T 分期	T_x 期	原发肿瘤无法评估
	T_0 期	无原发肿瘤的证据
	T_{is} 期	原位癌(导管内肿瘤)
	T_1 期	T_{1a} 期:单个肿瘤直径≤5 cm 无血管侵犯
		T_{1b} 期:单个肿瘤直径>5 cm 无血管侵犯
	T_2 期	单个肿瘤侵犯肝内血管或多发肿瘤有或无血管侵犯
	T_3 期	肿瘤穿透脏层腹膜
	T_4 期	肿瘤直接侵犯肝外结构
N 分期	N_x 期	区域淋巴结无法评估
	N_0 期	无区域淋巴结转移
	N_1 期	区域淋巴结转移
M 分期	M_0 期	无远处转移
	M_1 期	远处转移
TNM 分期	0 期	T_{is}、N_0、M_0
	Ⅰ期	Ⅰ A 期:T_{1a}、N_0、M_0
		Ⅰ B 期:T_{1b}、N_0、M_0
	Ⅱ期	T_2、N_0、M_0
	Ⅲ期	Ⅲ A 期:T_3、N_0、M_0
		Ⅲ B 期:T_4、N_0、M_0 或者任何 T、N_1、M_0
	Ⅳ期	在任何 T,任何 N、M_1

四、诊断

(一) 临床表现

早期多无明显临床症状,一般有腹部不适、乏力、恶心、发热等。晚期可出现腹痛、体重下降、腹部包块、黄疸等。

(二) 实验室检查

(1) 血常规、肝功能、生化电解质。

(2) 推荐肿瘤标志物 CA19 - 9,有研究认为胆管癌中 85% 的患者 CA19 - 9 可升高。由于胆道肿瘤、空回肠肿瘤、胰腺肿瘤时 CA19 - 9 均可升高,联合 CEA 和 CA125 可提高其鉴别诊断率。合并梗阻性黄疸时,肿瘤标志物 CA19 - 9 诊断特异性低。胆道引流梗阻解除后 CA19 - 9 仍维持高值,提示胆道肿瘤可能。

（三）影像学检查

1. B超　典型 ICC 的超声声像图表现为形态不规则、边界不清的低回声不均质肿块，病灶内多能及高阻动脉血流。ICC 在彩色多普勒超声下多显示为乏血供型。ICC 的超声表现具有多样性，灰阶超声表现虽具有一定的特征性，但其诊断准确率较低，术前明确诊断仍较困难。多种影像学诊断方法相结合相有助于该病的诊断。

2. CT诊断　CT 平扫一般表现为无包膜的低密度肝内肿块，边缘不清，密度不均。动脉增强期肿块有轻度不均匀的薄环形边缘增强，门脉期增强肿块呈厚环状或不完整的厚环状增强，但仍呈相对低密度表现。该期肿瘤边界较动脉期显示更为清楚，利于病变范围的观察。增强后延迟期肿块呈不定形轻度增强或完全增强，此期病变检出灵敏度最高。

3. MRI诊断　与正常肝脏组织相比，T_1 加权像时肿瘤组织表现为低信号病灶；T_2 加权像时肿瘤组织表现为外周高信号，中央低信号的异质性团块。中央的低密度可能与组织纤维化相关。动态增强扫描时病灶增强程度依局部的血供、坏死及囊变、纤维化程度的不同而异。由于 ICC 常为少血供、富含纤维组织的肿瘤，以增强早期增强不明显或部分边缘轻度增强，延迟期向心性增强为最常见的征象。病灶周围肝内胆管轻度扩张，局部肝被膜回缩明显。

4. 磁共振胰胆管成像（MRCP）诊断　作为一种无创性胰胆管显影技术，MRCP 能完整且直观地显示肝内外胆管树图像。对于管周浸润型及管内生长型肝门部胆管细胞癌，MRCP 可直观显示胆管的狭窄及管内的充盈缺损，远较断层图像清晰明了，对肿瘤定位、定性，分型及合并结石的显示与手术计划制订是必要的。它能显示肿瘤与胆管的关系及胆管受累范围，显示肿瘤的来源。

5. PET诊断　与 CT 相比，PET‐CT 对 ICC 和局部淋巴结转移的诊断并无优越性。但其存在远处转移的诊断优势，PET‐CT 在诊断中的额外发现可能会改变一部分患者的治疗策略。当怀疑有远处转移时，行 PET‐CT 检查是必要的。

（四）肝脏活组织检查

当肝脏肿瘤穿刺病理提示为腺癌时，应该着重排除其他原发性肿瘤的可能性，如肺、胰腺、胃、泌尿系统或妇科肿瘤。这一过程包括胸、腹、盆腔 CT 以及肠镜和上消化道内镜排除其他原发病灶。女性也应该常规行乳腺和妇科检查。

五、治疗

ICC 的治疗原则与 HCC 类似，包括手术切除、局部消融治疗、经肝动脉介入治疗、放疗及全身治疗。

（一）手术切除

手术切除仍是目前有望治愈 ICC 的最有效手段。多项研究显示在保留足够有效肝脏体积及保证手术安全性的前提下，根治切除术（R0 切除）中获取足够的肿瘤切缘是值得推荐的。是否常规进行肝门部淋巴结的清扫目前尚未达成共识，但因 ICC 的淋巴转移率较高，且肝门部淋巴结的病理检查能让 ICC 的分期更为准确，因此越来越多的证据推荐常规进行肝门部淋巴结清扫，更大范围的淋巴结清扫是否对生存有益尚需谨慎评估。

由于 ICC 患者行肝移植术后效果较差，5 年生存率明显低于普通患者肝移植术后，因此肝移植术用于治疗 ICC 目前尚存在争议。但是近年来有研究显示，单发且直径小于 2 cm、无肝内转移的早期 ICC 患者，5 年生存率可超过 50%。谨慎选择 ICC 肝移植术的适应证，可能有利于患者预后。

（二）局部消融治疗

射频热凝固术或微波消融术，都是通过射频或微波的热效应，在肿瘤区域产生热凝固坏死，以达到杀灭肿瘤的目的。因此，不论哪种类型肝脏肿瘤均可以采用这两种方法。目前在选择 ICC 射频或微波适应证时，一般是参照 HCC 的适应证。

（三）经肝动脉介入治疗

正常肝实质约 75% 的血供来自门静脉，而肝肿瘤（包括转移性和原发性）80%～100% 的血供来自肝动脉。因此，治疗药物可以通过肝动脉有效地进入肿瘤。不同类型的肝动脉治疗方式已被用于 ICC，包括经肝动脉灌注化疗（hepatic arterial infusion，HAI）、经动脉化疗栓塞术（transarterial chemoembolization，TACE）、单纯颗粒栓塞和放射性栓塞。

1. HAI　是通过肝动脉导管将高浓度的化疗药物直接输送到肝脏。常用的药物包括氟尿嘧啶、丝裂霉素 C、表柔比星、顺铂等。

2. TACE　是将小颗粒注射到肿瘤的动脉供血中，导致末梢血管阻塞，随后发生特征性坏死。TACE 包括通过肝动脉将载有化疗药物（最常见的是多柔比星）的微球注入肿瘤。化疗栓塞对癌细胞产生细胞毒性和缺血效应，在许多机构中，化疗栓塞已在很大程度上取代了单纯栓塞。

3. 放射性栓塞　即内放疗，是指将具有放射活性的微球通过肝动脉注射至肿瘤，针对肿瘤进行大剂量放疗，最常见的放射性核素为钇 90，半衰期长，治疗需要数周时间。该疗法耐受性好，珠粒体积小，栓塞效果好，栓塞后综合征发生率低。然而，有将放射性颗粒分流到肺的风险，导致肺破裂和与辐射相关的肝毒性。因此需要具备该技术的专业人员进行操作。

（四）放疗

包括外放疗和内放疗。内放疗是将放射性核素经机体管道或针管植入肿瘤内。外放疗是利用放疗设备产生的射线（光子或粒子）从体外对肿瘤照射，如立体定向放射治疗（即质子束放射治疗）。

（五）系统化疗

全身化疗对晚期胆管癌患者的治疗有一定益处，但 ICC 的系统治疗研究很少，通常来自于对胆管癌的研究。目前，吉西他滨联合顺铂一直是局部进展期或转移性 ICC 的标准姑息治疗方案。有研究显示，白蛋白紫杉醇联合吉西他滨用于一线治疗晚期或转移性胆管癌，可延长患者的中位生存期，取得良好效果。

（六）分子靶向治疗

近年来，针对 ICC 的靶向治疗成为学者研究的热点。外显子测序研究显示，30%～40%的 ICC 存在明显的基因突变，包括表皮生长因子受体（epithelial growth factor receptor，EGFR）、异柠檬酸脱氢酶（isocitrate dehydrogenase，IDH）、*BRAF*、*VEGF* 基因突变。针对突变基因的靶向治疗现已应用在临床实践当中。

（七）免疫治疗

免疫检查点抑制剂已被应用于多种人类癌症的治疗，且在一部分患者中具有良好的反应率。近年来，包括细胞毒性 T 淋巴细胞相关抗原 4（cytotoxic T lymphocyte asssociated antigen-4，CTLA－4）、程序性细胞死亡蛋白 1（programmed death-1，PD－1）和程序性细胞死亡配体 l（programmed deathligand-1，PD－L1）在内的免疫检查点被证实可抑制实体肿瘤的免疫反应。近年来，针对免疫检查点的新型药物在癌症治疗中取得了成功。

六、护理

（一）ICC 的护理措施

ICC 的护理措施同 HCC，详见"第一节肝细胞癌"相关内容。

（二）筛查与预防

ICC 的临床症状往往缺如或不典型，对于有明确的 ICC 发生相关病因的患者，如原发性硬化性胆管炎、慢性肝炎病毒感染、肝硬化、寄生虫感染、肝内胆管结石、先天性胆道畸形、代谢综合征等，建议规律地进行体检。

（三）预后与随访

ICC 的恶性程度极高，晚期无法接受根治性手术切除患者 5 年生存率小于 10%，即使根治手术切除的患者，其近期转移复发率仍较高，且转移复发后缺乏有效的治疗手段，5 年生存率仅 20%～35%。

目前尚没有数据支持对接受胆管癌切除术的患者实施特定的监测计划；应根据患者实际情况作出随访计划。建议对胆管癌切除的患者，应考虑每 6 个月进行一次影像学检查，随访时间为 2 年，然后每年进行一次，直至 5 年。如果疾病进展，应考虑根据最初的检查重新评估。

七、经典案例

患者，男性70 岁，于2016 年1 月30 日行腹部 CT 检查，示肝内多发异常信号及多发结节，腹腔多发增大淋巴结，于2 月15 日收入院。腹部 MRI 示左肝弥漫性占位，伴有右肝多发性转移，椎体等多处骨转移，无外科手术指征，恶心呕吐明显，考虑与左肝增大压迫有关，欲行肝穿刺明确病理，患者家属拒绝。2 月 20 日后查血示 *D*－二聚体 4.5 mg/L，PLT 75×10⁹/L；2 月 21 日护士抽血时发现其右侧手臂 2.5 cm×2 cm、4 cm×2 cm 两处淤斑，左侧手臂 2 cm×2 cm 淤斑，接检验科报危急值：PLT 28×10⁹/L，高度警惕 DIC；2 月 22 日再次接危急值：APTT 80.2 s，凝血酶原时间 18.2 s，PT 活动度

40.8％,PTR 1.52,纤维蛋白原 0.51 g/L,部分凝血酶原时间 80.2 s,凝血酶时间 42.6 s。患者为肿瘤晚期,目前皮肤有淤斑,验血示 PT、APTT 进行性延长,PT 进行性下降,Fb 进行性下降,SFDP 及 Dimor 明显升高;双肺呼吸音粗,双肺底可闻及湿啰音。请 ICU 会诊:①肝癌;②MODG。根据 DIC 的诊断要点确定患者并发 DIC(由于 D -二聚体升高早于 3P 试验、FDP 及其他凝血指标,是 DIC 早期诊断指标)。

(一) 护理诊断

1. 体液不足　与患者并发 DIC 有关。

2. 营养失调　低于机体需要量。

3. 皮肤受损　有皮肤完整性受损的危险。

4. 活动无耐力　与患者病情有关。

(二) 护理措施

1. 体液不足

(1) 严密观察病情变化:及时观察患者生命体征及治疗后凝血功能的各项指标,尤其是凝血酶原、纤维蛋白酶原、PT 活动度、APTT 及血清 D -二聚体、血小板计数等,同时观察患者整体治疗效果,有无皮肤黏膜和其他脏器出血及其他相关并发症。

(2) 准确记录患者的液体出入量,发现异常及时通知医生。

(3) 遵医嘱按时准确使用抗凝药物,注射后指导患者延长穿刺点按压时间,预防皮下淤青。刷牙时,宜用软毛刷,或用热水烫一下,避免牙龈出血,及时观察患者皮肤、黏膜淤斑有无增多或吸收,或伴随其他部位出血,尤其要观察患者有无脑出血先兆,随时做好抢救准备。

(4) 根据医嘱给予静脉输液或输血,并根据病情需要,及时追加液体输入量。

2. 营养失调

(1) 根据患者病情做好营养评估。

(2) 指导患者进食清淡、易消化的食物,避免辛辣、刺激性、坚硬、带刺的食物,预防消化道出血;保持大便通畅,预防便秘,如出现排便困难,必要时遵医嘱服用缓泻剂或使用开塞露,避免用力排便;保持情绪稳定,避免情绪激动。

3. 保持皮肤完整性

(1) 根据患者病情准确评估患者压疮危险因素,做好压疮的防护工作。

(2) 加强皮肤清洁护理,定时变换体位,保持床垫柔软平整,避免压伤或擦伤皮肤继而引起感染。

4. 活动无耐力

(1) 根据患者病情做好自理能力、防跌倒、压疮危险因素评估,并且根据实际情况,做好高危因素防护措施,保护患者安全。

(2) 指导患者以卧床休息为主,及时加护栏,减少下床次数,穿防滑拖鞋,家属 24 h 陪护,如有头晕、乏力等症状,以床上大小便为宜,穿柔软棉质衣物,保持舒适。

第三节　混合性肝癌

一、概述

混合型肝细胞癌-胆管细胞癌(HCC-ICC)指肝细胞和胆管上皮细胞双向分化并存于同一肿瘤或肝脏中,是一种少见的原发性肝癌,发病率仅占原发性肝癌的 0.7%～14%,由 Allen 等学者于 1949 年首次发现并报道。患者多为中老年,男性居多,亚洲人群的发病诱因多为肝炎病毒感染,欧洲人群的发病诱因则较为复杂,尚未定论。

二、临床表现

HCC-ICC 在临床上与典型肝细胞癌无明显区别,其相似点在于患者以男性为主、血清标志物 AFP 阳性、肝硬化病史以及肝炎病毒相关性。因而多数研究者认为,在亚洲范围内 HCC-ICC 是 HCC 的变异。

三、病因与发病机制

关于 HCC-ICC 起源的相关研究鲜有报道,且观点不一。有学者认为在 HCC-ICC 中胆管反应与炎性坏死和纤维化程度密切相关,HCC-ICC 细胞可产生促纤维化因子,或由其他胆管细胞依赖的机制促进纤维化的发展,因此他提出 HCC-ICC 起源于胆管细胞,其生物学特性与胆管细胞类似;也有学者认为大部分慢性肝脏疾病是原发性肝癌的强烈致病因素,因此肝祖细胞在慢性肝炎的情况下是潜在的癌变靶点,肝祖细胞的激活与原发性肝癌的发生发展密切相关;同时他提出 HCC-ICC 可能起源于肝祖细胞,其具有向肝细胞和胆管细胞双向分化的能力。

四、诊断

目前 HCC-ICC 诊断的金标准仍为组织病理学检测,活检标本常以 2 个单克隆起源的肝细胞与胆管细胞分化,在同一肿瘤细胞中密切融合为标志。对于 HCC-ICC 的术前诊断主要依靠血清肿瘤标志物结合影像学的检查,AFP 和 CA19-9 同时升高可有助于 HCC-ICC 的诊断。

五、治疗

HCC-ICC 的治疗方式与 HCC 类似,主要包括手术切除、肝移植,辅以局部消融治疗、TACE 及综合治疗;与 HCC/ICC 不同的是,目前有关 HCC-ICC 基因分子生物学方面的研究较少,也鲜有揭示其基因组构成的研究。HCC-ICC 的预后较差,研究显示,根治性切除术后 HCC-ICC 的平均复发时间、平均生存期和 5 年生存率均低于 HCC/ICC。

第四节　继发性肝癌

一、概述

继发性肝癌又称转移性肝癌,是指身体其他部位的恶性肿瘤转移到肝脏而形成的肿瘤。由于肝脏特殊的肝动脉、门静脉双重供血特点,肝脏成为肿瘤转移最常见的器官。常见的继发性肝癌有结直肠癌肝转移、胃癌肝转移、肺癌肝转移、乳腺癌肝转移等。

在欧美国家,转移性肝癌比原发性肝癌高发 9～20 倍,在亚洲和非洲则以原发性肝癌为多见。其中转移性肝癌以结直肠癌肝转移最为多见。20 世纪 80 年代,发病年龄偏低,平均 45 岁,30 岁以下为 10％～15％,以低位直肠癌为主(约 70％),常合并血吸虫。进入 21 世纪以来,发病年龄增高,在上海平均为 61 岁,结肠癌占多数,约为 60％,合并血吸虫少,肝脏转移率明显增加。

二、病因与发病机制

转移性肝癌的病因尚未完全明确。目前认为可能与以下因素有关。

1. 病毒性肝炎　研究表明,HBV 表面抗原阳性者其肝癌发病的危险性是阴性者的 10～50 倍。我国 90％的肝癌患者的 HBV 阳性,提示 HBV 与肝癌有密切的关系。

2. 肝硬化　在各类肝硬化中以大结节性肝硬化(包括坏死性肝硬化、肝炎肝硬化或混合性肝硬化)最常伴发肝癌,而小结节性肝硬化较少。我国肝癌合并肝硬化比例很高,为 53.9％～90％。

3. 黄曲霉污染　黄曲霉常见于霉变的玉米和花生。黄曲霉毒素能诱发动物肝癌已被证实。在肝癌相对高发区调查提示肝癌的流行可能与粮食被黄曲霉及其毒素污染有关。

4. 饮水污染　已发现污水中藻类毒素与肝癌的发病密切相关。

三、临床表现

临床表现与原发性肝癌很相似,但比原发性肝癌发展慢,症状也较轻。如转移性肝癌与原发器官癌同时存在,则表现为原发癌症状,而肝脏症状轻微或不明显,只能在体检或剖腹探查时发现肝转移。如原发癌切除后又出现肝转移,则患者多主诉上腹或肝区闷胀不适或疼痛,随着病情发展,患者可出现乏力、食欲缺乏、体重减轻或发热等。

（一）症状

1. 肝区疼痛　是肝癌最常见的症状,约半数以上患者以此为首发症状,多呈持续性胀痛或钝痛,是因癌肿生长过快、肝包膜被牵拉所致,左侧卧位明显,夜间或劳累时加重。如病变侵犯膈肌,疼痛可牵涉右肩或右背部;如癌肿生长缓慢,则可完全无痛或仅有轻微钝痛。当肝表面的癌结节破裂,可突然引起剧烈腹痛,从肝区开始迅速延至全腹,产生急腹症的表现,如果出血量大可导致休克。

2. 黄疸　一般出现在肝癌晚期,多为阻塞性黄疸,少数为肝细胞性黄疸。前者常因癌肿压迫或侵犯胆管或肝门转移性淋巴结肿大压迫胆管造成阻塞所致;后者可由于癌组织肝内广泛浸润或合并肝硬化、慢性肝炎引起。

3. 出血倾向　如鼻、牙龈出血,与肝功能障碍、脾功能亢进有关。

4. 肝硬化征象　在失代偿期肝硬化基础上发病者有基础病的临床表现。原有腹水者可表现为腹水迅速增加且具难治性,腹水一般为漏出液。血性腹水多因肝癌侵犯肝包膜或向腹腔内破溃引起,少数因腹膜转移癌所致。

5. 消化道和全身症状　常表现为食欲减退、腹胀、恶心、呕吐或腹泻等,易被忽视。可有不明原因的持续性低热或不规则发热,抗生素治疗无效;早期,患者消瘦、乏力不明显;晚期,体重呈进行性下降,可伴有贫血、出血、浮肿等恶病质表现。

(二)体征

体检时在上腹部可扪到增大的肝脏及质地坚硬有触痛的癌结节,晚期患者可出现贫血、黄疸和腹水等。在发现肝区癌瘤同时,如果发现其他脏器有原发癌存在,诊断多可确立。临床诊断有困难时,可在B超引导下做肝穿刺活检。转移性肝癌血清AFP测定常为阴性。

1. 肝脏大　为中、晚期肝癌的主要临床体征。肝脏呈进行性增大,质地坚硬,表面凸凹不平,有明显结节或肿块,边缘钝而不整齐,常有不同程度的压痛。肝癌突出于右肋弓下或剑突下时,上腹可呈现局部隆起或饱满,如癌位于膈面,则主要表现为膈肌抬高而肝下缘不下移。癌肿位于肝右叶顶部者,肝浊音界上移,有时膈肌固定或活动受限,甚至出现胸腔积液。晚期患者可出现黄疸和腹水。

2. 脾大　多见于合并肝硬化或门静脉高压症的病例,门静脉或脾静脉内癌栓或者肝癌压迫门静脉或脾静脉也能引起脾大。

3. 腹水　多因合并肝硬化、门静脉高压症,门静脉、肝静脉甚至下腔静脉癌栓所致,肿瘤浸润还可引起癌性腹水,肝癌自发破裂可引起血性腹水。

4. 合并肝硬化的其他表现　如肝掌、蜘蛛痣、腹壁静脉曲张等。

5. 恶性肿瘤的全身性表现　有进行性消瘦、发热、食欲不振、乏力、营养不良和恶病质等。

6. 转移灶症状　如转移至肺、骨、脑、淋巴结、胸腔等处,还可呈现相应部位的临床症状。有些患者以转移灶症状首发而就诊。

四、鉴别诊断

转移性肝癌主要与下列疾病相鉴别。

(一)原发性肝癌

原发性肝癌多有肝炎、肝硬化病史,AFP、乙肝或丙肝标志物常阳性,影像学检查肝内实性占位病灶常单发,有时合并门静脉癌栓。

(二)肝海绵状血管瘤

肝海绵状血管瘤发展慢,病程长,临床表现轻。CEA、AFP均阴性,乙肝与丙肝标志物常阴性,B超为强回声光团,内有网状结构,CT延迟像仍为高密度,肝血池扫描呈阳性。

(三)肝脓肿

肝脓肿常有肝外(尤其是胆道)感染病史,有寒战、高热、肝区痛、血白细胞计数及中性粒细胞数增多,B超、CT可见液平,穿刺有脓液,细菌培养多呈阳性。

(四)肝脏上皮样血管内皮细胞瘤

肝脏上皮样血管内皮细胞瘤是一种非常罕见的肝脏恶性肿瘤。其临床表现、血清学检查以及B超、CT等影像学表现都与转移性肝癌相似,临床上鉴别非常困难。尤其是原发性癌症隐匿的继发性肝癌,只能靠穿刺活检鉴别。穿刺组织第8因子相关抗原阳性是其特征,为鉴别诊断要点。

五、治疗

转移性肝癌首选手术治疗,包括肝叶切除术、腹腔镜肝叶切除术、"达芬奇"机器人辅助肝叶切除术、ALPPS术、同期切除、分期切除,肝脏优先模式等。

虽然外科手术治疗是转移性肝癌的首选治疗方法,但有些患者在发现时已无手术指征。近年来肝动脉化疗栓塞、放疗、化疗、无水乙醇注射、冷冻、微波、生物治疗以及靶向治疗等非手术治疗的发展和进步,特别是多种治疗方法的综合应用,延长了继发性肝癌患者的生存期,缓解了患者的症状,也提高了患者的生活质量。具体内容与其他肝癌治疗相似,便不再赘述。

对于肝癌根治性手术切除患者,5年内仍有60%~70%出现转移、复发,故肝癌根治术后患者应坚持随访,定期复查AFP及超声,以尽早发现转移、复发。对于切除术后复发的肝癌,如一般情况好,肝功能正常,病灶局限,应积极争取再次手术切除,有资料表明,根治性切除术后复发性肝癌再切除术后5年生存率可到达53.2%,而对于病灶较深、多发、肝功能差的患者可采用非手术治疗方法。

六、护理

转移性肝癌护理与其他肝癌护理相似,便不再赘述。另需注意原发性癌症的并发症,如胃排空障碍、肺部并发症、皮瓣坏死、淋巴水肿等。

七、经典案例

病例一

患者,男性,74岁,结直肠癌伴肝转移。患者体检时发现肝占位,PET/CT示直肠癌伴肝右前下叶转移可能,为进一步治疗收入院。完善各项术前准备,在联合麻醉下行经腹会阴联合直肠癌根治术(Miles术)＋特殊肝段切除＋胆囊切除术,术中诊断:结直肠癌伴肝转移,术后转肝脏外科监护室,生命体征平稳。

（一）护理诊断

1. 疼痛　与手术创伤大有关。

2. 有下肢深静脉血栓发生的危险　与术后长时间卧床有关。

3. 有营养失调的可能　与术后长时间禁食有关。

（二）护理措施

1. 做好病情、生命体征观察

（1）密切观察生命体征的变化，接患者后即刻落实疼痛评估 1 次，每 30 min 测脉搏、呼吸、血压和氧饱和度，共 6 次，待血压平稳后每班交接班测脉搏、呼吸、血压 1 次至术后 24 h，以后每日日班接班时测脉搏、呼吸、血压 1 次直至转 2 级护理，或按医嘱予心电监护。

（2）及伤口引流情况，体温的变化等。警惕出血、感染、肝性脑病等并发症。

（3）疼痛护理：疼痛评分＜4 分者，采取宽慰、分散注意力、改变体位、促进有效通气、解除腹胀等措施以缓解其疼痛。疼痛评估≥4 分者，应立即通知医生，遵医嘱适量使用镇静镇痛药物并观察镇痛效果，做好记录。

2. 体位　手术当天，患者返回病房后应平卧，头下垫一软枕。待血压平稳后，鼓励患者床上翻身、抬臀，以促进胃肠道蠕动。如无禁忌，一般术后第 1 天要求床上活动，第 2 天坐起，第 3 天在护理人员协助下床边坐或床边活动，第 4 天可扶着上厕所，以后逐渐增加活动量。

3. 早期下床活动　鼓励患者床上活动，翻身、抬臀等，以促进胃肠道蠕动。术后 24～48 h 鼓励患者下床活动，从床旁坐、床旁站过渡到床旁活动，循序渐进，结合"肝外科术后早期活动"图表完成术后活动锻炼。下床活动时，部分患者会出现头晕，无力的症状，应有人陪护，并教育陪护人员及家属离开时要告知护士或交代其他陪护人员代为照看，防止跌倒，以后逐渐过渡到走廊散步等活动。

4. 饮食护理　禁食至胃肠道蠕动、恢复肛门排气或结肠造口开放后，根据 NRS - 2002 营养风险筛查表，完善患者术后营养状态评估，给予流质，1 周后进食半流质或软食，有结肠造口患者应注意尽量少吃产气食物。

5. 人工肛门护理　做好会阴部护理，保持会阴部清洁、干燥，及时换药，预防褥疮的发生。肛门部切口术后 4～7 d 可以用 1∶5 000 高锰酸钾温水坐浴，每日 2 次。人工肛门于拆线后再进行扩肛。人工肛门护理注意事项：①更换造口袋时应防止袋内容物排出污染伤口；②撕离造口袋时应注意保护皮肤，防止皮肤损伤；③注意造口与伤口距离，保护伤口，防止污染伤口；④贴造口袋前一定要保证造口周围皮肤干燥；⑤造口袋剪裁时与实际造口方向相反，不规则造口要注意裁剪方向；⑥造口袋底盘与造口黏膜之间保持适当空隙（1～2 mm），缝隙过大时粪便刺激皮肤易引起皮炎，过小则底盘边缘与黏膜摩擦将会导致不适甚至出血；⑦如使用造口辅助用品应当在使用前认真阅读产品说明书，如使用防漏膏应当按压底盘 15～20 min；⑧教会患者观察造口周围皮肤的血运情况，并定期扩肛，防止造口狭窄。

病例二

患者,女性,65岁,胃癌术后肝转移。患者胃癌术后5年,发现肝转移4年,现肿瘤增大,CT示胃癌术后、肝脏转移,肝右后叶见最大截面4.3 cm×5.8 cm片状低密度影,为进一步治疗收入院。完善各项术前准备后在联合麻醉下行特殊肝段切除术+复杂肠粘连松解术,术后安返病区。生命体征:体温36.8℃,脉搏84次/分,呼吸16次/分,血压120/76 mmHg;疼痛评分2分;患者术后自理能力评分20分,重度依赖;VTE评分高危,6分;跌倒评分高危,3分;压疮危险因素14分。

(一)护理诊断

1. 疼痛　与手术腹部伤口有关。

2. 电解质紊乱　与术后长时间禁食、留置胃管有关。

3. 焦虑　与担心手术预后有关。

(二)护理措施

1. 做好病情、生命体征观察

(1)密切观察生命体征的变化,接患者后即刻落实疼痛评估1次,每30 min测脉搏、呼吸、血压和氧饱和度,共6次,待血压平稳后每班交接班测脉搏、呼吸、血压1次至术后24 h,以后每日日班接班时测脉搏、呼吸、血压1次直至转2级护理,或按医嘱予心电监护。

(2)注意神志的改变和检验报告,如血常规、肝功能、出凝血情况以及伤口引流情况体温的变化等。警惕出血、感染、肝性脑病等并发症。

(3)疼痛护理:疼痛评分<4分者,采取宽慰、分散注意力、改变体位、促进有效通气、解除腹胀等措施以缓解其疼痛。疼痛评估≥4分者,应立即通知医生,遵医嘱适量使用镇静镇痛药物并观察镇痛效果,做好记录。

(4)每日动态观察患者尿量,有异常及时通知医生。

(5)观察患者有无低钾或低钠的临床表现,如四肢无力,精神萎靡等,根据医嘱进行静脉补钾。

(6)做好心理护理及健康指导,解除患者的焦虑情绪。

2. 体位　手术当天,患者返回病房后应平卧,头下垫一软枕,待血压平稳后,可适当抬高床头、床尾,左右翻身频率依据患者的具体情况和是否使用了减压床垫而定。

3. 注意保暖,防止意外损伤　予以床栏保护,患者若有烦躁不安,应视病情使用约束带,防止坠床。保持呼吸道通畅,观察有无呼吸道阻塞现象,防止舌后坠、痰液堵塞气道引起缺氧、窒息。

4. 早期下床活动　鼓励患者床上活动,翻身、抬臀等,以促进胃肠道蠕动。术后24~48 h鼓励患者下床活动,从床旁坐、床旁站过渡到床旁活动,循序渐进,结合"肝外科术后早期活动"图表完成术后活动锻炼。下床活动时,部分患者会出现头晕,无力的症状,应有人陪护,并教育陪护人员及家属离开时要告知护士或交代其他陪护人员代为照看,防止跌倒,以后逐渐过渡到走廊散步等活动。

5. 饮食方面

(1) 术前应选清淡、高蛋白、低脂、无刺激的易消化食物,少量多餐。

(2) 术前饮食多样化,注意食物搭配,同时做好口腔护理,以利于增进食欲。

(3) 术后根据"NRS-2002 营养风险筛查表"完善患者术后营养状态评估,给予患者早期营养:拔除胃管,肛门排气,胃肠道功能恢复后,遵医嘱给予流质、半流质,以后逐渐过渡到软食及普食。少食多餐,切忌暴饮暴食。遵医嘱给予静脉输注营养药物。

6. 预防倾倒综合征　早期倾倒综合征多于进食后 30 min 内,患者出现心悸、出汗、无力、面色苍白等表现,伴恶心、呕吐、腹部绞痛、腹泻等消化道症状。晚期倾倒综合征(低血糖综合征)多发生于餐后 2~4 h,患者头晕、心慌、无力、出冷汗、脉搏细弱甚至晕厥,也可虚脱。早期倾倒综合征处理:少量多餐,避免过甜、过咸、过浓的流质饮食,宜进食低碳水化合物、高蛋白饮食。进餐时限制饮水。进餐后平卧 10~20 min。饮食调整后症状不缓解,应用生长抑素治疗。晚期倾倒综合征处理:饮食中减少碳水化合物含量,增加蛋白质比例,少量多餐。出现症状时稍进饮食,尤其是糖类,可缓解。症状严重者,可应用生长抑素奥曲肽 0.1 mg 皮下注射,每日 3 次。

病例三

　　患者,男性,66 岁,肺癌肝转移。患者 MRI 发现左下肺结节灶,直径约 1.4 cm,肝脏多发转移性癌,吸烟史 30 年,为进一步治疗收入院。完善各项术前准备,在联合麻醉下行胸腔镜左下肺叶切除术＋肝叶切除术＋复杂肠粘连松解术＋胆囊切除术,术中诊断:肺癌肝转移,术后安返病区。生命体征:体温 36.4 ℃,脉搏 76 次/分,呼吸 18 次/分,血压 128/76 mmHg。疼痛评分 3 分;术后自理能力评分 20 分,重度依赖;跌倒高危 3 分;VTE 评分为 8 分,高危;压疮危险因素 14 分。

(一) 护理诊断

1. 疼痛　与手术创伤大有关。

2. 低效性呼吸形态　与长期吸烟有关。

3. 有下肢深静脉血栓发生的危险　与术后长时间卧床有关。

4. 肺不张可能　与留置胸管有关。

(二) 护理措施

1. 做好病情、生命体征观察

(1) 密切观察生命体征的变化,接患者后即刻落实疼痛评估 1 次,每 30 min 测脉搏、呼吸、血压和氧饱和度,共 6 次,待血压平稳后每班交接班测脉搏、呼吸、血压 1 次至术后 24 h,以后每日日班接班时测脉搏、呼吸、血压 1 次直至转 2 级护理,或按医嘱予心电监护。

（2）注意观察神志改变和检验报告，如血常规、肝功能、出凝血情况以及伤口引流情况、体温的变化等。警惕出血、感染、肝性脑病等并发症。

（3）疼痛护理：疼痛评分＜4 分者，采取宽慰、分散注意力、改变体位、促进有效通气、解除腹胀等措施以缓解其疼痛。疼痛评估≥4 分者，应立即通知医生，遵医嘱适量使用镇静镇痛药物并观察镇痛效果，做好记录。

2. 体位 手术当天，患者返回病房后应平卧，头下垫一软枕，待血压平稳后，可适当抬高床头、床尾，左右翻身频率依据患者的具体情况和是否使用了减压床垫而定。

3. 注意保暖，防止意外损伤 予以床栏保护，患者若有烦躁不安，应视病情使用约束带，防止坠床（B 级推荐）。保持呼吸道通畅，观察有无呼吸道阻塞现象，防止舌后坠、痰液堵塞气道引起缺氧、窒息。

4. 早期下床活动 鼓励患者床上活动，翻身、抬臀等，以促进胃肠道蠕动。术后24～48 h 鼓励患者下床活动，从床旁坐、床旁站过渡到床旁活动，循序渐进，结合"肝外科术后早期活动"图表完成术后活动锻炼。下床活动时，部分患者会出现头晕、无力的症状，应有人陪护，并教育陪护人员及家属离开时要告知护士或交代其他陪护人员代为照看，防止跌倒，以后逐渐过渡到走廊散步等活动。

5. 保持呼吸道通畅，加强呼吸道护理 ①指导患者有效排痰，咳痰时可用手在术侧胸壁稍加压力，以减少胸壁震动而引起的疼痛。②用手指轻压胸骨切迹上的气管诱发咳嗽。③术后第 1 日起每 2 h 坐起拍背（手呈空心碗状，由外而内，由下而上，避开伤口）松动痰液，以利痰液咳出，有利于呼吸道通畅，防止肺炎、肺不张的发生。④指导患者行深呼吸、吹气球、缩唇式呼吸法等呼吸功能锻炼。

病例四

　　患者，女性，64 岁，乳腺癌肝转移。患者乳腺癌术后发现肝占位，CT 示肝门占位，部分胆管扩张，为进一步治疗收入院。完善各项术前准备，在联合麻醉下行特殊肝段切除术，术中诊断：乳腺癌伴肝转移，术后安返病区。生命体征：体温 36.7 ℃，脉搏 84 次/分，呼吸 20 次/分，血压 110/70 mmHg；疼痛评分 2 分；术后自理能力评分 20 分，重度依赖；跌倒评分 2 分；压疮危险因素 15 分；VTE 高危，6 分。

（一）护理诊断

1. 疼痛 与手术腹部伤口有关。

2. 焦虑 与担心手术预后有关。

3. 有营养失调的可能 与术后长时间禁食有关。

（二）护理措施

1. 做好病情、生命体征观察

（1）密切观察生命体征的变化，接患者后即刻落实疼痛评估 1 次，每 30 min 测脉搏、呼吸、血压和氧饱和度，共 6 次，待血压平稳后每班交接班测脉搏、呼吸、血压 1 次至术后 24 h，以后每日日班接班时测脉搏、呼吸、血压 1 次直至转 2 级护理，或按医嘱予心电监护。

（2）注意观察神志改变和检验报告，如血常规、肝功能、出凝血情况，以及伤口引流情况、体温的变化等。警惕出血、感染、肝性脑病等并发症。

（3）疼痛护理：疼痛评分＜4 分者，采取宽慰、分散注意力、改变体位、促进有效通气、解除腹胀等措施以缓解其疼痛。疼痛评估≥4 分者，应立即通知医生，遵医嘱适量使用镇静镇痛药物并观察镇痛效果，做好记录。

（4）做好患者的心理护理及健康宣教，解除患者的焦虑情绪。

2. 体位　手术当天，患者返回病房后应平卧，头下垫一软枕，待血压平稳后，可适当抬高床头、床尾，左右翻身频率依据患者的具体情况和是否使用了减压床垫而定。

3. 注意保暖，防止意外损伤　予以床栏保护，患者若有烦躁不安，应视病情使用约束带，防止坠床。保持呼吸道通畅，观察有无呼吸道阻塞现象，防止舌后坠、痰液堵塞气道引起缺氧、窒息。

4. 早期下床活动　鼓励患者床上活动，翻身、抬臀等，以促进胃肠道蠕动。术后 24～48 h 鼓励患者下床活动，从床旁坐、床旁站过渡到床旁活动，循序渐进，结合"肝外科术后早期活动"图表完成术后活动锻炼。下床活动时，部分患者会出现头晕、无力的症状，应有人陪护，并教育陪护人员及家属离开时要告知护士或交代其他陪护人员代为照看，防止跌倒（C 级推荐），以后逐渐过渡到走廊散步等活动。

5. 饮食方面

（1）术前应选清淡、高蛋白、低脂、无刺激的易消化食物，少量多餐。

（2）术前饮食多样化，注意食物搭配，同时做好口腔护理，以利于增进食欲。

（3）术后根据"NRS－2002 营养风险筛查表"完善患者术后营养状态评估，给予患者早期营养。肛门排气、胃肠道功能恢复后遵医嘱给予流质、半流质，以后逐渐过渡到软食及普食。少食多餐，切忌暴饮暴食。遵医嘱给予静脉输注营养药物。

6. 上肢功能锻炼　乳腺癌术后 1～2 d 患者进行手指屈曲与伸展、握拳、屈腕活动，3～4 d 可加上屈曲肘关节，注意避免患侧肢体外展，肩部的功能锻炼过早、频繁将影响肌皮瓣的愈合，可在引流管拔除后观察 2 d，若无积液发生可进行肩关节正常功能锻炼，如爬墙运动、梳理头发等，以恢复肢体功能。

（肖文洁　任海丽）

参考文献

［1］安澜，曾红梅，郑荣寿，等. 2015 年中国肝癌流行情况分析[J]. 中华肿瘤杂志，2019，41（10）：721－727.

［2］白雪莉，李国钢，梁廷波. 术后加速康复理念在肝胆胰外科手术应用现状及策略[J]. 中国实用外科杂志，2015，35（4）：360－363.

［3］《中华肝脏病杂志》编辑委员会，中华医学会肝病学分会肝癌学组. 肝细胞癌癌前病变的诊断和治

疗多学科专家共识(2020 版)[J].临床肝胆病杂志,2020,28(1):14-20.

［4］陈骏,毛谅,何健,等.第 8 版《美国癌症联合会肿瘤分期手册》肝内胆管细胞癌 TNM 分期解读[J].中华消化外科杂志,2017,16(4):330-335.

［5］陈曦,钟国超,龚建平.肝细胞肝癌的发病机制与治疗进展[J].国际外科学杂志,2020,47(3):202-206.

［6］胆道肿瘤专家委员会.CSCO 胆道系统肿瘤诊断治疗专家共识(2019 年版)[J].临床肿瘤学杂志,2019,24(9):828-838.

［7］董志涛,沈伟峰.肝内胆管细胞癌治疗进展[J].中华肝脏外科手术学电子杂志,2020,9(1):6-10.

［8］韩玥.2018《CSCO 原发性肝癌诊疗指南》解读——局部消融治疗部分[J].肝癌电子杂志,2018,5(3):8-10.

［9］胡雁.李晓玲.循证护理的理论与实践[M].上海:复旦大学出版社,2015.

［10］胡雁.陆咸琪.实用肿瘤护理[M].2 版.上海:上海科学技术出版社,2016.

［11］黄行芝,刘庆,彭树兰.临床护理实用手册[M].北京:人民军医出版社,2011.

［12］刘东明,陈璐,田垚,等.混合型肝癌的最新研究进展[J].天津医药,2016,44(9):1181-1184.

［13］孙永琨.2018《CSCO 原发性肝癌诊疗指南》解读——全身治疗部分[J].肝癌电子杂志,2018,5(3):11-14.

［14］王超群,陆录,钦伦秀.肝内胆管细胞癌诊疗策略[J].中华肝脏外科手术学电子杂志,2020,9(1):1-5.

［15］闫东.2018《CSCO 原发性肝癌诊疗指南》解读——肝动脉介入治疗部分[J].肝癌电子杂志,2018,5(3):4-7.

［16］杨辉.张文光.付秀荣.外科责任制整体护理常规[M].北京:人民卫生出版社,2014.

［17］杨梅,余娜,田聪林.多元化术前宣教模式对减轻患者术前心理压力及手术效果的影响分析[J]检验医学与临床,2016,13(6):13-16.

［18］张淑芬,王国琴,曹琳.实用临床护理操作规程——外科护理操作[M].南京:东南大学出版社,2012.

［19］张业繁,蔡建强.2018《CSCO 原发性肝癌诊疗指南》解读——外科部分[J].肝癌电子杂志,2018,5(3):1-3.

［20］赵美燕.围手术期患者护理常规[M].北京:科学出版社.2010.

［21］中国加速康复外科专家组.[J]中华消化外科杂志,2016,15(6):527-530.

［22］中国研究型医院学会肝胆胰外科专业委员会.肝胆胰外科术后加速康复专家共识(2015 版)[J].中华消化外科杂志,2016,15(1):1-6.

［23］中国医师协会麻醉学医师分会.促进术后康复的麻醉管理专家共识[J].中华麻醉学杂志,2015,35(2):141-148.

［24］中国医学会麻醉学分会.中国麻醉学指南与专家共识[M].北京:人民卫生出版社,2014.

［25］中华人民共和国国家卫生健康委员会医政医管局.原发性肝癌诊疗规范(2019 年版)[J].中华肝脏病杂志,2020,28(2):112-128.

［26］中华人民共和国卫生部.临床护理实践指南(2011 版)[M].北京:人民军医出版社.2011.

［27］中华预防医学会肿瘤预防与控制专业委员会感染相关肿瘤防控学组,中华预防医学会慢病预防与控制分会,中华预防医学会健康传播分会.中国肝癌一级预防专家共识(2018)[J].中华预防医学杂志,2019,53(1):36-44.

[28]　周霞.《2014 年美国肝胆胰学会共识声明：肝内胆管癌管理》摘译[J]. 临床肝胆病杂志,2015,31 (10):1584 - 1587.

[29]　American Society of Anesthesiologists Task Force on Preoperative Fasting. Practice guidelines for preoperative fasting and the use of pharmacologic agents to reduce the risk of pulmonary aspiration: application to healthy patients undergoing elective procedures: an updated report by the American Society of Anesthesiologists Committee on Standards and Practice Parameters[J]. Anesthesiol, 2011,114(3):495 - 511.

[30]　BENSON A B, D'ANGELICA M I, ABBOTT D E, et al. Guidelines insights: hepatobiliary cancers, version 2. 2019[J]. J Natl Compr Canc Netw, 2019,17(4):302 - 310.

[31]　MASSARWEH N N, EL-SERAG H B. Epidemiology of hepatocellular carcinoma and intrahepatic cholangiocarcinoma [J]. Cancer Control, 2017,24(3):107327417729245.

[32]　PETRICK J L, CAMPBELL P T, KOSHIOL J, et al. Tobacco, alcohol use and risk of hepatocellular carcinoma and intrahepatic cholangiocarcinoma: the liver cancer pooling project [J]. Br J Cancer, 2018,118(7):1005 - 1012.

[33]　SMITH I, KRANKE P, MURAT I, et al. Perioperative fasting in adults and children: guidelines from the European Society of Anesthesiology[J]. Eur J Anesthesiol, 2011,28(8):556 - 569.

第八章　肝硬化

一、概述

肝硬化(liver cirrhosis)是各种慢性肝病进展至以肝脏弥漫性纤维化、假小叶形成、肝内外血管增生为特征的病理阶段，代偿期无明显临床症状，失代偿期以门静脉高压和肝功能严重损伤为特征，患者常因并发腹水、消化道出血、脓毒症、肝性脑病、肝肾综合征和癌变等导致多器官功能衰竭而死亡。

二、病因与发病机制

（一）病因

肝硬化的病因多种多样，且不同地区不同种族其病因也不同。欧美国家酒精性肝硬化最常见，约占全部肝硬化的 70%，我国病毒性肝炎引起的肝硬化最常见。大多数肝硬化只有一个病因，也有多个病因同时作用，如 HBV、HCV 重叠感染；病毒性肝炎患者长期大量饮酒等。此外，在主要病因的基础上，一些协同因素可以促进肝硬化的发展，如肥胖、胰岛素抵抗、某些药物等。引起肝硬化的常见病因包括以下几种。

1. 病毒性肝炎　HBV 感染是我国肝硬化最常见的病因，约占全部肝硬化的 77%。据 WHO 统计，全球 HCV 的感染率约为 3%，约 1.7 亿人感染了 HCV，约有 1/3 的慢性 HCV 感染患者逐渐发展为肝硬化。

2. 酒精性肝硬化　是欧美国家肝硬化常见病因。长期大量饮酒可增加肠道通透性，肠道内毒素激活肝脏内外的巨噬细胞和单核细胞，进一步引发继发性肝损伤。

3. 非酒精性脂肪性肝病　高热量饮食、过量饱和脂肪酸、精制碳水化合物、加糖饮料、高果糖摄入和西方饮食均与体质量增加、肥胖等引起的非酒精性脂肪性肝病有关，进而可引起肝脏代谢紊乱，促进肝脏纤维化的发生发展。

4. 自身免疫性肝病　包括原发性胆汁性肝硬化(primary biliary cirrhosis，PBC)、自身免疫性肝炎和原发性硬化性胆管炎等，国外早期文献报道，82% 的自身免疫性肝炎伴桥接坏死的患者在 5 年内的发展为肝硬化。

5. 遗传代谢性疾病　主要包括肝豆状核变性、血色病、肝淀粉样变、遗传性高胆红素血症、α1-抗胰蛋白酶缺乏症、肝性卟啉病。

6. 药物或化学毒物　对乙酰氨基酚、抗结核药(异烟肼、利福平、吡嗪酰胺等)、抗肿瘤化疗药、部分中草药(雷公藤、何首乌、土三七等)、抗风湿病药物等毒蕈、四氯化碳等。

7. 寄生虫感染　主要有血吸虫病、华支睾吸虫病等。

8. 循环障碍　常见的有巴德-基亚里综合征和右心衰竭。

9. 隐源性肝硬化 指不能明确病因的肝硬化。

（二）发病机制

肝硬化的形成是一种损伤后的修复反应，发生在慢性肝损伤的患者中。在这一过程中，肝星状细胞活化是中心环节，还包括了正常肝细胞外基质的降解，纤维瘢痕组织的聚集、血管扭曲变形以及细胞因子的释放。

肝细胞受到损伤后，损伤区域被细胞外基质或纤维瘢痕组织包裹，如这一损伤修复过程持续反复发生，则纤维瘢痕组织越来越多，逐渐形成肝纤维化和肝硬化。肝脏受到炎症或其他损伤时，邻近的肝细胞、Kupffer 细胞、窦内皮细胞和血小板等通过旁分泌作用分泌多种细胞因子，如肿瘤坏死因子 α、转化生长因子 β、胰岛素生长因子等，激活肝星状细胞并可转化为增殖型肌成纤维细胞样细胞。激活的肝星状细胞一方面通过增生和分泌细胞外基质参与肝纤维化的形成和肝内结构的重建，另一方面通过细胞收缩使肝窦内压升高。

此外，肝细胞受损时，细胞外基质（主要是 Ⅰ、Ⅲ、Ⅴ、Ⅺ型胶原）含量明显增加且在基底膜和内膜下沉积。同时受组织基质金属蛋白酶抑制剂的负调控抑制基质降解。增多的细胞外基质不能降解是肝纤维化、肝硬化形成和发展的主要因素，因此促进基质降解也是抗纤维化治疗的重要方向。当肝细胞反复坏死修复并持续存在时，Ⅰ型和Ⅲ型胶原蛋白明显增多并沉着于小叶各处。随着窦状隙内胶原蛋白的不断沉积，内皮细胞窗孔明显减少，导致血液与肝细胞间物质交换障碍。初期增生的纤维组织虽形成小的条索但尚未互相连接形成间隔即为肝纤维化。如继续进展，小叶中央区和门管区等处的纤维间隔将互相连接，使肝小叶结构和血液循环改建而形成肝硬化。

三、临床表现

肝硬化各期的临床特征如表 8-1 所示。

表 8-1 肝硬化各期临床特征

分期	代偿期肝硬化			失代偿期肝硬化		
	1a 期	1b 期	2 期	3 期	4 期	5 期
特征	临床无显著门静脉高压，无消化道静脉曲张	临床有显著门静脉高压，但无消化道静脉曲张	消化道有静脉曲张，但无出血及腹水	有腹水，伴或不伴消化道静脉曲张	有消化道静脉曲张出血，伴或不伴腹水或肝性脑病	脓毒症，难控制消化道静脉曲张出血或顽固性腹水、急性肾损伤-肝肾综合征及肝性脑病等多器官功能损伤
注意要点	1a 期：预防临床显著门静脉高压；预防肝功能失代偿 1b 期：预防静脉曲张			预防失代偿期肝硬化肝功能进一步恶化，降低病死率		降低病死率
风险因素	饮酒、肥胖、持续性肝脏损伤因素（如乙型肝炎、丙型肝炎）			可导致肝肾功能受损的因素（如饮酒、肌肉减少、维生素 D 缺乏）		

肝硬化起病常隐匿,早期可无特异性症状、体征,可分为代偿期、失代偿期及再代偿期和(或)肝硬化逆转4期。国外指南根据是否出现腹水、食管静脉曲张出血、肝性脑病等并发症,将肝硬化分为5期,代偿期(1、2期)和失代偿期(3、4、5期),其年病死率分别为1.5%、2%、10%、21%和87%。

(一)代偿期肝硬化

代偿期肝硬化症状较轻,缺乏特异性。有时仅表现为患者营养状态较差,肝病面容,乏力、食欲不振、恶心呕吐、腹胀腹泻等,其中乏力和食欲不振出现较早,较突出,上述症状可间断出现,常因劳累而加重,休息或治疗后缓解。肝功能检查中转氨酶和胆红素多在正常范围或轻度异常。肝脏轻度增大、质地偏硬、无或有轻度压痛。

(二)失代偿期肝硬化

失代偿期肝硬化主要表现为门静脉高压和肝功能减退两大病理生理变化。

1. 门静脉高压 肝硬化时,由于肝纤维化和假小叶的形成,压迫肝内小静脉及肝窦,使血管扭曲、闭塞,肝内血液循环障碍,门静脉回流受阻,是门静脉压升高最主要的原因。同时,门静脉血中去甲肾上腺素、5-羟色胺、血管紧张素等活性物质增加,作用于门静脉肝内小分支和小叶后小静脉壁,使其呈持续性收缩状态。肝静脉压力梯度(hepatic venous pressure gradient,HVPG)是目前评估门静脉压力变化的金标准。HVPG变化对食管胃底静脉曲张的进展、破裂出血以及非曲张静脉并发症发生和死亡有预测价值。HVPG正常值范围为3~5 mmHg(1 mmHg=0.133 kPa),5~10 mmHg为轻度门静脉高压,≥10 mmHg为临床显著门静脉高压症(clinically significant portal hypertension,CSPH)。CSPH是静脉曲张形成、肝硬化失代偿(腹水、静脉曲张破裂出血及肝性脑病)、术后肝功能衰竭及肝细胞癌发生的独立危险因素。

(1)腹水:肝硬化失代偿期腹水是腹腔内液体的产生与吸收失去动态平衡的结果。肝硬化腹水的形成常是几个因素联合作用的结果,门静脉高压是腹水形成的主要原因及始动因素。肾素-血管紧张素-醛固酮系统(renin-angiotensin-aldosterone system,RAAS)失衡及低蛋白血症在腹水的形成中发挥重要作用。肝硬化导致门静脉血回流受阻,门静脉系统血管内压增高,毛细血管静脉端静水压增高,水分漏入腹腔;门静脉高压引起脾脏和全身循环改变致使血管紧张素等系统激活,血管活性物质分泌增多和(或)活性增强使内脏血管广泛扩张,静脉流入量增加,同时引起小肠毛细血管压力增大和淋巴流量增加,产生水钠潴留;肝硬化时,白蛋白合成功能明显减低,引起血浆胶体渗透压降低,促使液体从血浆中漏入腹腔,形成腹水。表现为乏力、食欲减退等或原有症状加重,或新近出现腹胀、双下肢水肿、少尿等表现。体格检查见腹壁静脉曲张及腹部膨隆等。移动性浊音阳性提示患者腹腔内液体>1000 mL,若阴性则不能排除腹水。

(2)门静脉扩张和门-体侧支循环开放:食管等静脉曲张及破裂出血的主要原因是门静脉高压。门静脉高压导致门-体侧支循环形成,由于内脏小血管舒张,门静脉血流阻力增高,门-体分流并不能有效减压,门静脉血流阻力仍高于正常肝脏。门静脉压力的增加,一方面是因为门静脉阻力(肝内及侧支循环)增加,另一方面为血容量相对增加所致。

2. 肝功能减退 肝脏慢性炎症导致肝细胞坏死,而新生的肝细胞又不能完全行使正常功能,故导致肝功能减退,如白蛋白和凝血因子的合成、胆红素的代谢、有害物质的生物转化、雌激素的灭活等受到影响而引起各种临床表现。

（1）全身症状：消瘦、疲倦、乏力,其症状往往与肝硬化的严重程度一致。皮肤粗糙干枯、面色晦暗,色素沉着明显。

（2）消化系统：食欲明显减退,腹胀腹泻、恶心呕吐。

（3）出血倾向或贫血：轻者表现为鼻衄、牙龈出血,重者皮肤紫癜或消化道出血。

（4）内分泌失调：主要为雌激素、醛固酮和抗利尿激素增多,雄激素、肾上腺激素减少,糖代谢异常。性激素紊乱可表现为：男性患者常有性欲减退、睾丸萎缩、毛发脱落、乳房发育；女性患者月经失调或紊乱,甚至闭经、不孕。此外,肝硬化患者的面、颈、上胸、背部、两肩及上肢等处可见蜘蛛痣,手掌大小鱼际发红,可见肝掌。醛固酮和抗利尿激素增多可导致水钠潴留、尿量减少与浮肿,对腹水的形成也起着重要的作用。

（三）肝硬化再代偿期

临床研究证明,失代偿期 HBV、HCV 相关肝硬化患者,经过有效抗病毒治疗可显著改善肝脏功能,包括改善肝脏代偿功能,减少门静脉高压相关并发症,最终避免肝移植,类似"代偿期肝硬化"。目前,对失代偿肝硬化再代偿（re-compensation）的定义仍不明确,也存在争论。总之,肝硬化患者出现失代偿后,由于病因有效控制、并发症有效治疗或预防等,可在较长时间内（至少 1 年）不再出现肝硬化失代偿事件（腹水、消化道出血、肝性脑病等）,但仍存在代偿期肝硬化的临床与实验室检查特点,被认为"再代偿"。HBV 相关肝硬化患者在抗病毒治疗期间的肝功能再代偿比 HCV 相关肝硬化的患者更常见。

（四）肝硬化逆转

众多临床数据提供了肝硬化可逆转的证据,乙型肝炎肝硬化无论是代偿期和失代偿期,经过有效的抗病毒治疗,有相当一部分患者能够实现肝硬化的逆转,可显著改善食管静脉曲张,甚至门静脉高压的逆转。纤维化肝硬化逆转的标准：Ishak 评分纤维化分期降低≥1 期,或通过治疗后 P－I－R 分类下降。

四、并发症

（一）肝性脑病

肝性脑病是由急、慢性肝功能严重障碍或各种门-体分流异常所致的以代谢紊乱为基础、轻重程度不同的神经精神异常综合征。详见"肝性脑病"章节。

（二）肝肾综合征

肝肾综合征（HRS）是严重肝病患者病程后期出现的功能性肾衰竭,肾脏无明显器质性病变,是以肾功能损伤、血流动力学改变和内源性血管活性物质明显异常为特征的一种综合征。HRS 是急性肾损伤（acute kidney injury，AKI）的一种特殊形式,由极度血管舒张引起,且对扩容治疗无反应。失代偿期肝硬化合并腹水患者,由于门静脉压力升高,内脏血管扩张导致循环功能障碍（即内脏血管舒张和心输出量减少）引起的肾血流灌注不足是肝肾综合征发生的主要原因,近年来认为循环中炎症介质水平增加也起重要作用。临床上发现并不是所有肝功能严重异常的患者均会发展成 HRS。因此，有学者提出"二次打击"学说，认为窦性门静脉高压和肝功能失代偿作为"第一次打击"，引起全身外周血管扩张，有效循环血容量减少，在此基础上，任何加重血流动力学异常的诱因［如上消化道出血、过度利尿、自发性细菌性腹膜炎（spontaneous bacterial peritonitis，SBP）、大量抽取腹水等］，即"第二次打击"，可促进 HRS 的形成。

（三）肝肺综合征

肝肺综合征（hepatopulmonary syndrome，HPS）是肺内血管扩张引起的氧合异常及一系列病理生理变化和临床表现，其病因主要为晚期肝病、门静脉高压或先天性门-体静脉分流。典型症状包括劳力性呼吸困难或静息时呼吸困难。25% 的 HPS 患者可出现斜卧呼吸（由仰卧位换成直立位后呼吸困难加重）直立性低氧血症（当患者从仰卧位换成直立位时，PaO_2 下降多于 5% 或超过 4 mmHg）。重度 HPS 患者行肝移植术后，死亡风险及病死率可显著降低。

（四）消化道出血

门静脉高压导致门静脉系统血流受阻和（或）血流量增加，门静脉及其属支血管内压力升高并伴随侧支循环形成，主要表现为食管-胃底静脉曲张（esophageal gastric varices，EGV），食管-胃底静脉曲张破裂出血（esophageal variceal bleeding，EVB）是引起肝硬化消化道出血最常见的原因。另外，肝硬化患者常伴有凝血功能障碍，也会增加患者消化道出血的风险。内镜下可见食管、胃底曲张静脉破裂活动性出血，已存在食管、胃底静脉曲张患者出现上消化道出血表现（呕吐鲜血或血凝块，黑便，严重者合并出血性休克），同时排除其他出血可能可定义为急性活动性出血。

（五）门静脉血栓

门静脉血栓（portal vein thrombosis，PVT）是指门静脉主干及其属支和（或）分支内的血栓。其相关的危险因素不同，有无肝硬化，部位、范围不同，其临床症状与预后差别很大。当完全或部分 PVT 蔓延至肠系膜上静脉时，肝移植等候患者和静脉曲张出血患者的死亡率将上升。PVT 分为急性、慢性。

急性门静脉血栓（acute chronic portal vein thrombosis，aPVT）指急性腹痛的起病时间在 6 个月内，且低分子肝素单一或联合华法林抗凝治疗效果好的血栓。抗凝治疗越早，门静脉再通率越高。第 1 周开始治疗，再通率为 69%，而在第 2 周开始治疗，再通率则下降至 25%。急性 PVT 轻者可无症状，严重者表现为急性门静脉高压综合征，可引起肠缺血和肠梗阻。

慢性门静脉血栓（chronic portal vein thrombosis，cPVT）发生时间难以确定，临床可完全无症状到明显的门静脉高压症。无高密度血栓，先前诊断为 PVT，门静脉海绵样血管瘤和门静脉高压症的临床特征。PVT 与肝硬化患者 3 年病死率相关，与近期（5 d、6 周、1 年）病死率是否相关，目前尚有争议。完全性 PVT 患者移植后 1 年病死率高于无 PVT 患者。

（六）自发性细菌性腹膜炎及相关感染

自发性细菌性腹膜炎（SBP）是在肝硬化基础上发生的腹腔感染，在没有明确腹腔内病变来源(如肠穿孔、肠脓肿)的情况下发生的腹膜炎,病原微生物侵入腹腔,是肝硬化等终末期肝病患者常见并发症(40%~70%)。肝硬化 SBP 患者多数起病隐匿,临床表现多种多样,容易漏诊。约 1/3 患者具有典型腹膜炎的症状与体征,表现为发热、腹痛或腹泻,腹部压痛和(或)反跳痛。大部分患者无典型的腹膜炎症状与体征,可表现为顽固性腹水、休克、肝性脑病等。

除了 SBP 以外,肝硬化患者常见的感染有泌尿系统、胆系、胃肠道、呼吸道、皮肤软组织感染及脓毒症等。临床表现多种多样,症状常不典型,甚至起病隐匿,容易漏诊。其中合并继发性腹膜炎、心内膜炎、肺炎和脓毒症的患者预后较差。感染被认为是肝硬化肝衰竭的常见促发因素。肝硬化患者肝脏微循环障碍、肝脏局部及全身炎症反应、免疫紊乱、肠道微生态失衡,这些均为感染的危险因素。反之,感染也是促使肝硬化患者发生并发症、死亡的高危因素。

(七)浆膜腔积液

肝硬化浆膜腔积液包括腹水、胸水及心包积液。肝硬化乳糜性腹水:外观呈乳白色,腹水的甘油三酯水平超过 200 mg/dL 时支持诊断,<50 mg/dL 时则可排除诊断。肝硬化患者乳糜性腹水可出现在肝硬化各期,诊断时应排除恶性肿瘤、腹部手术、硬化治疗相关的胸导管损伤、感染(特别是肺结核、丝虫病)和先天异常等因素引起的腹腔或胸腔淋巴管阻塞或破坏。肝硬化乳糜性腹水的发生率为 0.5%~1%,亦有研究显示为 11%,造成这一差异的原因可能是临床上存在漏诊现象。血性腹水:定义为腹水红细胞计数>50 000/mm³。肝硬化患者若出现血性腹水,首先应排除肿瘤,其他原因如合并严重感染(包括结核性腹膜炎)、凝血功能障碍、腹膜静脉曲张破裂时亦可有血性腹水,外观从洗肉水样到静脉血样。胸水:需排除结核等其他原因。肝硬化患者合并胸腔积液多见于右侧,因吸气引起胸腔负压,腹水通过膈肌缺损进入胸腔。严重者可有双侧胸腔积液,少数患者单独合并左侧胸腔积液,胸部超声或 X 线可确诊。胸水若合并自发性细菌感染,预后不佳,中位生存期为 8~12 个月。

(八)原发性肝癌

在我国,85%左右原发性肝癌发生在肝硬化基础上。肝硬化患者均应加强早期预防、早期诊断、早期治疗,这是降低肝癌发生率和病死率的关键。在慢性肝病管理中,肝脏弹性检测(liver stiffness measurement,LSM)>10.0 kPa 的患者肝癌风险增加,LSM >13.0 kPa 的患者应考虑肝癌监测。一旦诊断肝硬化,需密切筛查和监测肝癌指标,肝癌监测方案为每 3~6 个月行 B 超联合 AFP 检测。

五、诊断

肝硬化的诊断需综合考虑病因、病史、临床表现、并发症、检验、影像学及组织学等检查。

代偿期肝硬化的诊断标准:肝组织学符合肝硬化的标准;内镜提示食管胃底或消化道异位静脉曲张,除外非肝硬化性门静脉高压;B 超、LSM 或 CT 等影像学检查提示肝硬化或门静脉高压。无组织学、内镜或影像学检查者需符合以下 4 条中的 2 条:PLT<100

$\times 10^9$/L，无其他原因可解释；白蛋白<35 g/L，排除营养不良或肾脏疾病等；INR>1.3 或 PT 延长（停用溶栓或抗凝药 7 d 以上）；APRI>2。

失代偿期肝硬化的诊断：具备肝硬化的诊断依据；出现门静脉高压相关并发症，如腹水、食管胃底静脉曲张破裂出血、脓毒症、肝性脑病、肝肾综合征。

（一）影像学检查

1. 腹部 B 超 是诊断肝硬化的简便方法。超声多普勒检查可发现门静脉血流速率降低和门静脉血流反向等改变。超声检查与操作者经验关系较大，易受操作者主观判断影响。

2. LSM 或瞬时弹性成像（TE） 是无创诊断肝纤维化及早期肝硬化最简便的方法，病因不同的肝纤维化、肝硬化，其 LSM 的临界值也不同。

3. CT 可以用于肝纤维化及肝硬化的评估，但对肝纤维化诊断灵敏度低，对肝硬化诊断有较高的灵敏度与特异度。三维血管重建清楚显示门静脉系统血管及血栓情况，并可计算肝脏、脾脏体积。

4. MRI 及磁共振弹性成像（MRE） 可用于肝纤维化及肝硬化的评估。肝硬化 MRI 影像学特征与 CT 检查所见相似。MRE 是近年来发展的一种无创性肝纤维化分期诊断方法，可用于腹水、肥胖或代谢综合征患者，可检测全部肝脏。但是，MRE 成本较高，且对早期肝硬化、肝纤维化分期诊断的价值仍需要临床研究，目前尚不适作为我国慢性肝病患者肝纤维化常规监测的手段。

（二）肝组织活检

肝组织活检是诊断与评价不同病因致早期肝硬化及肝硬化炎症活动程度的"金标准"。肝穿组织长度应≥1.6 cm，宽度为 1.2～1.8 mm，至少含有 8～10 个完整的汇管区，方能反映肝脏全貌。

六、治疗

肝硬化诊断明确后，应尽早开始综合治疗。重视病因治疗，必要时抗炎抗肝纤维化，积极防治并发症，随访中应动态评估病情。若药物治疗欠佳，可考虑胃镜、血液净化（人工肝）、介入治疗，符合指征者进行肝移植前准备。

（一）病因治疗

病因治疗是肝硬化治疗的关键，只要存在可控制的病因，均应尽快开始病因治疗。病毒性肝炎肝硬化、酒精性肝硬化、非酒精性肝硬化、自身免疫性肝硬化、药物毒性肝硬化等治疗详见相应章节；肝豆状核变性肝硬化常用螯合剂为青霉胺，也可选曲恩汀。口服锌制剂（如醋酸锌、葡萄糖酸锌）等；血色病肝硬化应限制饮食中铁的摄入，减少铁的吸收，能耐受者可给予治疗性静脉放血，使血清铁蛋白浓度维持在 50～100 ng/mL，避免输注红细胞，可应用铁螯合剂（如去铁胺或地拉罗司）治疗；血吸虫病肝硬化和华支睾吸虫病肝硬化存在活动性感染时均可首选吡喹治疗。

（二）抗炎抗纤维化治疗

对某些无法进行病因治疗，或充分病因治疗后肝脏炎症和（或）肝纤维化仍然存在或进展的患者,可考虑给予抗炎抗肝纤维化的治疗。

1. 抗炎保肝治疗 常用的抗炎保肝药物有甘草酸制剂、双环醇、多烯磷脂酰胆碱、水飞蓟素类、腺苷蛋氨酸、还原型谷胱甘肽等。这些药物可通过抑制炎症反应、解毒、免疫调节、清除活性氧和自由基、调节能量代谢、改善肝细胞膜稳定性、完整性及流动性等途径,达到减轻肝组织损害,促进肝细胞修复和再生,减轻肝内胆汁淤积,改善肝功能的目的。

2. 抗纤维化治疗 在抗肝纤维化治疗中,目前尚无抗纤维化的西药经过临床有效验证,中医药发挥了重要作用。中医学认为肝纤维化基本病机是本虚标实,主要治疗原则有活血化瘀法、扶正补虚法和清热(解毒)利湿法等。目前常用的抗肝纤维化药物包括安络化纤丸、扶正化瘀胶囊、复方鳖甲软肝片等,在中医辨证基础上给予药物效果更佳,其方药组成均体现了扶正祛邪、标本兼治的原则。

(三) 并发症的治疗

1. 腹水 临床上根据腹水的量可分为1级(少量)、2级(中量)、3级(大量)。1级或少量腹水:只有通过超声检查才能发现,患者一般无腹胀的表现,查体移动性浊音阴性;超声下腹水位于各个间隙,深度<3 cm。2级或中量腹水:患者常有中度腹胀和对称性腹部隆起,查体移动性浊音阴性/阳性;超声下腹水淹没肠管,但尚未跨过中腹,深度3~10 cm。3级或大量腹水:患者腹胀明显,查体移动性浊音阳性,可有腹部膨隆甚至脐疝形成;超声下腹水占据全腹腔,中腹部被腹水填满,深度>10 cm。1级腹水和轻度2级腹水可门诊治疗,重度2级腹水或3级腹水需住院治疗。一线治疗包括限制盐的摄入(4~6 g/d),合理应用螺内酯、呋塞米等利尿剂。二线治疗包括合理应用缩血管活性药物和其他利尿剂,如特利加压素、盐酸米多君及托伐普坦;腹腔穿刺大量放腹水及补充人血白蛋白、经颈静脉肝内门体分流(TIPS)。三线治疗包括肝移植、腹水浓缩回输、肾脏替代治疗等。顽固性腹水推荐三联治疗:利尿药物、白蛋白和缩血管活性药物。腹腔穿刺放腹水仍然是顽固性腹水的有效治疗方法,也是快速、有效缓解患者腹胀的方法。大量腹腔穿刺放液后的常见并发症是低血容量、肾损伤及大量放腹水后循环功能障碍。研究证实,连续大量放腹水(每天4~6 L),同时补充人血白蛋白(8 g/1000 mL 腹水)较单用利尿剂更有效,并发症更少。药物治疗无效且不适合手术的患者,可试行腹腔-静脉分流。

2. 消化道出血 主要原因包括食管胃底静脉曲张破裂、门静脉高压性胃病和门静脉高压性肠病。少量出血、生命体征稳定的患者可在普通病房密切观察;大量出血患者应入住 ICU。

(1) 食管胃底静脉曲张破裂出血:治疗原则为止血、恢复血容量、降低门静脉压力、防治并发症。急性出血期应禁食水,合理补液,血容量补足的指标包括收缩压稳定于90~120 mmHg、脉搏<100 次/分、尿量>40 mL/h、神志清楚或好转、全身情况明显改善及无明显脱水征。可用特利加压素、生长抑素及其类似物或垂体后叶素降低门静脉压力。应用质子泵抑制剂(也可用 H_2 受体拮抗剂)抑酸,提高胃液 pH,有助于止血。使用抗生素,三代头孢菌素或喹诺酮类,疗程5~7 d。必要时输注红细胞,血红蛋白浓度目标值≥70 g/L。对凝血功能障碍患者,可补充新鲜血浆、凝血酶原复合物和纤维蛋白原等。

血小板明显减少可输注血小板。维生素 K_1 缺乏可短期使用维生素 K_1（5～10 mg/d）。药物治疗效果欠佳时可考虑三腔二囊管；或行急诊内镜下套扎、硬化剂或组织黏合剂治疗，药物联合内镜治疗的效果和安全性更佳；可行 TIPS，手术治疗。

（2）门-脉高压性胃病和门-脉高压性肠病出血：门-脉高压性胃病出血多表现为慢性出血和缺铁性贫血，首选治疗药物是非选择性 β 受体阻滞剂（non-selective β-blockers，NSBB），并应补充铁剂。急性出血时，药物治疗措施与食管胃底静脉曲张出血类似，可应用特利加压素或生长抑素及其类似物，并可应用抗生素。无论急性还是慢性出血，药物疗效欠佳或复发时，可考虑内镜下治疗、TIPS 或手术分流。

3. 感染　肝硬化患者可出现多个部位多种病原体的感染，其中最常见的部位是腹腔，表现为 SBP。腹腔感染的病原体以革兰阴性杆菌最为常见。一旦出现感染征象，应及时进行病原学检查，尽快开始经验性抗感染治疗。获得病原学检测及药敏结果后，尽快转化为目标性抗感染治疗。病原学检测结果阴性者，根据其经验性治疗的效果和病情进展情况，采取进一步检测或调整用药。同时注意防治继发性真菌感染。区别社区获得 SBP 与院内感染 SBP 对于经验性选择抗生素非常重要。对于社区获得性 SBP，其经验治疗要覆盖肠革兰阴性杆菌和革兰阳性球菌，并尽可能选择可以覆盖厌氧菌的抗生素。初始治疗获得满意临床疗效时不需要改变治疗方案，即使之后报告显示存在未被覆盖的病原微生物。对于轻中度社区获得性 SBP 推荐头孢西丁、莫西沙星、替卡西林/克拉维酸单药方案，联合方案推荐头孢唑林、头孢呋辛、头孢曲松或头孢噻肟联合甲硝唑以及氟喹诺酮联合甲硝唑；对于重度社区获得性 SBP，单药方案推荐亚胺培南/西司他丁、美罗培南、比阿培南、哌拉西林/他唑巴坦，联合方案推荐头孢他啶、头孢吡肟联合甲硝唑，氟喹诺酮联合甲硝唑。针对医院获得性 SBP 的经验性抗菌药物治疗，应根据当地微生物学调查结果来确定，为了实现对可能病原微生物的经验性覆盖，需要使用包含广谱抗革兰阴性菌与厌氧菌的多药联合治疗方案，这些药物包括亚胺培南/西司他丁、美罗培南、比阿培南、哌拉西林/他唑巴坦，头孢他啶、头孢吡肟联合甲硝唑，亦可使用替加环素或多黏菌素类药。

4. 肝性脑病　早期识别、及时治疗是改善肝性脑病预后的关键。祛除发病诱因是非常重要的治疗措施，如常见的感染、消化道出血及电解质紊乱，同时需注意筛查是否存在异常门-体分流道。促进氨的排出、减少氨的生成、清洁肠道、减少肠源性毒素吸收、纠正氨基酸失衡是主要的治疗方法，可使用乳果糖、拉克替醇、L-鸟氨酸、L-门冬氨酸及 α 晶型利福昔明。

5. 肝肾综合征　纠正低血容量，积极控制感染，避免肾毒性药物，使用静脉造影剂检查前需权衡利弊，以防止急性肾损伤发生。一旦发生急性肾损伤，应减少或停用利尿药物，停用可能有肾毒性药物、血管扩张剂或非甾体抗炎药；适量使用晶体液、人血白蛋白或血制品扩充血容量。不推荐使用小剂量多巴胺等扩血管药物作为肾保护药物。

6. 肝肺综合征　目前缺乏有效的药物治疗，低氧血症明显时可给予氧疗，改变疾病结局主要依靠肝移植。当 PaO_2＜80 mm/Hg 时可通过鼻导管或面罩给予低流量氧（2～4 L/min），对于氧气需要量增加的患者，可加压面罩给氧或气管插管。

7. 门静脉血栓　急性 PVT 的治疗目标为开通闭塞的门静脉，避免急性血栓进展为慢性血栓，防止血栓蔓延。其治疗措施主要为药物抗凝，首选低分子肝素（low molecular weight heparin，LMWH），也可口服华法林。近年来也有应用维生素 K 拮抗剂（vitamin Kantagonists，VKA）口服抗凝药的报道，但其有效性和安全性需进行更多评估。抗凝疗程多为 3～6 个月，治疗过程中应定期评估出血和血栓栓塞的风险，《2016 年意大利肝病学会和意大利医学学会共识：肝硬化止血平衡》推荐应每隔 6 个月行一次多普勒超声检查，监测有无 PVT。抗凝前建议检查患者是否存在静脉曲张。对于伴有重度静脉曲张或既往静脉曲张出血史的患者，应使用 β 受体阻滞剂或套扎治疗。

七、护理

（一）护理诊断

（1）营养不良。低于机体需要量，与肝衰竭、感染、肝性脑病、腹水的发生有关。

（2）潜在并发症，如出血。

（3）体液过多。与门静脉压力升高、醛固酮和抗利尿激素代谢紊乱有关。

（4）有感染的危险。

（5）有水、电解质、酸碱平衡失调的危险。

（二）护理措施

1. 营养支持

（1）营养评估：营养不良是肝硬化的常见并发症，也是肝硬化患者预后不良的独立预测因素，与肝衰竭、感染、肝性脑病、腹水的发生有关。因此，对于肝硬化患者，临床医生需重视营养风险筛查与营养不良评估。营养风险筛查工具（NRS - 2002）包括营养状态评分、疾病严重程度评分及年龄评分 3 部分，总分≥3 分则认为有营养风险，建议进行营养支持以改善临床结局。

（2）蛋白质：营养不良的肝硬化患者，每日能量摄入 30～35 kcal/kg，每日蛋白质摄入 1.2～1.5 g/kg，首选植物蛋白。并发严重肝性脑病时可酌情减少或短时限制口服蛋白质摄入在 0.5 g/(kg·d)内，根据患者耐受情况，逐渐增加蛋白质摄入至目标量。并发肝性脑病者可补充支链氨基酸（BCAA），失代偿期肝硬化或有营养风险者可补充维生素和微量元素。避免长时间饥饿，建议少量多餐，每日 4～6 餐。

（3）合理限盐：补钠和限盐一直是肝硬化腹水治疗中争论的问题。限盐是指饮食中钠摄入 80～120 mmol/d(4～6 g/d)。若更大程度限制钠的摄入，虽然有利于消退腹水（且 10%～20%初发型腹水患者的水钠潴留明显改善），减少腹水复发风险，但长期限钠会导致患者食欲下降及低钠血症，加重营养不良。另外，严格限钠，血浆低钠时 RAAS 活性增强，尿钠排泄减少，形成难以纠正的恶性循环。研究表明，短期大剂量利尿剂及适当补充盐治疗肝硬化腹水安全有效。因此，多数学者认为肝硬化腹水不必严格限制钠的摄入。临床发现，60%左右肝硬化腹水患者存在不同程度的等容量或高容量低钠血症。由于多数肝硬化低钠血症发生缓慢，常常被肝硬化其他症状所掩盖，高渗盐水可快速纠正低钠血症，但本身会导致更多的水钠潴留，故一般不推荐使用高渗盐水溶液纠正低钠血症。肝硬化腹水患者如有重度的低钠血症(血钠＜110 mmol/L)或出现低钠性脑病，可适当静脉补充 3％～5％氯化钠溶液 50～100 mL。

（4）液体摄入：绝大多数肝硬化腹水患者不必严格限水，但如果血钠＜125 mmol/L 时应该适当的限水。

（5）其他肝豆状核变性(Wilson 病)肝硬化患者应避免食用富含铜的食物，如贝类、坚果、蘑菇和动物内脏。血色病肝硬化应限制饮食中铁的摄入，减少铁的吸收。

2. 消化道出血的护理　发生消化道大出血时，保持患者呼吸道通畅，取平卧位，头偏向一侧，及时清除血块，做好口腔护理，防止误吸。密切监测生命体征，观察皮肤和甲床色泽及肢体温度。迅速建立两条以上的静脉通路，保证血制品和静脉用药的有效输入。根据病情调整输液速度和输液量，使血压维持在 90/60 mmHg 左右。记录患者液体出入量，每小时尿量不应＜30 mL。三腔二囊管护理时应注意胃气囊与食管气囊压力，要仔细观察引流液的颜色和量，判断止血的效果。止血后仍需观察有无再出血。

（1）提示食管胃底静脉曲张破裂出血未控制的征象：在药物治疗或内镜治疗 2 h 后，出现呕吐新鲜血液或鼻胃管吸出超过 100 mL 新鲜血液；发生失血性休克；未输血情况下，在任意 24 h 期间，血红蛋白下降 30 g/L(红细胞压积降低约 9％)。

（2）提示食管胃底静脉曲张破裂再出血的征象：出血控制后再次有临床意义的活动性出血事件(呕血、黑便或便血；收缩压降低＞20 mmHg 或心率增加＞20 次/分；在没有输血的情况下血红蛋白下降＞30 g/L)。早期再出血：出血控制后 72 h 到 6 周内出现活动性出血。迟发性再出血：出血控制 6 周后出现活动性出血。

3. 体液过多　卧床休息，给予高热量易消化饮食，密切监测血压、尿量、保持液体平衡。监测肝肾功能及临床评估伴随的肝硬化并发症状况。避免过量摄入液体，防止液体超负荷和稀释性低钠血症发生。

4. 感染　细菌感染可诱发或加重 HRS，约 30％肝硬化腹水伴 SBP 可以进展为HRS，而预防性使用抗菌药物联合人血白蛋白可将 HRS 的发生率降至 10％。2009 年AASLD 指南、2010 年 EASL 指南均推荐 SBP 输注人血白蛋白联合抗菌药物，减少 HRS的发生，提高生存率。疑似腹腔感染时使用血培养瓶在床旁行腹水细菌培养和厌氧菌培养，尽可能在使用抗生素前留取标本，严格无菌操作，在床旁取得腹水立即注入血培养瓶10～20 mL，并即刻送检。肝硬化腹水患者使用抗生素需慎重，密切观察药物不良反应。

5. 心理护理　肝硬化患者常有情绪低落、焦虑、抑郁、恐惧等表现，给予针对性的心理护理干预，可缓解负面情绪，提高患者的治疗依从性，缓解病情，提高生存质量。

（刘玉静　龚玉萍）

参考文献

［1］中国研究型医院学会肝胆胰外科专业委员会.肝硬化患者肝切除术后肝功能不全的预防与治疗专家共识(2019 版)［J］.中华消化外科杂志,2019,18(4):297-302.
［2］中华医学会肝病学分会.肝硬化腹水及相关并发症的诊疗指南［J］.实用肝脏病杂志,2018,21(1):21-31.

［3］ 中华医学会肝病学分会.肝硬化诊治指南［J］.临床肝胆病杂志,2019,35(11):2408 - 2425.

［4］ 中华医学会外科学分会脾及门静脉高压外科学组.肝硬化门静脉高压症食管、胃底静脉曲张破裂出血诊治专家共识(2019 版)［J］.中华外科杂志,2019,57(12):885 - 892.

［5］ ANDRIULLI A, TRIPODI A, ANGELI P, et al. Hemostatic balance in patients with liver cirrhosis: report of a consensus conference ［J］. Dig Liver Dis, 2016,48(5):455 - 467.

［6］ ANGELI P, GINÈS P, WONG F, et al. Diagnosis and management of acute kidney injury in patients with cirrhosis: revised consensus recommendations of the International Club of Ascites ［J］. J Hepatol, 2015,62(4):968 - 974.

［7］ BIANCOFIORE G, BLASI A, De BOER M T, et al. Perioperative hemostatic management in the cirrhotic patient: a position paper on behalf of the Liver Intensive Care Group of Europe (LICAGE) ［J］. Minerva Anestesiol, 2019,85(7):782 - 798.

［8］ CARACENI P, ANGELI P, PRATI D, et al. AISF-SIMTI position paper: the appropriate use of albumin in patients with liver cirrhosis ［J］. Dig Liver Dis, 2016,48(1):4 - 15.

［9］ COLOMBO M. EASL clinical practice guidelines on the management of benign liver tumours ［J］. J Hepatol, 2016,65(2):386 - 398.

［10］ European Association for the Study of the Liver. EASL clinical practice guidelines for the management of patients with decompensated cirrhosis ［J］. J Hepatol, 2018,69(2):406 - 460.

［11］ FAGIUOLI S, COLLI A, BRUNO R, et al. Management of infections in cirrhotic patients: report of a consensus conference ［J］. Dig Liver Dis, 2014,46(3):204 - 212.

［12］ FUKUI H, SAITO H, UENO Y, et al. Evidence-based clinical practice guidelines for liver cirrhosis 2015［J］. J Gastroenterol, 2016,51(7):629 - 650.

［13］ MORGAN M. National Institute for Health and Care Excellence Cirrhosis in over 16s assessment and management NICE guideline NG50［M］. London: NICE, 2016.

［14］ NADIM M K, DURAND F, KELLUM J A, et al. Management of the critically ill patient with cirrhosis: a multidisciplinary perspective ［J］. J Hepatol, 2016,64(3):717 - 735.

［15］ SEO Y S. KASL clinical practice guidelines for liver cirrhosis: ascites and related complications ［J］. Clin Mol Hepatol, 2018,24(3):230 - 277.

第九章　肝性脑病

一、概述

肝性脑病(hepatic encephalopathy，HE)是由急、慢性肝功能严重障碍或各种门-体循环分流(以下简称门-体分流)异常所致的、以代谢紊乱为基础的、轻重程度不同的神经精神异常综合征。最常见于肝硬化患者，约占全部 HE 的 30%～84%。

二、病因与发病机制

(一) 病因与分类

1. 根据毒性物质进入体循环的途径不同分类

(1) 内源性 HE:见于肝细胞广泛坏死,如重型病毒性肝炎、暴发性肝炎、急性肝中毒,毒性物质通过肝脏时未经解毒即进入体循环。一般无明显诱因,且预后非常差。

(2) 外源性 HE:见于有门-体分流的肝硬化后期及肝癌晚期患者,因门静脉高压导致侧支循环建立,以致肠道吸收的毒性物质未经肝脏处理,直接经侧支循环进入体循环,引起 HE。大部分情况下可以找到明显的诱因,预后较前者好,但会复发。

2. 根据病情发展缓急分类

(1) 急性 HE:见于急性暴发性肝衰竭,多由重型病毒性肝炎或氟烷、四氯化碳等肝性毒物所致的肝细胞大量坏死发展而来。患者很快出现短期的躁动、谵妄等症状,之后就出现嗜睡和昏迷,其他精神症状不明显,偶尔有抽搐和去大脑僵直出现。

(2) 慢性 HE:见于严重的肝硬化,大多起病较慢,病情轻于急性肝性脑病,病程较长,一般可有较长时间的精神症状,最终发展为昏迷。

3. 根据基础肝病的类型分类

(1) A 型:急性肝功能衰竭相关 HE。

(2) B 型:门-体循环分流相关性 HE,无肝细胞损伤相关肝病。

(3) C 型:肝硬化相关 HE,伴门静脉高压或门-体循环分流。

(二) 发病机制

HE 的主要病理生理特点为门静脉高压时肝细胞功能障碍,对氨等毒性物质的解毒功能降低,同时门-体循环分流(即门静脉与腔静脉间侧支循环形成),使大量肠道吸收入血的氨等有毒性物质经门静脉,绕过肝脏直接流入体循环并进入脑组织。HE 的发病机制至今尚未完全阐明,目前仍以氨中毒学说为核心,同时炎症介质学说及其他毒性物质的作用也日益受到重视。

1. 氨中毒学说　氨中毒学说是 HE 的主要发病机制之一。饮食中的蛋白质在肠道经细菌分解产氨增加,再加上肠壁通透性增加,导致进入门静脉的氨增多,肝功能不全时血氨不能经鸟氨酸循环有效解毒;同时门-体分流致含有氨的门静脉血直接进入体循环,血氨增高。血氨进入脑组织使星状胶质细胞合成谷氨酰胺增加,导致细胞变性、肿胀及退行性变,引发急性神经认知功能障碍;氨还可直接导致兴奋性和抑制性神经递质比例失调,产生临床症状,并损害颅内血流的自动调节功能。

2. 炎症反应损伤　目前认为,高氨血症与炎症介质相互作用促进 HE 的发生发展。一方面,炎症可导致血脑屏障破坏,从而使氨等有毒物质及炎症因子进入脑组织,引起脑实质改变和脑功能障碍;同时,高血氨能够诱导中性粒细胞功能障碍,释放活性氧,促进机体产生氧化应激和炎症反应,造成恶性循环。另一方面,炎症过程所产生的细胞因子又反过来加重肝损伤,增加 HE 的发生率。此外,HE 发生还与机体发生感染有关,研究结果显示,肝硬化患者最常见的感染为腹膜炎、尿路感染、肺炎等。

3. 氨基酸失衡学说和假性神经递质学说　肝硬化肝功能障碍时,降解芳香族氨基酸的能力降低,使血中苯丙氨酸和酪氨酸增多,从而抑制正常神经递质生成。增多的苯丙氨酸和酪氨酸生成苯乙醇胺和羟苯乙醇胺即假性神经递质,大量假性神经递质代替正常神经递质,导致 HE 的发生。

4. γ-氨基丁酸/苯二氮䓬复合受体假说　γ-氨基丁酸是中枢神经系统特有的、最主要的抑制性递质,在脑内与苯二氮䓬类受体以复合受体的形式存在。HE 时血 γ-氨基丁酸含量升高,且通过血脑屏障量增加,脑内内源性苯二氮䓬水平升高。实验研究证实,给肝硬化动物服用可激活 γ-氨基丁酸/苯二氮䓬复合受体的药物如苯巴比妥、地西泮,可诱导或加重 HE;而给予苯二氮䓬类受体拮抗剂如氟马西尼,可减少 HE 的发作。

5. 锰中毒学说　有研究发现,部分肝硬化患者血和脑中锰含量比正常人高 2～7 倍。当锰进入神经细胞后,低价锰离子被氧化成高价锰离子,通过锰对线粒体特有的亲和力蓄积在线粒体内。同时,锰离子在价态转变过程中可产生大量自由基,进一步导致脑黑质和纹状体中脑细胞线粒体呼吸链关键酶的活性降低,从而影响脑细胞的功能。

6. 脑干网状系统功能紊乱　严重肝硬化患者的脑干网状系统及黑质-纹状体系统的神经元活性受到不同程度的损害,导致 HE 发生,产生扑翼样震颤、肌张力改变;且脑干网状系统受损程度与 HE 病情严重程度一致。

7. 肠道微生态　正常情况下,肠道内菌群的数量及种类相对稳定,肠道微生态保持着动态平衡。肠道菌群紊乱可导致肠源性氨的产生增加,氨的排出减少,进而导致高氨血症,是 HE 发病的重要因素。同时,研究表明肠道菌群失调可引起肠源性毒物的产生增多,使受损肝脏无法及时代谢,造成毒物潴留,进一步加重肝损害,促进 HE 的发生及发展。

(三)肝性脑病诱因

HE 最常见的诱发因素是感染(包括腹腔、肠道、尿路、呼吸道等感染,尤以腹腔感染最为重要);其次是消化道出血、电解质和酸碱平衡紊乱、大量放腹水、高蛋白饮食、低血容量、利尿、腹泻、呕吐、便秘以及使用苯二氮䓬类药物和麻醉剂等。研究发现,质子泵抑制剂可能导致小肠细菌过度生长,从而增加肝硬化患者发生 HE 的风险,且风险随用药量和疗程增加而增加。在肝硬化患者存在高血氨的状态下，如果出现以上诱因，可进一步加重脑水肿和氧化应激，导致认知功能的快速恶化。

三、临床表现

依据 2018 年中华医学会肝病学分会发布的《肝硬化肝性脑病诊疗指南》的分级方法，将肝性脑病分为轻微肝性脑病（minimal hepatic encephalopathy，MHE）及 HE 1～4级，详见表 9-1。

表 9-1　HE 的分级、症状及体征

分级	神经精神学症状	神经系统体征
MHE	潜在 HE，没有能觉察的人格或行为变化	神经系统体征正常，但神经心理测试异常
HE 1 级	存在琐碎轻微临床征象，如轻微认知障碍，注意力减弱，睡眠障碍（失眠、睡眠倒错），欣快或抑郁	扑翼样震颤可引出，神经心理测试异常
HE 2 级	明显的行为和性格变化；嗜睡或冷漠，轻微的定向力异常（时间、定向），计算能力下降，运动障碍，言语不清	扑翼样震颤可引出，不需要做神经心理测试
HE 3 级	明显定向力障碍（时间、空间定向），行为异常，半昏迷到昏迷，有应答	扑翼样震颤通常无法引出，踝阵挛、肌张力增高、腱反射亢进，不需要做神经心理测试
HE 4 级	昏迷（对言语和外界刺激无反应）	肌张力增高或中枢神经系统阳性体征，不需要做神经心理测试

四、诊断

HE 是一个连续的临床过程，在严重肝病的基础上，HE 1～4 级依据临床表现可作出诊断，不推荐做神经心理学、神经生理学及影像学等检查。MHE 为没有能觉察的认知功能障碍，神经系统体征正常，但神经心理测试异常，诊断 MHE 需要特殊的神经心理学或脑功能影像学检查。

（一）血液检查

1. 血生化　检测患者的肝生物化学指标，如胆红素、丙氨酸氨基转移酶（ALT）、天门冬氨酸氨基转移酶（AST）、白蛋白及凝血酶原活动度等是否有明显异常。肾功能和血常规在疑诊 HE 时均作为常规检查。

2. 血氨　血氨升高对 HE 的诊断有较高的价值。多项研究表明，HE 特别是门-体分流性 HE 患者血氨多数增高，但血氨升高水平与病情严重程度不完全一致。血氨正常的患者亦不能排除 HE。止血带压迫时间过长、采血后较长时间才检测及高温下运送均可能引起血氨假性升高。应在室温下采静脉血后立即低温送检，30 min 内完成测定，或离心后 4 ℃冷藏，2 h 内完成检测。

（二）神经心理学测试

神经心理学测试是临床筛查及早期诊断 MHE 及 1 级 HE 最简便的方法，包括纸-笔神经心理学测试、可重复性成套神经心理状态测验、控制抑制试验等。

（三）神经生理学检查

1. 脑电图检查　脑电图可反映大脑皮质功能，不需患者的合作，也无学习效应的风险。虽然脑电图早已被临床广泛研究和应用，但只有在严重 HE 患者中才能检测出典型的脑电图改变，故临床上基本不用于 HE 的早期诊断，仅用于儿童 HE 的辅助诊断。脑电图的异常主要表现为节律变慢，而该变化并非 HE 的特异性改变，亦可见于低钠血症、尿毒症性脑病等其他代谢性脑病。

2. 诱发电位检测　诱发电位包括视觉诱发电位、听觉诱发电位和躯体诱发电位，以内源性时间相关诱发电位 P300 诊断的灵敏度最好。MHE 患者可表现为潜伏期延长、振幅降低。

（四）影像学检查

1. 肝脏及颅脑 CT　肝脏增强 CT 血管重建可观察是否存在明显的门-体分流。颅脑 CT 检查本身不能用于 HE 的诊断或分级，但可发现脑水肿，并排除脑血管意外、颅内肿瘤等。

2. 磁共振成像（MRI）　可显示出脑结构损伤或改变以及血流灌注的改变。

五、治疗

HE 是终末期肝病患者主要死因之一，早期识别、及时治疗是改善 HE 预后的关键。HE 的治疗依赖于其严重程度的分层管理。治疗原则包括及时祛除诱因、尽快将急性神经精神异常恢复到基线状态、一级预防及二级预防。

（一）去除诱因

1. 感染　对于肝硬化 HE 患者，感染是最常见的诱发因素，应积极寻找感染源，即使无明显感染灶，也可能因肠道细菌易位、内毒素水平升高等，存在潜在的炎症状态，而抗菌药物治疗可减轻这种炎症状态。因此，应尽早开始经验性抗菌药物治疗。

2. 消化道出血　消化道出血也是 HE 的常见诱发因素，出血当天或其后几天均易出现 HE；隐匿性消化道出血也可诱发 HE。应尽快止血，并清除胃肠道内积血。

3. 过度利尿　过度利尿引起的容量不足性碱中毒和电解质紊乱会诱发 HE。此时应暂停利尿剂、补充液体及白蛋白；纠正电解质紊乱（低钾或高钾血症，低钠或高钠血症）。低血容量性低钠血症（特别是血钠低于 110 mmol/L 应静脉补充生理盐水；而对于高血容量或等容量低钠血症患者，可使用选择性血管升压素 2 型受体拮抗剂。对于 3～4 级 HE 患者，积极控制脑水肿，使用 20% 甘露醇（250～1 000 mL/d，每日 2～6 次）或联合呋塞米（40～80 mg/d）。

（二）药物治疗

1. 乳果糖　乳果糖在结肠中被消化道菌群转化成低分子量有机酸，导致肠道内 pH 值下降；并通过保留水分，增加粪便体积，刺激结肠蠕动，保持大便通畅，缓解便秘，发挥导泻作用,同时恢复结肠的生理节律。在 HE 时,乳果糖促进肠道嗜酸菌(如乳酸杆菌)的生长,抑制蛋白分解菌,使氨转变为离子状态;乳果糖还可减少肠道细菌易位,防治自发性细菌性腹膜炎。常用剂量为每次口服 15～30 mL,每日 2～3 次(根据患者反应调整剂量),以每日 2～3 次软便为宜,必要时可配合保留灌肠治疗。对乳果糖不耐受的患者可应用乳糖醇或其他降血氨药物,乳糖醇和乳果糖在灌肠时疗效相似。

2. 拉克替醇 拉克替醇是肠道不吸收的双糖,能清洁、酸化肠道,减少氨的吸收,调节肠道微生态,有效降低内毒素。拉克替醇治疗 HE 的疗效与乳果糖相当,同时起效速度快,腹胀发生率低,甜度较低,糖尿病患者可正常应用。推荐的初始剂量为 0.6 g/kg,分 3 次于餐时服用,以每日排软便 2 次为标准来增减服用剂量。

3. L-鸟氨酸 L-门冬氨酸(L-ornithine L-aspartate,LOLA) 可作为替代治疗或用于常规治疗无反应的患者,通过促进肝脏鸟氨酸循环和谷氨酰胺合成减少氨的水平,可明显降低患者空腹血氨和餐后血氨,改善 HE 的分级及神经心理测试结果,缩短住院时间,提高生活质量。LOLA 10～40 g/d,静脉滴注,可单用,也可联合乳果糖使用。

4. α 晶型利福昔明 是利福霉素的合成衍生物,吸收率低。理论上口服肠道不吸收抗菌药物可抑制肠道细菌过度繁殖,减少产氨细菌的数量,减少肠道 NH_3 的产生与吸收,从而减轻 HE 症状,预防 HE 的发生,但对 B 型 HE 无明显效果。常用剂量:800～1 200 mg/d,分 3～4 次口服,疗程有待进一步研究。

5. 微生态制剂 包括益生菌、益生元等,可以促进对宿主有益的细菌菌株的生长,并抑制有害菌群如产脲酶菌的繁殖;改善肠上皮细胞的营养状态、降低肠黏膜通透性,减少细菌易位,减轻内毒素血症并改善高动力循环;还可减轻肝细胞的炎症和氧化应激,从而加快肝脏的氨清除。

6. 镇静药物的应用 HE 与 γ-氨基丁酸神经抑制受体和 N-甲基-D-天门冬氨酸-谷氨酸兴奋性受体的上调有关,导致抑制性和兴奋性信号的失衡。理论上应用氟马西尼、溴隐亭、左旋多巴和乙酰胆碱酯酶(AChE)抑制剂均可行。对于有苯二氮䓬类或阿片类药物诱因的 HE 昏迷患者,可试用氟马西尼或纳洛酮。溴隐亭、左旋多巴治疗 HE 有效的证据较少,还需进行仔细评估,一般不推荐使用。

(三) 肝移植

对内科治疗效果不理想、反复发作的难治性 HE 伴有肝功能衰竭是肝移植的指征。

六、护理

(一) 护理诊断

1. 营养失调,低于机体需要量 与肝功能减退、消化吸收障碍、限制蛋白质摄入有关。

2. 意识障碍 与血氨增高、干扰脑细胞能量代谢和神经传导有关。

3. 知识缺乏 缺乏疾病相关知识。

(二) 护理措施

1. 营养支持 合理饮食及营养补充,有助于提高患者生活质量,避免 MHE/HE 复发。传统观点提倡对于 HE 患者采取的是严格限蛋白质饮食。近年发现 80.3% 肝硬化患者普遍存在营养不良，且长时间过度限制蛋白质饮食可造成肌肉群减少，更易出现 HE。正确评估患者的营养状态，早期进行营养干预，可提高患者生存质量、降低并发症的发生率、延长患者生存时间。

（1）能量：目前认为，每日理想的能量摄入为 35~40 kcal/kg（1 kcal=4.186 kJ）。应鼓励患者少食多餐，每日均匀分配小餐，睡前加餐（至少包含复合碳水化合物 50 g），白天禁食时间不应超过 3~6 h。证据表明睡前加餐以碳水化合物为主，更有益于肝性脑病患者；进食早餐可提高 MHE 患者的注意力及操作能力。

（2）蛋白质：欧洲肠外营养学会指南推荐，每日蛋白质摄入量为 1.2~1.5 g/kg 来维持氮平衡，肥胖或超重的肝硬化患者日常膳食蛋白摄入量维持在 2 g/kg，对于 HE 患者是安全的。因为植物蛋白含硫氨基酸的蛋氨酸和半胱氨酸少，不易诱发 HE，含鸟氨酸和精氨酸较多，可通过尿素循环促进氨的清除，故复发性/持久性 HE 患者可每日摄入 30~40 g 植物蛋白。HE 患者蛋白质补充遵循以下原则：3~4 级 HE 患者应禁止从肠道补充蛋白质；MHE、1~2 级 HE 患者开始数日应限制蛋白质，控制在 20 g/d，随着症状的改善，每 2~3 d 可增加 10~20 g 蛋白；植物蛋白优于动物蛋白；静脉补充白蛋白安全；慢性 HE 患者，鼓励少食多餐，摄入蛋白宜个体化，逐渐增加蛋白总量。

（3）支链氨基酸（BCAA）：3~4 级 HE 患者应补充富含 BCAA（缬氨酸、亮氨酸和异亮氨酸）的肠外营养制剂。尽管多项研究显示，BCAA 不能降低 HE 患者病死率，但可耐受正常蛋白饮食或长期补充 BCAA 患者，可从营养状态改善中长期获益。另外，BCAA 不仅支持大脑和肌肉合成谷氨酰胺，促进氨的解毒代谢，而且还可以减少过多的芳香族氨基酸进入大脑。BCAA 可作为替代治疗或长期营养干预治疗。

2. 基础护理　实施三防三护："三防"指防走失、防伤人、防自残；"三护"指床档、约束带（家属签知情同意后）、乒乓球约束手套。应密切观察 HE 患者性格和行为、意识和神志、神经精神症状及体征改变；观察患者饮食结构尤其是每日蛋白质摄入量并认真记录液体出入量，观察大小便颜色、性状、次数；观察生命体征、昏迷患者瞳孔大小变化、对光反射情况、痰液情况；观察静脉输液通路是否通畅、有无外渗、穿刺点、周围皮肤情况等。理想的血氨抽取条件如下：相较于静脉氨水平，测量动脉血氨水平的优势可能有限。最好在室温下、患者空腹时抽取静脉血，放置于带有稳定剂的试管中，立即低温送检，30 min 内完成测定，或离心后 4 ℃ 冷藏，2 h 内完成检测。

3. 健康教育　加强对患者和家属的健康教育，告知其 HE 特别是 MHE 的潜在危害，并使其了解 HE 的诱因。患者应在医生指导下根据肝功能损伤的情况，合理调整饮食结构，HE 发作期间避免一次性摄入大量高蛋白饮食。乳果糖、拉克替醇等可作为预防用药。逐步引导患者自我健康管理，并指导家属注意观察患者的行为、性格变化，考察患者有无注意力、记忆力、定向力的减退，尽可能做到 HE 的早发现、早诊断、早治疗。

（魏黎　沈韵）

参考文献

［1］ 黄翠.肝性脑病发病机制研究进展[J].云南医药,2018,39(5):453-455.

［2］ 陆伦根.肝性脑病:离我们并不遥远[J].中华消化杂志,2017,37(8):508-512.

［3］ 彭阿平,朱萱.轻微肝性脑病诊治进展[J].中国实用内科杂志,2015,35(11):965-968.

［4］ 中华医学会肝病学分会,中华医学会消化病学分会.终末期肝病临床营养指南[J].临床肝胆病杂志,2019,35(6):1222-1230.

［5］ 中华医学会肝病学分会.肝硬化肝性脑病诊疗指南(2018年,北京)[J].中华胃肠内镜电子杂志,2018,5(3):97-113.

［6］ 中华医学会消化病学分会,中华医学会肝病学分会.中国肝性脑病诊治共识意见(2013年,重庆)[J].中国医学前沿杂志(电子版),2014(2):81-93.

［7］ 周丰勤,王伟仙,王凤林,等.肝硬化肝性脑病患者饮食管理的最佳证据总结[J].中华现代护理杂志,2019,25(30):3877-3881.

［8］ AMODIO P, BEMEUR C, BUTTERWORTH R, et al. The nutritional management of hepatic encephalopathy in patients with cirrhosis: International Society for Hepatic Encephalopathy and Nitrogen Metabolism Consensus [J]. Hepatology, 2013,58(1):325-336.

［9］ BAJAJ J S, LAURIDSEN M, TAPPER E B, et al. Important unresolved questions in the management of hepatic encephalopathy: an ISHEN consensus [J]. Am J Gastroenterol, 2020.

［10］ Korean Association for the Study of the Liver. KASL clinical practice guidelines for liver cirrhosis: varices, hepatic encephalopathy, and related complications [J]. Clin Mol Hepatol, 2020,26(2): 83-127.

［11］ MONTAGNESE S, RUSSO F P, AMODIO P, et al. Hepatic encephalopathy 2018: a clinical practice guideline by the Italian Association for the Study of the Liver (AISF) [J]. Dig Liver Dis, 2019,51(2):190-205.

［12］ VILSTRUP H, AMODIO P, BAJAJ J, et al. Hepatic encephalopathy in chronic liver disease: 2014 practice guideline by the American Association for the Study of Liver Diseases and the European Association for the Study of the Liver [J]. Hepatology, 2014,60(2):715-735.

第十章　肝移植

一、概述

(一)移植及肝移植相关定义

将一个个体的细胞、组织或器官用手术或其他方法,移植到自体或另一个个体的某一部位,统称为移植术。移植的细胞、组织或器官称为移植物,提供移植物的个体统称为供体,接受移植物的个体称为受体。

肝移植(liver transplantation,LT)指对于终末期肝病患者,通过手术植入一个健康的肝脏,使患者肝功能得到良好的恢复。根据供体状况分为活体部分肝移植和尸肝移植;根据供受体种属的不同分为同种移植和异种移植;根据供肝移植部位的不同而分为原位肝移植和异位或辅助肝移植。

(二)肝移植发展史

1. **国际肝移植发展史**　1955年韦尔奇(Welch)在狗的下腹部植入了一个新的肝脏,从此许多学者开始了肝移植的动物实验研究。20世纪60年代,弗朗西斯·穆尔(Francis Moore)和托马斯·厄尔·斯塔泽(Thomas Earl Starzl)分别报道了狗肝移植成功的实验研究结果。1963年3月1日,美国外科医师斯塔泽实施了人类首例肝移植手术,患者为一个先天性胆道闭锁的3岁儿童,术后不久即因出血过多而死亡。此后的4年里,斯塔泽一共进行了7例人体肝移植,但是由于受者术前一般情况差,供肝保存技术落后,以及排异反应、严重感染和手术操作技术等原因,7例患者中存活时间最长的只有23 d。在20世纪60、70年代,肝移植一直处于临床研究阶段,没有成为一种广泛应用的临床治疗方法。到20世纪80年代,随着新型免疫抑制剂和器官保存液的问世,患者生存率明显提高,长期存活者大量涌现,国外的肝移植蓬勃发展起来。1983年美国国家卫生研究院正式批准肝移植是终末期肝病的一种有效治疗手段,开辟了肝移植领域的新篇章。1988年巴西人拉亚(Raia)完成首例活体肝移植,1989年澳大利亚学者报道了首例成功活体肝移植病例。目前已有300多个肝移植中心分布在全世界,肝移植后1年生存率已经达到90%以上,5年生存率为75%～80%。

2. **我国肝移植发展史**　1977年我国肝移植先驱夏穗生教授进行了国内首例肝移植术,掀起了我国首批肝移植高潮。后由于供受体选择、费用昂贵、经验不足、缺乏免疫抑制剂、预后不佳等因素,肝移植术经历了一段时间的停滞。进入20世纪80年代后,由于新一代免疫抑制剂如环孢素A、FK506的应用以及技术的进步,肝移植得到了迅猛的发展。1993年,浙江医科大学附属第一医院郑树森教授成功地开展了肝移植手术,掀起了国内的第二批肝移植高潮。1996年海军军医大学附属长征医院肝脏团队为一名肝豆状核变性(Wilson 病)的 12 岁患儿实施了肝移植手术,创下了国内肝移植存活时间最长的纪录。1999 年,全国肝移植达 120 例,2003 年突破 1 000 例。复旦大学附属中山医院肝肿瘤外科作为全国肿瘤学重点学科、中国抗癌协会肝癌专业委员会依托单位、癌变与侵袭原理教育部重点实验室、卫生部临床重点学科、上海市肝肿瘤临床医学中心(重中之重)、上海市医学领先学科肝脏肿瘤学重点学科、复旦大学"211 工程"重点学科、复旦大学"985 工程"、"重中之重"肿瘤项目依托单位,亦开展肝移植术的探索,目前每年肝移植手术 200 余例,其中终末期肝病肝移植总体 5 年生存率可达到 85%,延长了患者生存期,提高了终末期肝病患者的生活质量。

(三) 肝移植的适应证及禁忌证

1. 肝移植的适应证　原则上说,各种急慢性、良恶性肝病用其他内外科方法无法治愈,预计在短期内无法避免死亡者均是肝移植的适应证,具体可分为终末期肝病、肝脏恶性疾病、先天性代谢性疾病和急性或亚急性肝功能衰竭四类。

(1) 终末期肝病:是肝移植的主要的适应证,包括肝炎后肝硬化、酒精性肝硬化、原发性胆汁淤积性肝硬化、继发性胆汁淤积性肝硬化、自身免疫慢性活动性肝炎和药物性肝炎等。

(2) 肝脏恶性疾病:如肝细胞癌、肝内胆管细胞癌等,但是由于术后复发率极高、存活率低等原因,肝脏恶性疾病越来越少被考虑接受肝移植。

(3) 先天性代谢性疾病:如先天性胆道闭塞、肝豆状核变性、肝内胆管囊状扩张症(Caroli 病)、糖原贮积症、α1-抗胰蛋白酶缺乏症、酪氨酸血症等,随着疾病的发展最终导致肝功能衰竭,也是肝移植的适应证。

(4) 急性或亚急性肝功能衰竭:由肝炎、药物、毒物等引起的暴发性肝功能衰竭患者也越来越多地接受肝移植术,且获得了良好的疗效。

2. 肝脏移植的禁忌证

(1) 绝对禁忌证:①严重的,不可逆转的疾病,限制了短期预期寿命;②严重肺动脉高压(平均肺动脉压>50 mmHg);③癌症已扩散到肝外;④全身性或不可控制的感染;⑤滥用药物和(或)酒精的历史或风险;⑥不遵守医嘱,或无法遵守严格的医疗方案的历史;⑦严重的不受控制的精神疾病。

(2) 相对禁忌证:①年龄≥65 岁;②肝细胞癌或肝内胆管细胞癌;③既往精神病史;④门静脉栓塞。

二、肝移植供体和受体的管理

(一) 肝移植供体的选择与评估

1. 供体的选择　供肝可来源于尸体供体或者活体供体。供体的选择应遵循供者、受者免疫学和非免疫学选择的条件。

2. 供体的评估　评估供者的健康史及身体状况,排除供者全身性疾病及供肝的功能或解剖结构异常。对活体供者术前必须做全面详细的检查,确保供给肝后供者的健康与安全。

（二）肝移植受体的选择与评估

1. 健康史　了解患者肝病的病因、病程及诊疗情况，心、肝、肺、脑等其他器官功能是否良好。有无心肺、泌尿系统及糖尿病等病史，有无手术及过敏史等。

2. 身体状况

（1）全身：了解患者的生命体征、营养状况、有无水肿、高血压、贫血或皮肤溃疡等；是否还有排尿及尿量等；有无其他并发症或伴随症状。

（2）局部：评估肝区有无疼痛、压痛、叩击痛及疼痛的性质、范围和程度。

（3）辅助检查：除术前常规实验室检查、各种培养（尿、咽拭子和血液等）及影像学检查外，还应评估供、受者间相关的免疫学检查情况，如供、受者血型是否相符、HLA 配型相容程度、淋巴细胞毒交叉配型试验及 PRA 检测结果。

3. 心理-社会状况

（1）心理状态：评估患者是否恐惧手术、担心手术失败，有无犹豫不决、萎靡不振、不安和失眠等。

（2）认知程度：了解患者及其家属对肝移植手术、术后并发症、术后治疗、疗效和康复等相关知识的了解及接受程度。

（3）社会支持系统：评估家属及社会、医疗保健支持体系对肝移植手术的风险、肝移植所需高额医药费用的承受能力。

三、肝移植围手术期的管理

（一）肝移植术前的管理

1. 心理准备　肝移植患者在术前普遍存在复杂的心理反应，可归纳为 3 类：①迫切型：由于患者长期忍受疾病折磨，迫切希望早日手术，对手术期望值过高而对手术可能出现的问题考虑较少。②迟疑型：担心手术安全性及效果、术后治疗及终身服药等问题，患者常表现出犹豫不决、萎靡不振、不安和失眠。③恐惧型：恐惧手术，担心手术失败及移植后性格、意志和思维与供体是否有相关性等。应在等待供体期间，即开始向患者介绍肝移植手术和术后可能出现的并发症，让患者了解器官移植的相关知识，增强对移植手术的信心。亦可介绍肝移植成功病例，使患者以积极的心态接受手术。

2. 呼吸道准备　吸烟者应戒烟，教会患者胸式呼吸、深呼吸、吹气球和排痰等术后护理配合方法。如有肺部感染应积极治疗。

3. 皮肤准备　保持皮肤清洁卫生，预防皮肤感染；皮肤准备范围为自锁骨水平至大腿上 1/3 前内侧及外阴部，两侧至腋后线；术前淋浴或手术日前晚用消毒液擦身。

4. 肠道准备　术前口服缓泻剂，保持大便通畅。

5. 遵医嘱合理补液　包括输血浆、白蛋白、利尿、补充维生素 K_1、凝血酶原复合物等以纠正体液失衡、贫血、低蛋白血症、凝血异常等，维持血红蛋白 $>90\,g/L$，白蛋白 $>30\,g/L$。

6. 备血　肝移植手术因创伤大、患者本身凝血功能差、门静脉高压等致术中出血较多，术前常规配血 $4\,000\,mL$ 以上，血浆 $3\,000\sim4\,000\,mL$，以及一定数量的凝血因子、白蛋白、血小板等。

7. 营养支持　根据患者的营养状况指导并鼓励患者进食低钠、优质蛋白、高碳水化合物、低维生素饮食，必要时遵医嘱通过肠内、外途径补充营养，以改善患者的营养状况和纠正低蛋白血症，提高手术耐受性。

8. 完善相关检查　除一般术前常规检查外，还要检查肝、肾、心、肺和神经系统功能；肝炎病毒相关指标、HIV 及电解质水平；尿及咽拭子细菌培养、血型、HLA 配型等。

9. 其他　如术前 HBV 阳性者应用抗病毒药物；有消化道溃疡者尽早治疗；肝性脑病或严重黄疸的患者需人工肝治疗以争取时间过渡到肝移植；腹水继发感染时积极抗感染治疗。

（二）肝移植术中的管理

1. 术中患者安置　术前 1～2 h 将患者转移至手术间，入手术室后平卧于有胶垫的手术床上，头及足跟放置胶圈，防止发生压疮；面罩吸氧，连接无创监测仪器；双肘各开一路 G16/14 的静脉通路，确保输液通畅，连接加温器；右手桡动脉置入 G20 套管针，连接检测动脉内血压；可以先开放一路静脉，待麻醉诱导后再完成其他有创操作；留置导尿管及肛温表；双下肢用弹力绷带包扎，以防下肢静脉血栓形成。患者双臂避免过度外展，防止臂丛神经损伤；左腋窝备皮，做好转流准备。

2. 术中患者保温　各种保温措施应当在手术开始前安置完毕。室温调节在 22～25 ℃；手术台面铺保温垫，四肢用棉垫裹好，下肢覆盖防水层以防台上的冰水溢洒浸入棉垫影响保温，体表覆盖（下半身）热风毯，输血输液的管道连接输血输液加温仪；如保温垫有胶垫应在手术前 2 h 开启。连续监测鼻咽温度和血液温度，维持体温 Ⅰ 期末 36.5～37 ℃，Ⅱ 期末 35.5～36 ℃，至少不低于 35 ℃。

3. 术中监测

（1）循环监测：心血管系统监测应包括有创动脉压和中心静脉压。经食管超声心动图（TEE）可以评估左右心室的功能，对于合并肺动脉高压的移植手术患者，TEE 可以提供必要的右室功能信息，出现肺动脉栓塞时，TEE 对于早期的诊断和处理是非常必要的。

危重症患者麻醉前建立有创动脉压监测，有利于麻醉诱导平稳。一般情况较好的患者可以在麻醉诱导后建立有创动脉压和中心静脉压的监测以及肺动脉漂浮导管监测，以便于进行实时的多系统的监测。

凝血功能较好的患者可采用颈内静脉或锁骨下静脉穿刺，置入三腔中心静脉导管。凝血功能较差的患者经颈内静脉置入中心静脉导管。凝血功能极差的患者先纠正凝血功能，再进行中心静脉穿刺。

（2）呼吸监测：呼吸检测包括潮气量、气道压、PEEP、$ETCO_2$ 图形，以及 SaO_2 和血气分析结果。

（3）体温监测：术中体温的监测包括鼻温、肛温和血温。血温监测比鼻温和肛温更具有实际意义。

（4）肾功能监测：采用精密尿袋监测每小时尿量、尿色和尿比重。以指导容量治疗和利尿剂的使用。有条件的肝移植中心可酌情监测晶体和胶体渗透压、颅内压、麻醉深度、肌松监测指标。重度晚期肝硬化患者原则上监测晶体、胶体渗透压；有肝性脑病的患者应监测颅内压。

4. 术中补液治疗

（1）计算补液量：根据患者状况初步估计容量状况，如神志、皮肤、颈动脉充盈、循环、尿量等；维持组织的有效灌注压、氧运输、体液电解质浓度和血糖水平在正常范围。

（2）准确计算术中的液体出入量：该手术创面大、时间长，术中可能出现大量失血、失液。需要随时了解患者液体出入量的情况，以做出正确的诊断及处理。肝移植手术分为无肝期前、无肝期和新肝期。按三期采用干纱布块（每块重 6 g）吸血后称重，减去纱布重量为净血量。

5. 术中用药管理　在手术开始半小时前按医嘱推注抗生素，之后每 8 h 重复一次。在无肝前期及无肝期，按医嘱使用甲基强的松龙，通常成人使用量为 1 g（小儿使用量为 0.5 mg/kg），于门静脉开放前用完。使用过的空安瓿瓶保留至手术结束清点。

6. 输血、输液管理　使用红细胞收集分离仪器和快速输液系统是保持术中血液动力学稳定的重要措施。术中库血、液体输注之前应在恒温箱中加温至 37 ℃。空血袋手术结束后随患者移至监护室，保存 1 d 后可返还血库。术中保证静脉输血、输液的通畅有效，维持患者循环系统的平稳。

（三）肝移植术后的管理

1. 术后 ICU 监测

（1）心血管系统的监测：患者抵达 ICU 时，一般都有 2 个通畅的静脉通路，以及时纠正血容量和维持液体平衡。需持续监测直接动脉压、心电图、中心静脉压、呼吸频率、深部体温等，维持血压在正常低值，HCT 20%～30% 为佳。连续恒速补液，量出为入，早期输入新鲜冰冻血浆、白蛋白等。每小时统计一次尿量、各腹腔引流管引流量、引流胆汁量等，观察组织间隙水肿情况。术后保持低 CVP 可利于肾灌注和肝静脉回流，并且不增加心脏负荷。

（2）呼吸系统：术后能否尽早地撤离呼吸机是判断预后的重要指标。预防肺部感染是保证患者存活的重要环节，一旦有指征，应尽早进行气管切开。积极采用各种有效的物理疗法（每日气道雾化，辅以体疗）促进呼吸功能恢复，对患者平安度过危险期以及后来的康复均十分重要。术后胸膜渗出很常见，特别是右侧。多数患者在术后能自然吸收恢复。尽量避免行胸腔穿刺治疗。但少数患者呼吸明显受影响或考虑继发性感染时可以考虑胸腔穿刺抽液。肝移植术后肺水肿也很常见，尤其是重症肝炎和并发肝肾综合征的患者容易发生。术后患者应加强肺部护理，如翻身拍背、排痰机震动排痰及雾化吸入等。

（3）体温过低：长时间的手术暴露、大剂量的液体输入和供肝的低温灌注及血液灌注不足等因素均可导致患者体温过低，患者抵达 ICU 时，体表或中心温度有可低至 33 ℃。复温的方法包括：呼吸器加温，体表保温，在输入液体时管道应经过热水槽，使液体进入身体前得到加温。患者入 ICU 前应在病床放置暖风被，调节温度至 35～40 ℃。患者入室后立即予暖风被复温。严禁使用热水袋等直接接触患者皮肤进行复温,防止烫伤。

（4）腹腔引流:移植后腹水仍会出现。引流液是典型血浆性的,部分为血性。如可疑为新鲜出血,可测定 Hb。大量出血应及时再次手术。腹腔各引流管在手术后当日应每小时统计引流量,随后酌情改至每 12 h 统计 1 次。引流液偶尔为乳糜性,可发生于腹腔动脉周围剥离较多的患者。应及时补充患者丢失较多的血浆蛋白。

（5）可用小剂量(2 mg)吗啡肌内注射,不可以连续静脉滴注麻醉剂止痛。

（6）中枢神经系统:术后出现肝性脑病意味着原发性移植物无功能。但是在镇静或麻醉状态下很难鉴别。神志及精神状态的观察:如果患者术前精神状态良好,术后可较快地清醒,否则要高度警惕肝功能不全。但术前昏迷的患者术后神志转清的时间较长,这时患者的精神状态就不能作为评估患者肝脏功能的指标。瞳孔反应迟钝与扩张,伴神经性过敏,可能是肝性脑病存在的唯一表现。很少出现视神经乳头水肿。循环失稳定有时为终末期颅内压升高的指示。颅内压升高的治疗包括床头抬高 45°(只在必要时躺平,并且要在应用甘露醇的情况下)。

（7）电解质与葡萄糖:晚期肝病患者由于长期利尿治疗,常常并发低血钠与低血钾。虽然新肝血运再建后常伴随后来的葡萄糖与钾离子的摄取,但手术后出现中度高血糖也不罕见。这可能来自输血中所含的糖,也可能是低温使糖利用下降,或是大量应用皮质激素的结果。必要时可用胰岛素治疗,要求血糖维持在 8～12 mmol/L,并常规行血糖监测。

（8）肾功能:肝移植术后许多患者出现肾功能损伤,即使某些术前肾功能正常的患者,术中血液丢失、腔静脉阻断与肾静脉高压等均可能导致 CVS 的改变。某些肾毒性药物如环孢菌素、阿昔洛韦、两性霉素和复方新诺明等,也与早期肾功能障碍有关。如果发生少尿而且尿渗透压低于血浆渗透压,要给予速尿。如给予大剂量速尿仍无反应,改用甘露醇 100 mg/kg(>15 min)。无效,可重复应用大剂量速尿或利尿酸静脉注射。肾衰竭一旦确诊,液体的给予量应依尿量、隐性丢失、胃肠引流、腹部引流及胆汁等的累积量严格掌握。治疗方面,血液滤过是最好的方法,可减少血流动力学的改变和对肝动脉血流的干扰。

（9）多数准备接受肝移植的患者存在凝血功能障碍,表现为 PT、APTT 延长,因子Ⅱ、Ⅶ、Ⅸ、Ⅹ、Ⅷ、Ⅴ和血小板下调。纤维蛋白原和Ⅷ因子通常正常。术后早期亦可出现凝血功能障碍。应每日随时监测 PT、APTT。PT、APTT 如延长至 2 倍正常值,应予纠正。严重的凝血功能障碍,通常提示移植肝原发性无功能。术后腹腔内出血,有时量很大但只表现为血球容积比下降和腹围增加,超声检查有助诊断腹腔内出血。如有指征,可以开腹探查,控制出血,清理血块,特别是循环系统功能不稳定时。

（10）高血压:肝移植后的血压一般不稳定,容易受血容量和环孢素影响。在没有持续高血压的情况,暂不必治疗,应先排除有关因素的影响如止痛、气体交换,或调整环孢素的用量。当存在病理性凝血异常时,则必须尽快予以纠正高血压,因为会增加出血的危险。联合应用钙通道阻滞剂、β受体阻滞剂和利尿剂是最好的。血管紧张素转换酶抑制剂也非常有效,但与环孢素联合应用时,会导致高血钾。

（11）营养支持：需要作肝移植的患者，约 50％有重度营养不良，肝移植后营养需要量很高，每日约消耗 100 g 身体蛋白。大多数患者在肝移植术后 72 h 之内可以进食，只有少数患者蛋白与热量需要用标准的中心静脉营养液来补充。蛋白与热量的比例为 1：100，每日提供 30～40 kcal/kg 的能量。中心静脉高营养要在术后 36 h 开始。如果患者情况稳定，可在 48 h 的间期内将量逐渐增至每日约 2 000 kcal。

（12）感染与隔离：由于肾上腺皮质激素的作用，机体本身的低抵抗力与大手术的打击，患者术后极易合并感染。因此术后对患者应实行严密的保护性隔离，进行吸痰、注射等各项操作时严格执行无菌操作技术，并加强皮肤护理、口腔护理，每日更换伤口敷料和引流袋。

（13）体位护理：手术后早期移植肝与膈面等周围组织未形成粘连固定，体位的改变可能造成肝脏的移位，从而影响肝脏的血液循环。因此术后 24 h 取平卧位，血压平稳后可取轻斜坡卧位，床头抬高不超过 30°，术后 1 周内半卧位一般不超过 45°。术后第 1 天每 4 h 轻翻身 1 次，对循环较差的患者可每小时用手掌根部按摩受压部位 5 min，每 2 h 翻身 1 次。翻身护理时需注意各导管已妥善固定以防脱落。

（14）心理护理：由于术后疼痛、环境改变、高度隔离等各种因素的影响，常有恐惧、焦虑等反应，会令患者烦躁不安、血压升高、呼吸增快、氧耗增加。护理人员对清醒的患者可主动利用图片、手势、书写等方式了解患者的感受及要求，及时提供正面信息，让患者产生安全感，并在条件允许的情况下尽量满足其需要。少数患者术后会出现抑郁等精神症状，严重者需口服药物治疗。

（15）术后急性排斥反应及抗排斥药：术后急性排斥反应有发热、肝区胀痛、精神萎靡、胆汁稀少、黄疸，化验提示肝功能异常、血象异常。肝活检：汇管区大量淋巴细胞浸润。急性排斥反应常发生于术后 10 d 到 1 个月，发生率为 10％～40％。一旦确诊则需进行激素循环冲击治疗并调整抗排斥药物剂量，此时更需严格无菌操作护理常规，严密观察病情变化，监测抗排斥药物浓度。

2．术后整体护理

（1）保证呼吸机的有效通气，根据医嘱及时抽取血气分析，随时根据血气分析的结果调整呼吸机各参数，做好呼吸机应用的各项护理，对躁动不安者可进行妥善的约束，并根据医嘱给患者镇静剂。保持呼吸道通畅，做好气管插管外固定带的清洁，妥善固定，气管插管者每日 3 次进行口腔冲洗。保持胃肠减压的通畅，防止胃胀气等影响肺扩张，每 2 小时进行拍背排痰，拔除气管插管的患者要进行雾化吸入，每日 3 次每班测量气管插管距门齿的距离，防止气管插管移位。

（2）监测和护理：

1）做好心电及循环监护：要随时注意患者心率、心律、ST－T 的变化，出现心电图异常时及时排除干扰因素，寻找心电监护异常的原因。

2）严格控制液体出入量，每日的液体量应用容量输液泵 24 h 内均匀输入。

3）做好有创动脉压监护：保持有创测压的通畅，注意有创测压的管道不要太长，防止打折、扭曲影响测压效果，每日用 2.5％的碘酒和 75％的酒精进行穿刺部位的消毒并妥善固定,防止脱落。根据动脉压随时调整血管活性药物的浓度,更换血管活性药物时要注意事前做好配制准备,迅速更换,以免影响动脉压,引起波动。如患者血压逐渐下降,心跳快,皮肤黏膜苍白,应注意有无腹腔内出血发生。

4)做好中心静脉压监护:根据医嘱每 1～2 h 测量中心静脉压以了解心脏情况。测量中心静脉压时应排除呼吸机正压呼吸引起中心静脉压偏高,做好中心静脉导管的护理,防止扭曲、打折、阻塞、感染等。

5)做好体温监测:每小时测体温 1 次,使体温保持在正常范围,如体温低时,可用暖风被等措施升温。体温超过 38 ℃则应及时行物理降温,必要时根据医嘱药物降温。

6)做好尿量监测:每小时量尿量 1 次,随时观察尿量、色,根据医嘱测量尿比重,有异常的及时分析原因,及时处理。

7)做好胆汁和引流液监护:每小时测量胆汁和引流液的量,胆汁是衡量肝功能是否恢复的重要指标,并观察胆汁的颜色、气味,做好 T 形管的护理,腹腔引流液的多少可反映有无腹腔出血及腹水的情况,要低负压持续吸引,保留引流管的通畅。

8)做好呼吸功能监测:做好气道压力、呼气末 CO_2、肺顺应性、潮气量、气道阻力的监测,根据监测的结果,及时分析肺部情况,以保证患者呼吸功能的恢复。

9)急性排斥反应的监测:急性排斥反应发生率较高,多在肝移植术后 7～10 d 左右发生。如患者表现发热、精神萎靡、烦躁、嗜睡、腹胀、肝区疼痛、抽搐、黄疸加深、胆汁分泌量减少、胆汁色泽变浓、化验检查转氨酶、转肽酶增高、凝血酶原时间延长、胆红素水平下降等,提示有急性排斥反应的发生。

10)做好血糖监测:维持正常血糖范围,可根据血糖情况,用生理盐水或 5% 的葡萄糖溶液 50 mL 加胰岛素 30 IU,微量泵持续静脉推注,要每 30 min 监测血糖 1 次。

11)免疫抑制剂应用的监护:根据医嘱精确的应用免疫抑制剂,并注意以下影响免疫抑制剂血药浓度的情况:环孢素 A 和 FK506 均为不溶于水的油性制剂,口服后需经胆汁乳化方可吸收,因此胆汁引流后显著影响药物的吸收,胆汁引流多时要适当增加剂量才能维持有效的血药浓度。腹泻、呕吐影响药物的吸收,有这类情况时应及时向医生汇报,根据医嘱及时增加药物的剂量。

3. 一般护理　每日更换灭菌的床单、被套、枕套、衣服等,及时更换受污染的床单。每日 3 次进行会阴擦洗,大便后随时擦洗,鼻腔、外耳道用消毒棉签擦洗;术后 3～4 周内需给消毒饮食,所有饮料及食品均需经微波炉加热灭菌后方可食用,禁止饮用乳酸类饮料。

4. 肝移植术后 3～5 d

(1)呼吸功能护理:教会患者有效咳嗽,患者取坐位或直立位,深呼吸一次,在第二次深呼吸的吸气末屏住呼吸 3～5 s,双手按住两侧肋骨,稍用力向腹部按压,张口发出"啊、哈"的声音,用力将肺深部的痰液咳净。咳嗽后休息片刻,每次咳嗽次数要根据体力情况而定,一般连续咳嗽 2～3 下,每日 4～5 次。可以有效咳净痰液,防止肺部感染;减少术后腹部切口的张力,减轻切口疼痛。

(2)饮食护理:

1)蛋白质摄入:免疫抑制剂能加速蛋白质分解,宜适量增加优质蛋白质的供给,如鱼、禽、蛋、瘦肉等动物性食物。大豆、花生代谢后会产生大量胺,加重肝脏的负担,宜少食用。

2) 成人每日每公斤体重摄入 1～1.2 g 蛋白质;儿童每日每公斤体重 2～3 g 蛋白质;慢性移植肝功能损害者,每日蛋白质摄入量宜控制在 0.5～0.6 g/kg 左右。

3) 移植患者限制盐的摄入是很有必要的。一般每日盐的摄入在 3～4 g。对于无水肿、无高血压患者不必严格限制,可按世界卫生组织推荐的每日少于 6 g 即可。

4) 多吃糖容易诱发糖尿病,而且免疫抑制剂本身就可能诱发糖尿病。糖尿病不仅对心血管系统有影响,而且会影响移植肝的功能,增加排斥的概率。因此,应该加以控制,每日水果 150～300 g,一般不超过 250 g 为宜。

5) 饮食宜清淡,防止油腻,不食用油煎、油炸食品,减少食用动物内脏、蛋黄、软体鱼、乌贼鱼等,同时多食用新鲜蔬菜水果。脂类是人体所必需的,但要限制用量,要以植物油为主,动物性油脂尽量少用,蛋黄每日不宜超过一个。

6) 免疫抑制剂的使用会抑制钙质吸收,增加排出,时间长了就会导致骨质疏松,表现为腰痛、骨关节痛、手足抽搐等。钙的食物来源以奶制品为最好,不但含钙量高,吸收率也高。常用的钙剂有碳酸钙、阿法骨化醇、骨化三醇等,补钙的同时要注意补充维生素 D。

(3) 精神症状的护理:精神状态异常是患者在重症监护室常见的不良反应,在临床上以谵妄为主要症状。肝移植患者大都有严重的病症,心理压力和内心恐惧比较严重,又因为重症监护室是高危患者集中的地方,是谵妄发生的重灾区。谵妄是中枢系统急性的功能障碍,主要表现为意识、感知、认知、情感和行为的障碍。在临床上谵妄往往会严重影响重症监护室患者的治疗进程,患者往往不能正确认识自己的病情,更不能主动配合治疗,还可能延长治疗时间,增加治疗费用,严重者可能造成死亡,所以分析重症监护室患者的发病原因,做好相应护理是十分重要的。具体的护理方法如下。

1) 一般方法:①反复对患者进行时间、地点、人物的定向训练以保持患者的定向力;②引导患者在窗口进行眺望,给患者听一些音乐,以保证患者对环境的感知;③正确评价患者的症状,适当隐瞒患者病情;④保证患者充分的睡眠,最好让患者自然入睡、自然苏醒;⑤在不影响整体治疗的前提下尽量满足患者的要求,在做各项治疗前认真为患者介绍其目的和意义,尽量得到患者的配合;⑥指导患者进行身体各部位活动;⑦为患者提供舒适安全的环境,减少噪音和强光的干扰,最大限度减少病房内各种医疗设备,减小医疗报警器的报警声,把医疗报警器换成比较悦耳的音乐;⑧引导患者家属尽量多地和患者进行沟通,避免患者无事可做而引起焦虑。

2) 对患者的病情进行严密观察:①应当定时对患者的行为、认知能力进行简单测试并详细记录相关数据,以便和患者的日常行为进行对比;②应当对患者的电解质状况和脱水状况进行观察测试,为患者的餐饮进行指导,以便保证患者有充足的营养;③血压和氧饱和度是临床上最常用最有效的指标,应当予以密切观察;④应当对患者的用药情况和用药反应应当做详细的临床记录,以便需要时进行查对。

3) 并发症的预防:①使用镇静剂时要从小剂量开始,用注射器缓慢地为患者静脉注射,以便使血药浓度达到最佳比例,减少对患者的伤害;②肝移植术后插管时镇静评分宜 3～5 分,拔管后入睡困难者可行阶段性镇静,镇静评分宜 2～3 分;③要对患者进行严密监护,做好安全护理,因为谵妄患者有很大的自残倾向和意识不清时跌伤的可能。

4)尽量维护患者的自尊:在为患者进行护理时应当维护患者的自尊,在不影响护理的前提下应当尽可能地让患者减少暴露。为患者进行护理时应当尽量选择早上,这样容易让患者找到存在感和重视感。

(4)术后活动:手术 3 d 后可在床上坐起,床边端坐,无头晕等不适后再在床边站立,无头晕等不适后可沿床边活动。活动练习要循序渐进,先做四肢的主动和被动锻炼,随着病情好转和肌张力的增加逐步增加肢体活动量。患者活动时家属或医护人员在身旁陪护。活动顺序和方法如下。①顺序为床上坐起—床边坐起—扶床活动。②患者肢体的协调性训练:先训练近端肌肉的控制能力,后训练远端肌肉。③训练患者的平衡能力:坐位时着力点为臀部,学会用双手或健肢支撑坐起;让患者坐在床沿摆动腿部数分钟;训练患者下床时使用辅助器具或由人搀扶;让患者沿床边走动十步至数十步;脱离器具慢步行走。

(5)消毒隔离:肝移植术后患者的生活用物应为其个人独立使用。勤换衣裤,每日用紫外线灯消毒 3 次。

5. 肝移植术后 7 d　待病情稳定后转去普通病房。

(1)一般护理:常规吸氧,超声雾化,协助排痰,注意呼吸次数,呼吸音,有无发绀等。定期做咽部、痰、胆汁、大小便和切口分泌物培养,观察胆汁、大小便、痰液的外观。

(2)饮食护理:饮食可进半流质,如粥、馄饨、烂面、蒸蛋等。进半流质 1~2 d 后无不适者,可过渡到进软食,"三高一适量"(高蛋白、高热量、高维生素,适量脂肪的食物,如牛奶、鸡蛋、新鲜水果等)的饮食,少量多餐,应以细软易消化、少纤维、少刺激性的食物为主,避免生、冷、硬、辛辣、酒等刺激性食物,勿暴饮暴食,服用抗排异药物者,不得食用柚类及菌菇类食物。食物要煮熟消毒。有轻度腹水的患者应用低盐膳食(每日可用食盐小于等于 2 g,约 1 牙膏盖),每日进水量限制在 1 000 mL 以内。翻身活动时注意身上引流管,避免牵拉折叠,下床活动时固定在衣服上,在伤口之下的位置。告知患者及家属防止意外拔管的措施,加强护患的沟通、配合。

(3)有效咳嗽咳痰:取舒适体位,做 5~6 次深呼吸,在深吸气末保持张口状,连续咳痰数次,使痰液到咽喉附近,再用力咳嗽。对于排痰无力者,辅以背部叩击,取侧卧位或坐位,叩击者两手的手指和拇指并拢,手掌弓成杯形,以手腕的力量,从肺部自下而上,由外向内迅速而有力地叩击背部,震动气道,边拍边鼓励其咳嗽。

(4)术后静脉血栓的预防:下肢主动或被动运动,尽早下床运动,补充水分避免脱水,注意患肢的保暖。进行物理预防:抗血栓弹力袜,早期开始大腿、小腿、踝关节运动。

6. 肝移植术后 2 周

(1)术后 2 周保护性隔离和预防感染。保持房间空气新鲜,每日紫外线照射 3 次,每次 30 min,2 周后每日紫外线照射 1 次即可,房内物品及地面用消毒溶液擦拭,每日 2 次。进入病房前,必须穿戴消毒的衣、裤、帽子、口罩及鞋子,严禁访视。

(2)术后警惕并发症:

1)排异反应的表现:常出现在手术后 1 个月内,表现为突然出现黄疸、肝区疼痛、食欲减退、烦躁不安、体温上升、腹部胀气、精神萎靡、胆汁分泌减少、颜色变淡、黏稠度降低,如出现上述症状,立即通知医生或责任护士,及时检查肝功能、彩超等。体温可高达40 ℃以上,呼吸急促,脉快,心率在 140 次/分,面颊潮红,精神不振,全身无力。

2)腹腔感染可有腹痛、腹胀;肺部感染可表现为呼吸困难。

3)如发现引流管内大量血性液体,或者伤口有渗血症状,应警惕可能为出血症状,应及时通知医生。

4)如果发现胆汁颜色变浅、变稀且量明显减少,腹胀,黄疸明显,血清胆红素明显升高,持续高热,精神萎靡不振,四肢无力,应疑为胆道感染或胆道梗阻,及时通知医生和责任护士。

5)如果患者自觉疲乏无力、神志恍惚、烦躁不安,谵语,嗜睡,口腔散发出烂苹果味,皮肤、巩膜黄染,粪便呈灰白色等,应立即通知医生和责任护士。

（3）由于病情需要,手术后需要留置 T 形管,指导患者翻身要注意保护引流管,防止其脱落、受压、扭曲,保持其引流通畅。术后恢复期指导患者下床时,引流袋不要高于引流管出口处,防止引流液反流至腹腔,并妥善固定,防止导管脱落。保持各引流管的通畅,观察引流液的色、质、量。T 形管留置时间较长,自我观察 T 形管并记录胆汁的量和性质。正常胆汁为金黄色、黏稠、透明,每日分泌量 300～700 mL,胆汁分泌正常标志着肝脏功能的正常。

（4）术后根据身体恢复情况,逐渐进行床旁活动,每日的运动量以不疲劳为度,可进行少量多次的活动。下床时动作缓慢,部分患者会出现头晕、无力的症状,下床活动时应有人搀扶,防止跌倒。

四、肝移植术后的用药观察

（一）肝移植术后常用免疫抑制剂及作用机制

1. 环孢素(商品名:新山地明) 是一种 T 淋巴细胞调节剂,能特异性地抑制辅助 T 淋巴细胞的活性,但并不抑制 T 淋巴细胞,反而促进其增殖。能抑制体内抗移植物抗体的产生,因而具有抗排异的作用。

2. 他克莫司(tacrolimus,又名 FK506) 正常情况下,淋巴细胞会对抗进入人体的病原微生物或外来物。当接受异体器官后,机体开始识别外来移植的器官,并以淋巴细胞攻击它,这便使接受的新器官受到损害。FK506 可以阻止淋巴细胞活化,继而阻止他们对新器官的攻击,抑制排异反应。

3. 吗替麦考酚酯(商品名:骁悉) 具有抗肿瘤、抗细菌、抗病毒、抗寄生虫及免疫抑制作用。可以控制细胞和抗体介导的排异反应,抑制抗体形成。一般作为 FK506 或环孢素的辅助免疫抑制剂。

4. 西罗莫司(sirolimus,又称雷帕霉素) 是一种新型的大环内酯类免疫抑制剂。其作用是抑制免疫细胞减轻排异反应。通过抗肿瘤新生血管形成,抑制细胞增殖来发挥抑制肿瘤生长的作用。

5. 类固醇激素 如强的松、甲波尼松龙等。

（二）正确服用免疫抑制剂

1. 环孢素 应按医嘱按时服药,整粒吞服。因为环孢素是亲脂分子,口服吸收慢且不完全,所以在服用环孢素时可选择与牛奶同服。一般每日2次,间隔12 h。

2. 他克莫司 建议口服给药,一般每日2次服用,间隔时间为12 h,并且每日固定时间服用。由于服用食物对药物的吸收有影响,因此,服药前至少2 h及服药后1 h空腹,在固定服药时间以水服用该药物。

3. 吗替麦考酚酯 一般每日2次。应在餐前1 h服药,禁与胃药同服。

4. 西罗莫司 一般每日1次,正常饮食即可。

5. 强的松/甲基泼尼松龙 一般选择餐后服药,应遵医嘱逐渐减药。静脉给药前30 min内须使用保护胃黏膜的药物。

(三)监测药物的不良反应

常见的药物不良反应如表10-1所示。

表10-1 常见药物的不良反应

器官系统	环孢素/FK506	吗替麦考酚酯	西罗莫司	皮质类固醇
心血管系统	高血压	—	高血压	水钠潴留、高血压
消化系统	齿龈肥大、腹泻、恶心呕吐	腹泻、恶心	腹痛	胰腺炎、应激性溃疡
皮肤	多毛症、皮疹、光过敏	—	皮疹	易挫伤,伤口延迟愈合
神经系统	头痛、痛性痉挛、震颤、感觉异常	—	失眠、震颤	情绪改变、头痛
肾脏	轻者慢性肾功能不全:尿素氮、血肌酐升高;重者肾衰竭	—	—	—
肝脏	低蛋白血症、血清转氨酶升高、胆汁淤积	—	—	—
造血系统	溶血性尿毒症综合征	骨髓抑制,白细胞或血小板减少	贫血、血小板、白细胞减少	—
代谢、电解质	糖尿病、高脂血症、高尿酸血症等	血尿酸升高、高血钾	水肿、低血钾、高脂血症、高血糖等	糖耐受不良、库欣面容
其他	关节痛、骨质疏松	—	鼻出血、关节痛、胸背痛、乏力	骨质疏松、肌肉疲劳

五、并发症管理

肝移植相较其他普通外科手术是最为复杂的手术类型,而肝移植术后并发症的高发生率仍是阻碍受体长期存活的重要原因。这些并发症多发生在术后1~2月内,也有些并发症发生较晚,但一般情况下积极治疗,多数是可以治愈的,发现早晚直接影响到了预后情况,所以早期发现显得尤为重要。提高肝移植术后并发症的预防和处理水平,有助于提高患者术后的生活质量,对其术后康复水平的提高具有重要意义。以下列举了常见的肝移植术后并发症的监测方法和护理措施、护理干预效果。

(一)肝移植术后出血并发症

出血可发生在肝移植术后的任何阶段,多数发生于早期。无论是腹腔内或胃肠道出血均为常见情况,且有并发症潜在危险。

1. 腹腔内出血　腹腔内出血是肝移植术后严重的并发症,病死率极高,更多与手术止血困难有关。多数患者伴有肝硬化,故有凝血功能障碍和门静脉高压等并发症,彻底止血较困难。肝移植后较晚期可出现致命性的腹腔内大出血,其原因可能是由于腹腔内严重感染致肝动脉、门静脉破裂,预后不佳。

2. 胃肠道出血　胃肠道出血是肝移植术后的另一常见严重问题。引起胃肠道出血的原因很多,消化性溃疡、胃炎、十二指肠肠炎是常见的原因。术后大剂量类固醇的应用,不可控制的应激反应也是诱发因素。伴有胃和食管静脉曲张的患者有可能发生急性出血,曲张静脉的急性出血也可能是急性脾静脉或门静脉栓塞,这种情况多见于术后早期。曲张静脉也可由肝移植物功能不良而在晚期发生出血。后者预后不良,多数需要再次移植。

肝移植术后胃肠道出血的另一个原因是 Roux-en-Y 吻合,常发生在术后早期,与吻合口止血不彻底、应用抗血小板制剂、缝线吸收、营养不良、门静脉高压及应用免疫抑制剂有关,确定诊断和出血部位非常困难。多数情况下,能自行停止,不需要再次手术,如果一般治疗无效、出血仍持续时可考虑再次手术。

肝移植术后出血,无论是腹腔内还是胃肠道,均为严重并发症,其发生率与病死率很高。术后应密切观察患者,以便及时治疗,减少出血的危险。

3. 观察预防及护理　腹腔内出血最多见于肝移植术后 48 h 内,主要与应用抗凝制剂,移植物功能不良,凝血障碍和手术中止血不彻底有关。早期观察及预防,是最有效防止并发症发生的处理措施。

(1) 一般护理:术后 24～48 h 内动态监测神志、血压、氧饱和度、心率、呼吸、体温、中心静脉压、肺动脉楔压、肢体末梢循环状态等,并做好记录。有时心率加快可以作为手术后抗凝时腹腔内出血的首发表现。应严密监测生命体征变化,特别是心率、血压的变化,急性出血期监测血压每 15～30 min 1 次,病情平稳后每 1～2 h 1 次。当出现不明原因心率加快,尽快报告医生,连接中心静脉压(CVP)测压管,持续动态监测 CVP 变化,根据综合数值判断血容量的情况。肝移植患者手术时间长,术后早期体温较低,应密切关注体温的变化,严重低血容量休克常伴有顽固性低体温、凝血障碍,低体温(<35 ℃)可影响血小板的功能,降低凝血因子的活性,影响纤维蛋白的形成,增加严重出血的危险性。

(2) 心理护理:肝移植是创伤大、风险大的手术,患者和家属均有压力和焦虑,必须做好心理护理,重视患者主诉,帮助他们建立良好的应对能力,扭转患者遇到并发症认为自己病危的心态,积极做好解释,增强治病信心,避免不必要的恐慌。

(3) 血流动力学的监测观察:围手术期的实验室检查特别是血常规、凝血功能等血生化指标能够指导临床诊断、治疗。尤其注意观察血红蛋白、血小板、出凝血时间、纤维蛋白原等有无异常。由于患者手术初期均进行抗凝治疗,PT 及 APTT 延长,可引起手术切口创面及穿刺处的渗血增加,会影响血流动力学及生命体征的变化,所以血生化指标必须根据临床情况来鉴别诊断。

(4) 引流液的观察:

1) 保持腹腔引流管通畅:每小时挤压引流管 1 次,观察引流液颜色、性状及量并记录,并连续观察引流速度,结合临床生命体征变化及 B 超情况作出准确判断,以确诊是否存在活动性出血。术后引流液持续为血性液,若 24 h 内每小时>50 mL,或引流液 2 h>200 mL,12 h>400 mL,提示腹腔内有活动性出血。出血量的判断尤为重要:大便隐血阳性,提示每日出血量>5 mL;柏油样便,提示出血量>60 mL;出现呕血症状,表示每日胃内积血>250~300 mL;出血量<400~500 mL 时,一般不引起全身症状;出血量>500 mL 时,可出现全身症状如头晕、出汗、乏力、心悸等;短时间内出血量>1 000 mL 或超过全身血量 20% 时,可出现循环衰竭表现如 SBP<90 mmHg 或较基础血压下降25%,心率>120 次/分。

2) 准确记录每小时尿量及颜色:测量尿液的相对密度,早期维持在 200 mL/h 左右,以后维持在 100 mL/h。如尿量减少<0.5 mL/kg 体质量,而尿液逐渐浓缩,尿相对密度增加,也是血容量不足、肾脏低灌注的表现,应高度怀疑存在出血倾向。

(二) 肝移植术后排斥并发症

排斥反应被分为 4 种:①超急排斥反应,一般发生在移植术后 24 h 内;②急性排斥反应,大多数发生于肝移植术后 1 个月内;③慢性排斥反应,移植后数月发生;④最严重的排斥反应,移植物抗宿主反应(graft-versus-host disease,GVHD),是一种特异的免疫现象,从发生时间来分,可分为急性 GVHD(一般术后 100 d 以内)、慢性 GVHD(一般术后 100 d 以后)。

1. 超急排斥反应 典型的超急排斥反应在肝移植中罕见,其术后表现是移植肝的原发性无功能、不可恢复,前列腺素治疗无效,目前仍无特效疗法。已知 ABO 血型不合会增加移植超急排斥反应的发生率,细胞毒性交叉反应阳性与超急排斥反应也有关。

2. 急性排斥反应 多见于术后第 6 d 至 3 周,早期或轻度排斥无明显临床表现,晚期或重度排斥的临床特征表现为精神萎靡、食欲缺乏、肝区胀痛、突然黄疸加深、发热、胆汁量锐减且色淡而稀,白细胞增多,肝功能中转氨酶升高,总胆固醇降低等。血清胆红素是肝功能敏感指标,肝脏各种酶的升高可提示肝脏的损伤。确定排斥的诊断通常依赖穿刺活检。

3. 慢性排斥反应 又称为胆管消失性排斥。受体的慢性排斥反应通常为无症状的胆小管酶(AKP 和 γGT)升高,,继而出现黄疸,常在移植术后的数月内发生,慢性排斥反应用免疫抑制剂治疗通常难以控制,且是晚期移植肝衰竭的一个重要原因。

4. 移植物抗宿主反应(GVHD) GVHD 通常发生在移植后 2~8 周,其常见特征是皮疹、腹泻、发热和全血细胞减少。在肝移植中 GVHD 的发生率很低,但病死率很高。目前常用 3 点诊断标准:①患者出现皮疹、发热、腹泻"三联征"等特征性临床症状和体征;②受累器官的病理学检查、微生物培养等;③发现外周血中或受累器官有供体淋巴细胞存在的证据如检测到供体淋巴细胞 DNA 或 HLA 等。根据临床症状和体征可将肝 GVHD 分为 4 度。Ⅰ度:皮肤红疹面积<25%全身体表面积,血红蛋白 24.2～ 51.3 μmol/L,腹泻 500～1 000 mL/d,持续恶心;Ⅱ度:皮肤红疹面积 25%～50%,血红 蛋白 51.4～102.6 μmol/L,腹泻 1 000～1 500 mL/d,持续恶心;Ⅲ度:皮肤红疹面积> 50%,血红蛋白 102.7～256.5 μmol/L,腹泻>1 500 mL/d;Ⅳ度:广泛红皮病伴水疱形 成,血红蛋白>256.5 μmol/L,严重腹痛。

5. 观察预防及护理

(1) 急性排斥的观察:

1) 观察腹痛情况:注意观察患者腹痛的性质、程度、部位等,应与胆道并发症、腹胀、 应激性消化道溃疡疼痛相区分,急性排斥反应一般为右上腹移植区胀痛、触痛。胆道并 发症一般为轻微右上腹痛,有时切口有胆汁渗出或引流管引出胆汁并伴有腹膜炎。

2) 观察胆汁情况:注意观察胆汁引流量、颜色、性质、透明度等,并做好记录。排斥 反应时胆汁分泌量明显减少,颜色变淡,质地稀薄甚至出现浑浊絮状物。

3) 肝功能指标的观察:转氨酶是体内氨基酸代谢所需要的一种酶,当发生排斥反应 肝组织急性损伤时,便释放入血,使血清中酶的活性增高。在肝细胞受损时,其对胆红素 的摄取、结合和排泄过程障碍,可导致血清胆红素增高。

4) 观察排斥反应征象:患者常伴有发热、移植肝区疼痛,血清胆红素、碱性磷酸酶、 白细胞、血清转氨酶升高,凝血酶原时间延长,同时伴有精神萎靡、食欲缺乏、不适乏力、 抽搐甚至肝性脑病等。尤其是体温与血压的改变,因体温的升高常反映患者发生感染或 排斥反应,应连续密切监测生命体征的变化,同时观察皮肤、巩膜黄染消退情况。

(2) 急性排斥的预防:急性排异反应是引起移植肝早期功能不良的常见原因之一。 护士应严格掌握免疫抑制剂的使用注意事项及对免疫抑制剂不良反应的观察,并对患者 及家属进行详细宣教,使患者知道服药时间、服药方法、作用持续时间、大致作用机制及 其可能出现的不良反应,对合理正确使用免疫抑制剂、最大限度地发挥疗效、早期发现不 良反应并积极防治,预防和治疗急性排斥反应有重要意义。

(3) 急性排斥反应的护理:

1) 一般护理:观察患者一般状况、食欲、体重、消化道症状和肝功能变化。定期监测 FK506 血药浓度,遵医嘱调整剂量,既达到免疫抑制效果,又能减少毒副作用和降低排 斥反应的发生率。

2) 药物使用及护理:他克莫司的不良反应主要有神经毒性、肾毒性和对代谢的影 响。患者服药后出现精神紧张、恐惧、失眠等神经系统症状,并出现手指轻微震颤。护理 过程中要注意患者有无上述症状,定时监测记录血压、尿量,遵医嘱对症治疗。他克莫司 对代谢的影响主要表现为高血糖,应随时监测血糖的变化。做好生活护理和心理护理, 减轻患者思想负担。定期查血药浓度和肝肾功能及血常规等,以便及时调整用药。

3) 预防感染:肝移植患者机体抵抗力差,术后免疫抑制剂的应用导致免疫系统抑制 以及应用大剂量激素类药物冲击治疗,更增加了感染机会。应定时用紫外线灯消毒,重 视无菌操作,加强基础护理,定期做胆汁、引流液、痰等培养及药敏试验。

4）心理护理：排斥反应的出现，使患者会出现不同程度的抑郁、焦虑、焦躁、不合作的表现。可在工作中采用音乐疗法，或教会患者缓慢深呼吸等放松疗法，都对缓解其紧张有一定的效果。同时通过聊天的方式改变患者错误的认知。患者的焦虑与其对排斥反应的过分恐惧有关，担心排斥反应的发生率，治疗及预后等情况。在做好保护性隔离的情况下，安排家人探视，给予精神上的鼓励。患者家属在得知患者发生了排斥反应后，表现出焦虑、恐惧、哭泣、不知所措。面对家属的情绪反应，积极联系医生与家属见面，讲解患者病情，排斥反应的严重程度，所采取的抗排斥措施及效果，纠正家属心中"排斥即等于死亡"夸大的担心。

（4）慢性排斥反应：慢性排斥反应的观察及护理，与急性排斥反应相同，可参考急性排斥反应相关内容。

（5）GVHD 的观察及护理：

1）皮肤的观察护理：皮肤病变是肝移植术后 GVHD 最常见首发症状，表现为红斑或红色斑丘疹，压之可褪色。患者的胸部和头颈部最易受累及，随后逐渐扩展至全身，患者常伴有明显的瘙痒，甚至出现大疱性皮疹。密切观察皮疹出现的时间、部位、颜色、面积、形态及其发展速度。

皮疹的日常护理：①保持患者衣物及被服柔软、干燥、宽松、洁净，保持皮肤清洁、干燥，及时清理脱落皮屑。②指导患者勿挠抓皮肤，日常用温水清洁皮肤，禁用酒精、碱性肥皂及任何化学清洁剂制品。③皮疹部位禁止静脉穿刺、避免冷热刺激及粘贴胶布。静脉穿刺处禁止使用贴膜，深静脉置管处应使用无菌纱布遮盖。④使用气垫床，给患者翻身活动时动作应轻柔，避免使用拖、拉、拽等大动作以免绷紧皮肤从而造成皮肤损伤。

皮肤破溃的护理：①保持破溃面干燥，减少破溃面因患者翻身及活动时与被褥或衣物的摩擦，同时用聚维酮碘轻轻涂抹，采取暴露疗法预防皮肤破溃面形成新的感染灶；②当皮疹好转有表皮大面积剥脱时，不能用手提拉表皮，待脱落后可用无菌液体石蜡棉球轻擦剥离面，待其软化后用消毒剪刀剪除，再以无菌凡士林纱布覆盖；③应用生理盐水棉签擦拭鼻黏膜糜烂处，再轻涂少许无菌石蜡油以避免鼻内结痂而影响呼吸；④阴囊皮肤破溃处给予粒细胞集落刺激因子药液外敷。

2）发热的观察护理：密切监测术后体温、呼吸、脉搏、血压以及液体出入量。创造温和适宜的病室环境，适时穿衣盖被，寒战时给予保暖。患者高热时建议其卧床休息并做好口腔护理。另外，可使用物理或药物等方法进行降温。用冰袋物理降温时，放置在无皮疹且大血管丰富处，注意更换冰袋。药物降温时，避免短时间内大幅度降温，降温后应及时补充液体。为避免患者皮肤继发感染，当患者出汗后应及时更换被服，以保持皮肤的清洁干燥。

3）消化道症状的观察护理：腹泻常常出现于皮疹与发热之后，严重者可出现急性肠黏膜炎，导致呕血、便血症状。给予温热、低脂、低纤维以及无刺激的流质类食物。烹调方式应以炖、蒸、煮和烩等为主，并注意饮食卫生。禁止食用产气类食物，如红薯、豆类、玉米等。

4）骨髓抑制的临床观察：骨髓抑制一旦发生就不可逆转，其出现的时间也较晚。大部分患者早期表现为白细胞和血小板减少,后期各系血细胞逐渐减少,并伴随严重的再生障碍性贫血及免疫功能低下,最终死于各种感染。应加强对患者血常规的监测,患者出现贫血症状时分次给予小剂量输血和间歇吸氧。

5）营养支持:肝移植受者术前常有营养不良情况,手术打击又加重了蛋白质的丢失和负氮平衡,有效的营养对症支持治疗能够提高患者抵抗力、防治感染和内出血等并发症。围术期间及消化道反应期使用肠外营养(PN)进行营养支持。另外,注意患者水、电解质及酸碱的平衡。

6）肝功能的观察:肝移植术后发生 GVHD 时,移植肝早期肝功能正常。但当患者出现严重感染、消化道出血、多器官功能衰竭时,可引起肝功能的异常。此时,应严密监测患者肝功能情况并观察患者有无厌食、疲倦及皮肤巩膜黄染等肝功能受损的症状。

7）心理支持:肝移植术后一旦发生 GVHD,患者将承受躯体及心理巨大的痛苦,导致患者出现恐惧、抑郁、愤怒等不良情绪,甚至绝望。家属对于患者所出现的情况也会产生较强的负面情绪,不利于临床治疗和康复。对患者进行心理支持,可使患者建立良好的心理状态,改善其预后。

（三）肝移植术后胆道并发症

胆道并发症是肝移植中的难点。由于其术后发病率较高,治疗难度大,往往成为影响患者术后生存率、移植物功能的重要因素,甚至会导致患者死亡。肝移植术后的胆道并发症可根据发病时间、病变部位以及病变类型等进行分类。胆道并发症按发生时间常分为近期和远期两大类。在肝移植术后 3 个月内发生者称为胆道近期并发症,在肝移植术后 3 个月以后发生者称为胆道远期并发症。按发生部位则分为供体胆道系统、受体胆道系统和胆道吻合口处三大类。按病变类型,常见的肝移植术后的胆道并发症包括胆漏、胆道梗阻、胆管炎和胆汁瘤等。

1. 胆漏　可分为近期胆漏和远期胆漏两大类。其中近期胆漏是指发生在肝移植术后 3 个月以内的胆漏。其病因主要包括:①胆道吻合技术不佳;②胆道吻合口的缺血性坏死;③与 T 形管相关的胆漏,包括 T 形管置入处胆漏、拔除 T 形管或 T 形管滑脱所致的胆漏等;④急性肝动脉血栓形成引起肝内外胆道缺血坏死;⑤减体积、劈离式或活体供肝肝移植时肝切面胆道残端胆漏;⑥胆囊管结扎线脱落。远期胆漏则指发生在肝移植术 3 个月后的胆漏。远期胆漏比较少见,常与一些早期胆道并发症未及时处理有关,如供肝修整过度引起胆道血供破坏;肝动脉吻合口狭窄等导致肝动脉供血不良引起胆道慢性缺血坏死;拔除 T 形管或胆道内支架管等所致的胆漏。

胆漏表现为腹腔引出胆汁样液体或胆汁在腹腔内积聚以及腹痛等。之后因并发胆道和腹腔感染而出现黄疸加重和麻痹性肠梗阻等症状和体征。部分患者伴发热,查体右上腹可存在腹膜刺激征。

2. 胆道梗阻　胆道狭窄是引起胆道梗阻的常见原因,按发生的时间可分为近期和远期胆道狭窄;按病变部位划分则可分为吻合口狭窄和非吻合口性狭窄;按梗阻的程度则可分为完全性和不完全性梗阻。胆道梗阻患者主要表现为黄疸,体征一般不明显,狭窄较轻时可表现为单纯肝酶的异常或伴轻度黄疸;严重时可出现黄疸、皮肤瘙痒以及大便颜色变浅变白等梗阻性黄疸的表现。

3. 观察预防与护理

（1）观察黄疸：如果黄疸不断加重而排除排斥反应者应警惕胆道系统并发症的发生，尤其是有无胆道吻合口狭窄、肝内胆道狭窄、胆泥淤积、胆道消失综合征等。根据具体病因可采取手术、逆行胰胆管造影、经皮肝穿刺及再次肝移植治疗。护理上应注意观察皮肤、巩膜黄染情况以及观察其伴随症状，如有无畏寒、发热、皮肤瘙痒等。并发胆道炎症者，应密切注意生命体征的变化。

（2）观察胆汁情况：胆汁量减少，伤口有黄色渗液时，应警惕胆漏发生，护理上要重点观察有无腹痛、发热、白细胞升高等胆汁性腹膜炎的表现。

（3）观察腹痛情况：观察及判断腹痛出现的时间、性质、程度。腹痛有时也较隐匿，当患者出现持续性或进行性黄疸伴有轻微腹痛、发热、畏寒等症状时，应考虑胆道狭窄并发感染的可能，在密切观察的基础上，给予补液、抗感染、维持生命体征等治疗。

（4）T 形管引流的护理：肝移植术后放置 T 形管，可有效地防止胆管狭窄，T 形管放置后应严密观察引流胆汁的量和性状，有无浑浊、泥沙或絮状物，妥善固定 T 形管，不可扭曲、弯折、受压，以保持引流的通畅，慎防 T 形管脱落而影响观察。按时更换无菌引流袋，必要时遵医嘱行胆管冲洗，预防逆行胆管炎及胆泥形成。

（5）预防感染：做好术后保护性隔离，落实各项预防感染措施是护理的重点，定期进行血培养、痰培养、咽拭子培养、胆汁细菌培养、巨细胞病毒检测以及时发现问题及时治疗。

（四）肝移植术后感染并发症

感染是肝移植术后主要并发症和死亡的主要原因，其发生率在 60%～80%。常见感染为切口感染、肺炎、泌尿系统感染、腹腔感染和输液导管感染。

1. 细菌感染　与普通腹部大手术相似，肝移植术后发生的细菌感染包括腹腔感染、切口感染、肺部感染及尿路感染等。

（1）肺部感染：肝移植术后肺部感染发生的危险因素为术前大量腹水、术中大量输液、术后机械通气≥2 d、长时间留置胃管、胸腔积液、腹腔出血、术后发生肺水肿、术后肾功能不全。

（2）胆道感染：胆系内梗阻常伴细菌性胆汁，细菌可能是上行感染，或沿门静脉途径而来。由于 T 形管的存在，要完全阻止感染几乎不可能。

（3）腹部感染：诊断标准符合以下条件之一。①术后 3 d 起出现发热（体温＞38℃）、血白细胞计数＞10×10^9 L，腹痛、腹胀伴明显的腹膜炎体征；②腹腔引流液为脓性液体，细菌培养结果阳性；③影像学检查或再次手术证实腹腔内有感染病变存在，如化脓性渗出、脓肿等。

2. 真菌感染　肝移植术后真菌感染与以下因素有关。

（1）术前患者全身状况差：血红蛋白过低，粒细胞缺乏，血小板减少，以及长期留置导管均增加了真菌感染的风险。

（2）肝肺综合征：终末期肝衰竭患者多合并胸腔、腹腔积液、胸膜炎及腹膜炎，菌群移位导致术后易感染真菌。

（3）肝性脑病：出现肝性脑病往往预示疾病已进展至终末期，此时机体免疫功能低下，内分泌紊乱，全身多个脏器或系统功能障碍，肠道菌群移位和内毒素血症的发生致使术后真菌感染率升高。

（4）术前感染：尤其是病毒感染，如巨细胞病毒、6 型人类疱疹病毒等具有免疫调节特征，可降低机体免疫力，增加患者术后真菌感染的风险。

（5）糖尿病：高血糖是念珠菌感染的危险因素，病死率可达 81%。

（6）肾功能不全或肾衰竭：肌酐水平升高以及围手术期需要血液净化均是感染真菌的危险因素。

（7）手术相关因素：包括手术时间超过 12 h，术中出血量大，大量输入红细胞、冷冻血浆和冷沉淀等血制品；门静脉阻断时间超过 2 h，行胆肠吻合；手术并发症；剖腹探查止血；供肝冷缺血时间过长；再次移植等都是真菌感染的危险因素。

（8）ICU 相关因素：ICU 治疗时间延长（>7 d）。

（9）各种导管：如导尿管、中心静脉导管、胃管等留置时间过长或引流不畅；行气管切开；气管插管及呼吸机使用时间过长；长期肠外营养等。

（10）术后广谱抗生素及免疫抑制剂的过度使用：术后为防止急性排斥反应，免疫抑制剂使用剂量过度，患者免疫力较低，或为预防细菌感染长时间使用广谱抗生素导致菌群紊乱，均可致感染真菌的风险大大增加。

（11）其他。如移植肝失去功能，肝脏内铁超负荷、术后肺水肿、潜在感染病灶未清除等也可能与真菌感染有关。

3. 病毒感染　肝移植术后引起感染的病毒以巨细胞病毒、单纯疱疹病毒、EB 病毒、肝炎病毒及人类免疫缺陷病毒为常见。

（1）巨细胞病毒感染：是肝移植术后最常见的感染并发症之一。导致肝移植术后容易发生巨细胞病毒感染的高危因素包括：①肝移植术受者缺乏针对巨细胞病毒的细胞免疫和体液免疫机制；②抗排斥治疗采用了抗淋巴细胞免疫球蛋白；③血巨细胞病毒阳性受者；④因暴发性肝功能衰竭而接受肝移植的受者；⑤供肝相关的原发性巨细胞病毒感染。

（2）单纯疱疹病毒感染：发病时间多在移植后前 3 周，少数病例可出现在移植后数月。多数受者表现为口腔或生殖器疱疹。

（3）EB 病毒感染：肝移植后 EB 病毒感染具有下列血清学特点。①多数受体术前血清学检测为阳性，通过检测受体术前及术后的血清学状态，可区分 EB 病毒的原发感染与继发感染；②EB 病毒感染发生的时间差异很大，但多数患者发生于移植术后半年内；③大多感染病例可无症状，少数患者可出现发热、单核细胞增多、扁桃体炎及淋巴结病等症状，也有表现为肺炎、脑炎或肝炎的，后者通常仅出现转氨酶等的轻度升高。

4. 观察预防及护理

（1）进行必要的保护性隔离：对患者进行保护性隔离，以免交叉感染。保持患者全身皮肤、口腔、会阴、肛周及床单整洁；与患者接触的物品如被服、腹带、毛巾等均必须消毒灭菌后使用。

（2）加强环境监测：保持室内温度 22～25 ℃，相对湿度 50％～70％。每月进行空气、物品和工作人员手的微生物检测，确保达到 Ⅱ 类及以上环境要求。

（3）病情观察：密切观察受者的意识和生命体征变化，特别注意不明原因的发热。观察受者敏感部位如呼吸系统、皮肤黏膜、置管处有无感染迹象。疑为感染时应积极查找原因及病原微生物，规范留取标本。根据患者病情翻身、拍背，每日雾化吸入 2 次，鼓励患者深呼吸，有效咳嗽及排痰，病情允许时尽早拔除气管插管。妥善固定各种导管，保持各种静脉插管处干燥、清洁，如有污染应及时更换，预防逆行感染。

（4）心理护理：对移植患者强调良好的情绪可以增强机体抵抗力，鼓励肝移植术后真菌感染患者重拾对生活的信心。

六、经典案例

患者，女性，52 岁，腹胀伴下肢水肿。出现呕血、黑便等消化道出血的情况。MRI 示：肝硬化，脾大，食管下段胃底静脉曲张，少量腹水，肝门区多发淋巴结肿大。实验室检查：ANA（＋）1∶320。诊断为自身免疫性肝硬化（失代偿），收治入院。完善各项检查，联合麻醉下行同种异体肝移植术，术中见腹水 700 mL，肝脏重度硬化，硬化结节 0.3～0.6 cm，中重度胆汁淤积，脾大，术中顺利，出血 600 mL，予以注少浆血 4 个单位，血浆 200 mL。术后入肝外科监护室，生命体征均平稳，术后 8 d 转入普通病房。

（一）护理诊断

1. 知识缺乏　患者不了解治疗方案和出院后护理有关。

2. 营养失调　低于机体需要量，与手术创伤反应所致食欲减退有关。

3. 潜在并发症　术后排斥、感染、出血。

4. 焦虑　与疾病有关。

（二）护理措施

1. 心理护理　肝移植患者不仅在身体上处于危机状态，还因担忧过高的手术费会给家庭造成负担，常有焦虑、紧张、恐惧、抑郁等不良情绪。因此，护理人员应多关心、鼓励和安慰患者，耐心向患者解释疾病的有关知识及进行肝移植的必要性，使其对手术有初步的认识，做好充分的心理准备，避免患者因对手术过度顾虑而产生不合作的行为。

2. 术前准备　术前评估患者各种生理状况，指导患者掌握深呼吸及有效咳痰的方法；术前 1 天做配血试验、备皮；术前 1 天的晚上及手术当天的早晨进行肠道灌洗；术前 8 h 禁食，4 h 禁水。

3. 病情观察　术后注意观察患者的神志变化，严密监测呼吸系统、心血管系统、中枢神经系统及肝、肾功能变化，每小时记录 1 次尿量，监测液体出入量的平衡。

4. 皮肤护理　卧床期间防止局部受压，应用气垫床，骨隆突部位垫软枕，定期用温水擦拭患者全身，及时更换衣裤，以防压疮产生。

5. 引流管护理　患者术后所带管道较多，返回监护室后需与护士认真核对，妥善固定引流管，严防管路脱出。保持引流管通畅，避免弯曲、受压、扭曲，腹腔引流管每小时挤压1次,防止堵塞。密切观察引流液的性质、颜色和量,保持引流管周围皮肤的清洁。

6. 并发症护理

(1)感染:由于肝移植术后应用免疫抑制剂及手术麻醉等影响,容易合并各种感染,术后应对患者进行保护性隔离,病室每日早、晚通风,做好消毒。医护人员及家属进入病室前应穿好隔离衣、鞋套,戴好隔离帽、口罩,对于患有感冒等感染性疾病的家属谢绝探视。严密监测体温变化,若体温超过38 ℃,特别是伴有寒战、恶心、呕吐、腹泻、皮疹等症状时,应立即通知医生。

(2)出血:注意观察腹腔引流液的颜色、量和性状以及穿刺点皮肤,若术后24~48 h引流量多,穿刺点周围渗血、淤斑增大,患者突感移植肝区剧痛,局部有压痛、反跳痛等症状,应及时通知医生给予处理。

(3)排斥反应:急性排斥反应多发生在术后1个月内,应严密观察患者的肝功能生化指标、体温、神志等变化,若出现发热、畏寒、乏力、厌食、肝区疼痛、黄疸、血胆红素和肝酶急剧上升,应立即通知医生给予处理。

7. 营养支持护理　术前鼓励患者进食,饮食中蛋白质、葡萄糖、纤维素、维生素等均衡搭配。对于经口进食摄入不足者,可遵医嘱行肠外营养。术后营养的补充一般遵循两个原则,即根据肝功能状况补充营养和尽早从胃肠道进食。

8. 用药护理　遵医嘱有计划、合理地安排用药,并观察药物的疗效和不良反应。在药物发生冲突时,首先保证免疫抑制剂准时应用,其次是抗感染药物及抗凝或止血药物。

9. 健康宣教

(1)出院后适当进行一些轻松的运动,如散步、太极拳等,勿进行剧烈的运动。

(2)戒除吸烟、饮酒等不良嗜好。

(3)保证充足的睡眠。

(4)注意卫生,清洗皮肤,保护伤口,勤换衣物,保持口腔清洁,早晚刷牙,饭后漱口。

(5)合理饮食,多吃蔬菜、水果等富含维生素的食物,少吃腌制、油炸食物。

(6)遵医嘱服药,若出现异常情况,应及时通知医护人员。

(赵懿　裘洁)

参考文献

[1] 宫钰,胡志强,黄晓武.肝移植术后移植物抗宿主病[J].外科理论与实践,2018,23(3):196-199.

[2] 国家卫生计生委医管中心加速康复外科专家委员会.中国肝移植围手术期加速康复管理专家共识(2018版)[J].中华普通外科杂志,2018,33(3):268-272.

[3] 刘宝琴,曹翠霞,梁香萍,等.肝脏移植术后初期腹腔出血的观察与护理[J].中国现代医学杂志,2012,22(26):106-108.

[4] 陆敏强,陈规划,何晓顺,等.肝移植术后巨细胞病毒感染[J].中华肝胆外科杂志,2008,6(4):276-278.

[5] 陆敏强.肝移植术后胆道并发症的诊断和治疗——我们的共识[J].中国实用外科杂志,2007,27(1):14-15.

［6］闵志廉,何长民.器官移植并发症[M].上海:上海科技教育出版社,2002.

［7］汪蓉蓉,何重香,贺学宇,等.肝移植术后移植物抗宿主病临床观察与护理研究进展[J].实用器官移植电子杂志,2016,4(4):293-242.

［8］王婷婷,孔心涓,饶伟.边缘性供肝移植术后早期肝功能不全影响因素的研究进展[J].实用器官移植电子杂志.2016.4(5):302-305.

［9］席淑华,陈律,李欲.肝移植术后胆道系统并发症的原因分析及护理[J].解放军护理杂志,2004,21(12):61-62.

［10］YADAV DIPESH KUMAR.肝移植的争议[D].杭州:浙江大学,2019.

［11］张莉,张惠云,刘卫.肝移植术64例急性排异反应预防及护理[J].齐鲁护理杂志,2018,18(11):53-54.

［12］中华医学会器官移植学分会.器官移植免疫抑制剂临床应用技术规范(2019版)[J].器官移植,2019,10(3):213-226.

［13］中华医学会器官移植学分会.中国肝移植免疫抑制治疗与排斥反应诊疗规范(2019版)[J].中华移植杂志(电子版),2019,13(4):262-268.

［14］中华医学会器官移植学分会.中国肝移植受者选择与术前评估技术规范(2019版)[J].临床肝胆病杂志,2020,36(1):40-43.

［15］中华医学会器官移植学分会.中国肝移植术后随访技术规范(2019版)[J].中华移植杂志(电子版),2019,13(4):278-280.

［16］周霞,姚红.《2016年国际肝移植学会活体供肝移植受体指南》摘译[J].临床肝胆病杂志,2017,33(5):808-812.

第十一章 肝肿瘤患者的心理护理及社会支持

▋第一节 肝肿瘤患者的心理特征

一、概述

希波克拉底曾说过:"了解什么样的人得了病,比了解一个人得了什么病更为重要。"要治病,就得先了解和认识病人(文中统一称为患者)和其心理需要和特征。医学社会学认为,"病人"是指那些寻求医疗护理或正处在医疗护理中的人,同时也被看作为社会群体中与医疗卫生系统发生关系的有关疾病行为和求医行为的社会人群。"患病"包括个体器质性病变和生理功能损害、个体主观体验的病感以及生理社会功能异常。

每一个人在生活中要承担多种社会角色,每一种社会角色因其社会要求不同而赋予了各自的特征与相应的义务和权利。患者角色(patient role)也称患者身份,是一种处于患病状态中同时有求医要求与行为的社会角色,个体一旦进入角色,便会出现与其角色相称的心理与行为,如不能顺利完成角色转换,则会出现一系列心身反应,又称角色适应不良。常见的角色适应不良包括以下5类。

(一)角色行为缺如

患者未能进入角色,虽有医生的明确诊断,但仍否认自己患病,认为医生的诊断有误。例如,某肝恶性肿瘤患者否认患病的事实而拒绝接受治疗,相反采取等待或观望的态度。

(二)角色行为冲突

在适应患者角色过程中,个体不能从平常的社会角色进入到患者角色,两种不相容的期望导致其心理矛盾与行为冲突现象,具体表现为焦虑不安、悲伤、愤怒甚至恐惧以及相对应的行为矛盾等。例如,患病的母亲为了照顾幼子而不愿住院接受手术治疗,造成了母亲角色与患者角色的冲突。

(三)角色行为减退

患者适应角色后,由于某些原因,不得不重新承担本应免除的社会角色的责任。例如,肝移植术后患者长期服用昂贵的抗排斥药物,因家庭经济拮据提前中断治疗去工作,赚钱补贴家用。

(四)角色行为强化

多见于患者角色向正常社会角色转换时,虽然病情已渐好转,但患者"安于"患者角色,对自己承担正常社会角色的能力缺乏信心,有退缩和依赖心理。例如,某肝血管瘤切除术后患者安于已适应的角色,小病大养,康复时不愿意出院。

(五)角色行为异常

患者受病痛折磨无法承受患病的压力与挫折,从而产生悲观、抑郁、厌世等不良情绪,表现为拒绝治疗、对医护人员产生攻击性言行甚至自伤自杀等异常行为。

二、患者的心理需求

需求是个体内部的一种不平衡状态,表现为人对内部机体环境或外部生活条件的一种稳定的要求,并成为人类活动的源泉。需求被满足时会产生积极情绪,反之则会产生消极情绪。对于癌症患者而言,其生存期的各项需求以及需求被满足的程度影响其心理健康。对癌症患者需求的评估能够直接了解患者的期望,并且帮助医生确定哪些问题是患者最关心和迫切需要解决的。

以肝肿瘤患者为例,其心理需求呈现多样化、个性化趋势,结合马斯洛层次需求理论、奥尔德弗 ERG 需要理论、弗洛姆潜能需要学说以及基本心理需要理论,将患者的心理需求主要分为疾病信息需求、基本生理需求、支持性照顾需求、性相关需求、社会交往和情感支持需求、临终关怀需求、精神灵性及宗教信仰需求等。与此同时,由于不同肿瘤疾病有其各自的发展特点与相对应治疗手段,肝癌患者对疼痛的缓解和延长生存期等方面的需求程度处于较高水平。其中,肿瘤二期患者的各项需求程度最高。三期、四期患者的情感需求较高,尤其是来自家人的陪伴和支持以及和有相同经历的病友交流等。

三、肝肿瘤患者的常见心理反应与特点

(一)肝肿瘤患者的心理反应分期

人的生理与心理是相互联系、相互影响的,疾病导致患者的生理功能发生变化的同时也引起了其认知、情绪、意志等心理活动过程发生了一系列的变化,甚至影响到患者的人格特征。在疾病的状态下,由于疾病与医疗活动的影响,患者将出现与健康人不同的人格特征。一般来说,当患者得知自己被确诊患有肝癌后,其心理反应大致可分为以下4 期。

1. *休克-恐惧期*　当患者突然得知自己身患癌症后,心理受到巨大冲击,反应强烈,可表现为心慌、眩晕、惊恐发作,有时可出现木僵状态。

2. *否认-怀疑期*　当患者从剧烈的情绪震荡中平静下来后,在无意识层面启动心理防御机制,企图以"否认"的心理方式来减缓内心的焦虑与痛苦,以此达到心理平衡,具体表现为怀疑医生的诊断错误或检查上的错误,怀着希望四处求医,期望得到否定癌症的诊断。

3. *愤怒-沮丧期*　否认之后,患者常会出现强烈的愤怒和悲痛,一旦证实肝癌的诊断,患者会立即感到对世间的一切都充满着愤怒与不平,有被生活遗弃、被命运捉弄的失败感,并把这种愤怒投射向外部世界,向周围的人发泄,具体表现为常常借故与亲人、医护人员吵闹,出现暴躁、易激惹甚至攻击行为,与此同时患者又会表现出沮丧、悲哀、抑郁

等情绪,感到绝望,最终出现自杀倾向或行为。

4. 接受-适应期　在经历了一个时期的诊治与对周围情境的适应后,许多患者虽然仍存在多种心理矛盾,但最终认识到现实是无法改变的,惧怕死亡是无用的,只能用平静的心情面对现实,化消极心理为积极心理。

(二)肝肿瘤患者常见的心理问题与情绪反应

癌症患者容易受到心理问题的困扰与影响,伴随产生躯体症状与情绪反应的不适感,主要包括失眠、食欲不振、不稳定感、窒息感以及对最坏情况和死亡的恐惧。肝肿瘤患者常见的心理问题与情绪反应包括以下方面。

1. 恐惧　由于个体对恶性肿瘤的认知存在不同程度的片面性,普遍存在"谈癌色变"的情况,认为得了癌症就等于提前宣判死刑,因而在未确诊前常会产生恐惧心理。恐惧是人们面对危险情境时所产生的一种负面情绪反应。引起肝肿瘤患者恐惧的主要因素来源于疾病引起的一系列不利影响,比如,疼痛、疾病导致生活或工作能力受限等。同时也包括对肿瘤未知的恐惧、对癌痛折磨的恐惧、对手术的恐惧、对治疗后不良反应及并发症的恐惧等。患者的不同社会经历、年龄、性别导致恐惧的对象也不尽相同,比如,儿童患者的恐惧多与疼痛、陌生、黑暗有关,而成年患者的恐惧则多与手术、创伤性特殊检查或疾病预后相关。

2. 焦虑　焦虑是个体对现实或未来事物的价值特性出现严重恶化趋势所产生的情感反应,也是临床患者最常见的情绪反应之一。引起患者焦虑的原因诸多,例如,肝肿瘤患者在疾病初期对疾病的性质、病因、转归和预后尚不明确;对医生的诊断及治疗方案和护理的各个环节心存疑虑,对具有一定危险程度的检查和治疗担心其安全性和可靠性;对住院环境的不适应,进入新的场所后原有睡眠习惯与生活规律被打乱;目睹危重患者的抢救过程和死亡情景;担心自己的疾病治疗费用加重家庭经济负担等。根据患者焦虑的原因及表现可将其归纳为以下3种类型。

(1)期待性焦虑:面临即将发生但又尚未确定的重大事件时的焦虑,常见于疾病初期或不了解自己疾病性质及预后的患者。

(2)分离性焦虑:与熟悉的环境或亲人分离,产生分离感所伴随的情绪反应。

(3)阉割性焦虑:自我完整性受到威胁或破坏时产生的情绪反应,常见于外伤或手术切除某肢体或脏器的患者。

3. 抑郁　抑郁是一种由现实的或预期的丧失而引起的消极情绪,以情绪低落为特征。肝肿瘤患者抑郁的主要原因在于明白所患疾病的严重性,对治疗丧失信心,认为自己将要不久于人世,从而产生对死亡的抑郁心境。抑郁多见于危重、预后不良或治疗不顺利的患者,一般处于急性期的患者在得知诊断后有许多需要立即决定的事,如住院、确定治疗方案等,很少有时间去考虑疾病会对他们自身产生什么样的影响,一旦急性期结束,患者就会进入思考状态,真正去理解自身症状的全部含义和所带来的影响,因此,抑郁此时会成为疾病的一种"延迟反应"。此外,生病后伴随着身体正常机能、工作、生活、社交、经济上的诸多丧失,导致肿瘤患者较其他患者更容易产生"反应性抑郁",轻者表现为心境不佳、消极压抑、少言寡语、无助失望、自我评价低、对周围事物反应迟钝,重者悲观绝望,甚至有轻生意向和自杀行为。

第二节　肝肿瘤患者的心理干预

一、肝肿瘤患者的心理评估

(一) 心理评估的概念

心理评估(psychological assessment,PA)是指在生物、心理、社会、医学模式的共同指导下,综合运用谈话、观察、测验的方法,对个体或团体的心理现象进行全面、系统和深入分析的总称。心理评估有广义和狭义之分,广义的心理评估是指对各种心理和行为问题的评估,可以在医学、心理学和社会学等领域应用,主要用来评估个体的行为能力、认知能力、人格特质以及在团体中的特性等,帮助作出对人的预测、判断与决策。狭义的心理评估也称临床评估,是指在心理咨询与临床领域,运用专业的心理学方法与技术对个体的心理状况、人格特征和心理健康作出相应判断,为后续治疗提供必要保障。

(二) 心理评估的一般过程

心理评估是根据评估目的采取多种方法收集资料、对所得资料和信息进行分析、判断的过程。在临床护理工作中,心理评估的过程与疾病诊断的过程相似,包括以下4个方面。

1. 确定评估目的　首先确定患者目前的首要问题,以此确定评估目的,判断患者有无异常行为改变或心理障碍。

2. 了解被评估者的一般情况　评估患者当下就医的背景,包括主诉、现病史、既往史、家族史等,家庭经济条件与社会支持系统是否健全,目前存在的主要心理问题以及对心理援助的需求程度。

3. 对重点问题、特殊情况进行详细、深入的了解与评估　在掌握一般情况的基础上,通过特异性量表与方法对患者的具体心理问题进行深入的了解、评估与分析。

4. 资料的整理、解读与判断　将已获得的资料进行系统整理与分析,通过评估报告得出初步结论,并对患者本人或家属进行解释,共同确定处理方案。

(三) 心理评估的基本态度与实施原则

1. 基本态度

(1) 连续体观点:对个体进行心理评估时,要明确正常心理与异常心理之间没有绝对的界限,两者是一个渐变的连续体,区别往往是相对的。

(2) 多因素观点:心理活动的表现常常受到多种因素的影响,当对个体进行心理评估时,也需综合考虑其生物、心理、社会因素的共同作用,采用多维度、多元的方法来解决患者的心理问题。

(3) 动态的观点:以动态的观点来看待患者的问题和整个心理评估的过程,避免使用直线思维与先入为主的绝对化干扰临床心理评估工作,明确心理评估只是对患者当前问题的一种定性,而非最终结论。

2. 实施原则

(1)灵活性原则:灵活性包含两种含义,一是评估过程中灵活使用多种评估方法与工具;二是在心理护理中,评估者需灵活运用多种心理学理论对患者的心理问题进行各种可能的假设。

(2)过程性原则:心理评估是一个动态的过程,患者的心理活动会随着环境、疾病进展等因素不断发生变化,评估者需结合实际情况动态、实时地评估患者的心理状态及其变化。

(3)共同参与性原则:心理评估是评估者与患者共同参与的过程,因此评估的工具、方法和治疗目标需要两者共同商定。

(四)临床心理评估的基本方法

1. 观察法

(1)定义:观察法是指临床护理人员有目的、有计划、有步骤地观察患者在自然条件下的心理和行为,并进行记录和分析的方法。

(2)分类:根据不同的标准,可以对观察进行以下3种分类。

1)外表观察与内心观察:从观察内容来看,可以分为外表观察与内心观察。外表观察关注患者的服饰打扮、姿态动作等心理的外部表现;内心观察关注患者在言谈举止、语调神情中透露的内心世界。

2)全面观察与重点观察:从观察范围来看,可以分为全面观察与重点观察。全面观察是对患者的年龄阶段、生涯经历、个性特点、心理状态、人际关系等多方面的一般了解和综合把握;重点观察是对患者认知、情绪、意愿或行为等某一个方面的特别关注和深入探究。

3)参与观察与非参与观察:从观察方式来看,可以分为参与观察与非参与观察。参与观察是评估者在心理护理互动过程中对患者反应的体验,非参与观察是指评估者以旁观者的身份对患者的活动进行研究。

(3)注意事项:为了使观察有效,评估者在心理评估的过程中尽可能让患者处于自然状态,把握好观察的目的,记录观察的结果以及捕捉患者的言行细节和无意识的真实流露。

(4)评价:观察法是最基本、最常用的心理评估方法。其优点是操作简易方便,所获取的资料自然、真实、可信;其缺点是对资料的解释和分析的科学性和准确性完全取决于评估者的评估能力和经验。

2. 谈话法

(1)定义:谈话法也称面谈法、晤谈法或访谈法,是指评估者通过与患者面对面的会话来了解其心理和行为及相关情况,并进行记录和分析的方法。

(2)分类:

1)个别谈话与集体会谈:用于心理评估的谈话法,可以根据一次谈话对象的多少而分为个别谈话与集体会谈。个别谈话是评估的常态,通过深入细致地探讨某个或某些具有重要性质的特定问题,透彻分析和全面掌握患者的情况;集体会谈则是以团体辅导为基础,由一名评估者向一组患者提问或讨论某一指定话题,从而在患者们发言和争辩的时候获取有效资料并深化对他们的认识。

2)结构式谈话、无结构式谈话和半结构式谈话:结构式谈话是指评估者事先根据干预目标拟定好谈话提纲,按照预定题目逐一发问,系统收集所需资料,因而也被称为问答式谈话;无结构式谈话是指评估者在尊重患者谈话兴趣的前提下进行自由交流,使其流露出自己的真实想法和切身感受,从而收集所需资料,又称启发式谈话;前者的长处是对不同患者的谈话结果作横向的比较研究,但短处是形式刻板不够灵活,后者的长处是灵活机动、容易挖掘到深入的信息,而短处是谈话结果不可横向比较,为此将上述两者取长补短,形成了半结构式谈话。评估者进行半结构式谈话时,既事先制订了一定的计划,又在谈话中留下了变化的空间。

(3)注意事项:为了使谈话有效,评估者在评估过程中要以自身的共感投入、专业技能和人格魅力等获取患者的信任、抓住重点,把握谈话方向以及提高互动沟通的能力。

(4)评价:谈话法的优点是容易触及患者的内心深处,故而这种方法在临床实践中运用广泛,但谈话也有其相对应的局限性,评估者仅凭患者的口头回答而得出的结论往往缺乏可靠性。因此,为了提高心理评估的科学性和精准性,谈话法一般与其他方法结合使用。

3. 调查法

(1)定义:在临床心理实践中,调查主要采用问卷的方式,因此调查法也称为问卷法,即让患者回答评估者拟定或选用的问卷,由此收集信息或数据,从而进行汇总分析。采用这种方法,可以快速了解患者的基本信息如年龄、职业、家庭背景、教育程度、生涯经历等,也可以快速了解患者对于疾病、自身、工作、家庭关系的态度与想法等。

(2)分类:问卷调查可以是笔答,也可以是口答。从被调查者的应答方式来看,常用的调查问卷主要分为以下4种。

1)问答式问卷:问答式问卷单纯提出一系列问题要求被调查者作简要回答。例如,普鲁姆斯问卷的提问都是"你最崇敬的人是谁""你认为什么最幸福"之类。

2)描述性问卷:描述性问卷提出若干问题,要求被调查者详细描述自己的某个方面或某些方面,如"我的生涯经历""我是如何看待亲密关系的"等。

3)选择性问卷:选择性问卷不仅提出一系列问题,还罗列出若干可能的答案,让被调查者从中选择最符合自己想法或最贴近实际情况的答案。

4)等级评定问卷:等级评定问卷在提出一系列问题的同时,设定若干等级,要求被调查者区分等级或程度。

(3)注意事项:为了使调查有效,评估者对问卷的拟定或选用应当贴近被调查者的实际情况,使调查在轻松和谐的气氛中进行,以及通过在问卷中安插一些相互矛盾的问题来避免和检测出无效回答。

(4)评价:调查法的优点在于使用方便、统计快速,可以让评估者在较短时间内掌握大量数据,并且得到结果,缺点是结果的可靠性和准确性难以保证,并且问卷设计及信效度的检验存在一定难度。

（五）临床常用的心理评估方法

心理测量（psychological testing）是对个体心理或行为的一种测量、量化和描述的技术，是用心理学技术和方法来评估个体的心理状态、心理差异及行为表现，并且确定其性质与程度。评定量表（rating scale）是从心理计量学中衍生而来，用来对观察结果和印象进行量化的测量工具，它的应用范围已从心理学扩展到精神病学乃至临床医学和社会学领域。评定量表可分为自评量表和他评量表，前者评定者和被评定者为同一主体，评定者根据量表内容对自己进行评估；后者评定者和被评定对象为不同主体，由了解被评者情况的人根据他们的观察按量表内容对评定对象进行评估。一般而言，评定量表结构常较简单、易于操作，其评估结果的准确性与心理测验一样取决于量表项目的适合性、常模的代表性、信效度的好坏以及使用者的专业知识和经验。

心理状态评估（psychological state assessment）是指患者在住院期间用客观量表进行心理健康水平的自我评定。其临床意义在于帮助医护人员了解患者的心理健康水平现状和当下存在的心理问题，并针对性地采取各项心理护理和治疗措施来缓解患者的负性情绪体验，促进患者康复。目前，肝肿瘤住院患者主要应用以下两种量表。

1. 7项广泛性焦虑障碍（generalized anxiety disorder-7，GAD-7）量表　GAD-7量表可以精准诊断广泛性焦虑障碍，具有高灵敏度和特异度，由7个条目反映焦虑症状，分别为感觉紧张焦虑急切、不能停止或控制担忧、担忧过多、很难放松、坐立不安、容易烦恼或急躁、感到似乎将有可怕事情发生而害怕，每个条目的分值设置为0～3分，0分＝完全没有，1分＝有几天，2分＝一半以上的日子，3分＝几乎每天，总分0～21分，根据分值评估焦虑程度。0～4分表示无焦虑，5～9分表示轻度焦虑，10～14分表示中度焦虑，15～21分表示重度焦虑。

2. 9项-患者健康问卷（patient health questionnaire-9，PHQ-9）量表　PHQ-9量表是美国哥伦比亚大学于20世纪90年代中期发展出的精神障碍初级保健评估量表，该量表根据精神障碍诊断与统计手册的诊断标准修订而成，是患者健康问卷的一部分，共包括9个条目，分别是愉快感丧失、心情低落、睡眠障碍、精力缺乏、饮食障碍、自我评价低、集中注意力困难、动作迟缓、消极观念，每个条目的分值设置为0～3分，0分＝完全没有，1分＝有几天，2分＝一半以上的日子，3分＝几乎每天，总分0～27分，根据分值评估抑郁程度。0～4分表示无抑郁，5～9分表示轻度抑郁，10～14分表示中度抑郁，15～19分表示中重度抑郁，20～27分表示重度抑郁。

二、临床常用心理干预技术

心理干预（psychological intervention）是指在心理学理论指导下，有计划、按步骤地对一定对象的心理活动、个性特征或心理问题施加影响，使之发生朝向预期目标变化的过程。心理干预的手段包括心理治疗、心理咨询、心理康复以及心理危机干预等。心理干预不仅是对患者心理问题或疾病的干预，也旨在提升个体心理健康水平与幸福感。对于临床心理护理，其核心在于心理预防干预、心理治疗和心理支持与心理健康促进3个方面,以下将介绍几种常用的临床心理干预技术。

（一）支持性心理治疗

支持性心理治疗（supportive psychotherapy）起源于 20 世纪初,是一种基于心理动力学理论,其主要过程与方法是帮助和指导患者分析认识当前所面临的问题,激发患者最大的潜在能力和自身优势,达到正确面对各种困境和心理压力的目的。在支持疗法的实施过程中,重要的是帮助患者发现及利用心理资源,常用的技术包括倾听、共情、安慰、暗示。

1. 倾听　倾听是指心理护理者以开放的心态,认真、耐心地接受患者的一切言语信息,包括叙述、感慨、抱怨、牢骚、责难等,以及在此过程中流露出来的各种表情与心声。与此同时,倾听也是收集信息的重要途径,是对患者积极关注的直接表现与对其所遇问题的理智反应。在使用倾听技术时,应做到以下 3 个方面。

（1）集中注意:注意是指心理活动对一定对象的指向与集中。个体在注意中会出现朝向性反应并停止无关动作。听者集中注意的初步表现为:坐姿的身体微微前倾,目光随和地看着患者,不做与治疗无关的事情。

（2）空杯状态:临床护士在进行心理护理时应集中注意倾听患者的表达,并让自己处于空杯状态,尽可能屏蔽自己原有的情感、态度、价值观,无条件接纳患者的表达,不随意打断、指责、训斥患者。

（3）恰当回应:倾听不等于无言,临床护士在实施心理护理的过程中应通过己方的信息反馈让患者感受到这种倾听,在合适的时机作出恰当的回应,如点头、摇头、皱眉、惊讶、紧张、放松、悬念、释然等表情,或者如"嗯""是吗""我在听着""后来呢"等语气助词和简单问题,来让患者明白自己是被关注、被接纳、被理解的,所处环境是安全的,以及面前的倾听者是与自己同在、愿意为自己分担一切的。

2. 共情　"共情"也称"同理心",与"同情"属于不同的概念范畴。"同情"是对他人不幸境遇的判断和怜悯,人们对表达同情的方法通常是一定程度的情感抚慰或物质帮助,而"共情"则是表达"与你同在"的诚恳态度。

"共情"由人本主义创始人罗杰斯提出,是指个体体验他人的精神世界犹如体验自己的精神世界一样感同身受。人与人之间共情能力的高低存在着巨大差异,但对心理护理而言,共情是一种必不可少的工作胜任特征,是对患者实施积极关注的进一步体现。

对于护士而言,共情的具体含义包括:第一,护士通过患者的言行,深入对方内心去体验他的情感与思维。第二,护士借助于知识和经验,把握患者的体验与其经历和人格之间的联系,更深刻理解患者的心理和具体问题的实质。第三,护士运用咨询技巧,把自己的共情传达给对方,表达对患者内心世界的体验和所面临问题的理解,影响对方并取得反馈。共情的目的是促进护患良好心理干预关系的建立;助人自助,鼓励并促进患者进行深入的自我探索、自我表达、认识自我;促进心理干预护患双方彼此的理解和更深入的交流,达到良好效果。

（1）共情的过程与环节:共情是一个体验别人内心世界的过程,包括 5 个环节。

1）患者的表达:护士在实施心理护理的过程中需要鼓励并协助患者对他们自己所

关注的事物和所体验的情绪情感进行阐述,哪怕这种阐述是感情冲动、杂乱无章甚至语无伦次的。

2) 护士的觉察:护士要通过患者的言语信息和非言语信息来准确把握患者的心理状态,并且判断问题所在。

3) 护士的理解:护士要了解患者的疾病过程、个性特点及当下所处的社会文化氛围,能够设身处地地认识和体验患者所面临的困境。

4) 护士的表达:护士要以真诚和温暖的方式表达她对患者的理解,而不是用中性甚至冷漠的评价来使患者退缩。

5) 患者的感知:患者可以准确无误地接收护士所表达出来的理解,从而使患者产生积极的心理效应。

(2) 共情的内容与分类:由于共情技术在心理护理中具有举足轻重的地位,在此对其内容及分类展开讨论。

1) 共情的内容:临床护士在使用共情技术时,所要表达的内容一般包括两个部分。一是简述患者传递的信息,二是反馈患者所体验到的情感和意愿。第一部分通常会用到重述、释义、即使化和澄清技术;第二部分体现护士的职业素养,主要涉及其对个体的理解能力、情绪的觉察能力、言语表达能力、伦理道德和性格魅力。

2) 共情的分类:根据临床护士所反馈的关于患者信息表浅/深入与否,可以将共情分为初级共情和高级共情。初级共情是指反馈信息仅局限于那些患者明白表达的感受和想法,单纯传递了临床护士对患者的理解;而高级共情则是指反馈信息揭示了患者隐藏着的深层感受与想法,不仅传递了临床护士对患者的理解,而且有助于患者认识本人未曾觉察或企图逃避压抑的那部分自我。

(3) 共情的层次或水平:卡克夫(Karkhuff)、伯瑞逊(Berenson)提出了共情的层次说。他们认为共情可分为 5 个层次,但影响不大。在此基础上,盖茨达(Gazda)、艾斯伯瑞(Asbury)等将共情分为 4 个层次,较为人们所公认。

1) 第一层次:对基本事实的回应。这一层次是共情的基础。在此,临床护士只关注到患者所叙述的经历或事件本身,没有涉及到患者表面或已经明确表达的信息,尤其是患者的内心想法、情感情绪以及相关隐藏信息。

2) 第二层次:对情感层面的回应。在此层次,临床护士不仅关注到患者所表述的事实,还关注到患者表露的情绪情感。

3) 第三层次:对内心想法的回应。

4) 第四层次:对隐藏信息的回应。

(4) 共情的注意事项:

1) 护士需要转变自身视角,从患者的角度而非自己的角度看其存在的问题。

2) 共情的基础不是有与患者相似的经历和感受,而是设身处地地理解患者及其问题。

3) 表达共情不能一视同仁,而是因人、因事而异,视情而定。

4) 表达共情应适度、把控时机。

5）表达共情要善于实现护士-患者之间的角色转换。

6）表达共情要善于使用躯体语言，注重姿势、目光、声音、语调等表达。

7）表达共情要考虑患者性别、年龄、文化习俗等特征。

8）护士应不断验证是否共情，得到反馈后及时修正。

3. 安慰　　安慰是一种常识性的心理干预手段，美国医学博士特鲁多（Edward L. Trudeau）曾在他的墓志铭上写着"有时去治愈，常常去帮助，总是去安慰"。由此可见，安慰技术在临床医疗及护理中经常被应用。运用安慰技术可以使患者充分发挥其主观能动性及治愈疾病的潜在能力，增强其克服困难及治疗疾病的信心。

在临床中，患者总是容易将疾病看得过分严重，对自己的病情及相关并发症存在超越正常范围的顾虑与担忧，只看到事物消极的一面，看不到希望。此时，护士应安慰与开导患者接受现实、面对现实，以积极的态度和行为面对人生。

4. 暗示　　暗示（suggestion）是一种用间接的方法诱使人按照一定方式行动或接受某种信念与意见的心理过程。其特点在于暗示实施者不需说理论证，只是动机的直接"移植"；暗示接受者则不进行分析批判，只是盲从、附会地接受。对暗示机制有各种不同的解释，俄国生理学家巴甫洛夫（Ivan P. Pavlov）认为暗示乃是人类最简单、最典型的条件反射；别赫捷列夫（Vladimir M. Bekhterev）认为暗示是每个人固有的现象，属于人类心理方面的正常特性。

同时作为一个心理学概念，暗示是指在无对抗态度条件下，用含蓄、间接的方法对人的心理和行为产生影响，使人无意识地接受一定的意见和信念，或按一定的方式行动。暗示可以借助言语的形式，可以由人或情景施授，也可以用手势、表情或其他暗号。

在护理工作中，如果护士能有意识地使用积极肯定的心理暗示，它就能对患者的心理、行为、情绪产生一定的积极影响和作用，使患者的情绪保持良好的状态；反之，如果护士采用消极负面的心理暗示，可能会导致患者无意识的自我贬损，产生激烈的矛盾冲突和自卑感，造成情绪失调，影响正常的救治与生活。因此，适时适度地运用积极心理暗示，可以有效改善患者的负性情绪、提升其生活质量。

（二）行为疗法

行为主义心理学简称行为学派，是西方心理学史上最主要的学术流派之一。行为学派的理论来自于大量实验，被广泛深入地应用于教育、管理等各个领域。在心理咨询和心理治疗领域，形成了行为主义心理学理论指导下的系列化行为治疗技术，简称行为疗法，也称行为治疗或行为矫正。行为疗法是基于理论学习，通过反复训练，旨在塑造个体适应行为或矫正个体的不适应行为的心理干预方法体系。

迄今为止，行为疗法已发展出放松技术、强化技术、自信训练、厌恶疗法、暴露疗法以及系统脱敏等一系列行之有效的心理干预方法体系，以下将着重介绍4项在临床上常用的基本技术。

1. 放松技术　　放松技术也称放松训练或松弛疗法，具有良好的自我控制和抗应激效果，主要适用于减轻紧张、焦虑和恐惧等负性情绪，是行为疗法中最早发展起来、最基本的心理干预技术。

当对个体实施放松训练时,一方面,可以使个体的交感神经活动降低,肌肉放松、呼吸频率和心跳频率减慢,血压下降并伴有四肢温暖、头脑清醒、心情愉悦、全身舒适的感觉;另一方面,也使个体的副交感神经活动加强,促进机体新陈代谢及有关激素的分泌。放松技术通过调节神经系统和内分泌系统的功能来改善机体状态,从而达到增进心身健康的目的。

目前,运用于临床实践的放松技术有多种,其中最常用的是腹式呼吸松弛法、注意集中松弛法、行为放松训练法以及渐进性肌肉松弛法。它们既可以单独使用,也可以和别的技术相结合使用。

(1) 腹式呼吸松弛法:呼吸是正常的生理现象,人的一呼一吸承载着生命能量。腹式呼吸松弛法也称深呼吸或放松呼吸,它以缓慢深沉的方式降低膈肌,使肺部获得大量氧气,从而补充能量、清除浊气、安定神经、舒缓焦虑。

腹式呼吸松弛法的要领:患者选择自己觉得舒适和放松的体位。

第一步:观察自己通过鼻腔的自然呼吸,是浅而快还是深而慢。

第二步:一只手放在腹部,另一只手放在胸部。

第三步:缓慢吸气时,最大限度地向外扩张腹部,向下沉降膈肌,容纳氧气。

第四步:快速呼气时,最大限度地向内收缩腹部,向上提升膈肌,排出浊气。

第五步:循环往复,保持每一次呼吸的节奏大体一致,细心体会腹部的起伏。

经过一段时间的腹式呼吸训练后,即可将手拿开,只用意识关注呼吸的过程。

(2) 注意集中松弛法:注意是心理活动对一定对象的指向和集中。注意集中松弛法是训练患者将自己的认知、情感、意志聚焦于某个中性的或正性的刺激,从而阻断、转移和摆脱原先负性刺激所引起的不良心态的一种放松技术。

注意集中松弛法的要领如下:

第一:选择安静的环境,尽可能隔离干扰。

第二:采取舒适的坐姿,以利于身心放松。

第三:通过默想某个美好的事物或追忆某个愉悦的情境,用正性或中性的意向来遏制负性的意象,从而使积极的或中性的心态取代消极的心态。

(3) 行为放松训练法:行为是心理活动的外化表现。行为放松训练法是训练患者将自己的行为聚焦于某个中性或正性的刺激,从而阻断、转移和摆脱原先负性刺激所引起的不良心态的一种放松技术。值得一提的是,早先用于放松训练的行为是由心理干预实施者来指定的,形式很少,如完成某一套规定动作,如今用于放松训练的行为则可由患者自选,形式多样。

行为放松训练法的要领如下:

第一:商量并选定对患者具有良好放松效果的某套动作或某种行为。

第二:实施该套动作或该种行为,引起肌肉的高度紧张或身体的明显疲劳。

第三:停止该套动作或该种行为,引起肌肉的彻底放松或身体的完全松弛。

第四:体验"紧张—放松"所带来的身心舒缓和愉悦,学会自我控制。

(4) 渐进性肌肉松弛法:在安静、安全和光线较暗的环境中,让患者脱鞋、闭眼坐着或躺着,训练包括以下内容:集中注意于将要放松的一组肌肉、令该肌肉组紧张并持续5～7 s、突然放松该肌肉组并持续 30 s,然后进入下一组肌肉的放松。

一次松弛训练一般需要放松 12～16 组肌肉,顺序依次为:

第一:先优势侧,后非优势侧的手和手臂。手握拳,向肩部弯臂屈肘。

第二:前额和双眼。皱额纹,睁眼抬眉。

第三:鼻子和上颊。皱鼻,闭眼皱眉。

第四:鄂部、下颊和颈部。咬紧牙关,口角后咧,翘起下巴。

第五:肩部、背部和胸部。耸肩,肩峰后曳并向中间靠拢。

第六:腹部。腹肌坚挺或收缩。

第七:臀部。收紧。

第八:优势侧。大腿肌肉紧张变硬,脚趾上翘,拉伸腓肠肌,绷紧脚面,张开脚趾。

第九:非优势侧。同第八个步骤。

松弛训练结束后,当事人一般从双足开始自由活动,然后到双腿、双手、胳膊,再到颈部和头部,最后睁眼。当对渐进性肌肉松弛运用熟练后,患者可以先尝试减少需要控制的肌肉组数量,再将习得的自我放松能力逐步应用到令其紧张、焦虑乃至恐惧的情境之中。

2. 强化技术 强化理论是过程型激励理论之一,由美国心理学家斯金纳(B. F. Skinner)提出。强化技术是指有助于"期望行为"产生或持续的一系列心理干预方法,根据强化的性质和目的,可以分为正强化和负强化两大类型。在临床护理上,一般使用正强化技术,即对患者做出正面的肯定与赞赏,这种做法有利于调动患者配合治疗的积极性,并增强他们治愈疾病的自信心,同时恰当的正强化技术有利于提高临床护理服务质量和工作效率。

3. 暴露疗法 暴露疗法是在确保安全的前提下让患者较长时间暴露在他们所恐惧、紧张或害怕的某种情境中,引起当事人的恐惧、紧张或害怕感,同时体验这些强烈的负性情绪并无必要,从而克服自身的不良情绪,在临床上,暴露疗法适用于恐惧症和某些环境适应不良的状况。暴露疗法主要分为以下两种。

(1)满灌疗法:当患者处于陌生的环境后,对于周边不良刺激的逃避行为可暂时缓解害怕、紧张等负性情绪,因此多次实践后逃避行为得到了强化。满灌疗法即让患者直接置身于令其强烈害怕的真实情境中或虚拟想象中,不容许逃避,并要求坚持 45～60 min(必要时可延长,但通常不超过 2 h),直至由强烈害怕引起的身心反应归于平静,以此帮助患者解除对某个不良刺激引起的过度害怕。需要提醒的是,尽管满灌疗法具有相当不错的疗效,但对于患有严重高血压、心律失常等心脏疾病以及心理素质过于脆弱的患者慎用。

(2)逐级暴露:逐级暴露较满灌疗法柔和的多,虽然同样属于暴露疗法,但是逐级暴露引起恐惧、紧张、害怕等负性情绪的程度是由轻到重逐步升级的,而患者对不良刺激的适应也是逐级形成的。

4. 系统脱敏 系统脱敏是指一整套帮助患者摆脱对某个或某类刺激过度敏感的心

理干预方法组合。具体而言,系统脱敏包含 3 个步骤:一是指导患者学习放松技术;二是要求患者逐条列出自己过度敏感或极度恐惧的某个刺激梯度表;三是将此二者配合训练,从最低的梯度开始,先引发患者的负性情绪,再叠加放松训练来进行抑制,达到平衡。接下来依次向上,重复性交互抑制,最终战胜最高梯度的负性情绪。

　　患者在住院过程中均存在不同程度的紧张与焦虑,其主要原因之一是对住院的情景感到陌生、缺乏应对这突如其来的角色转变的能力以及对自身疾病存在恐惧心理。系统脱敏在运用情景导入的教育模式基础上,在住院期间配合放松治疗,对患者的情景性焦虑进行积极干预,使患者的情景性焦虑情绪在与引起此类情绪的条件刺激分步接触中逐渐消退,即脱敏,最终使焦虑情绪得以矫正,帮助其建立有益于心理健康的防御机制和有效应对的行为模式。

　　(三)认知疗法

　　认知疗法是认知心理学在心理咨询和心理治疗实践中的具体应用,是根据个体的认知制约其情绪和行为的理论,梳理鉴别不良认知,并且通过一系列特定技术和方法,以及说明、教育等手段来改变患者的错误认知,从而矫正其心理问题和不良行为。其中,影响最大的认知疗法包括以下两种。

　　1. 艾利斯理性情绪疗法　理性情绪疗法由美国心理学家艾利斯(Albert Ellis)于 20世纪 50 年代创立,是通过理性分析和逻辑思辨的途径,改变造成患者情绪困扰的非理性观念,以帮助他解决情绪和行为问题的一种心理治疗方法。其中,艾利斯列举了 10 种常见的非理性观念:①倾向于畸形的思维(如强迫思维);②倾向于易受暗示;③倾向于以偏概全;④倾向于追求完美;⑤倾向于苛求他人;⑥倾向于追求确定性;⑦倾向于夸大负性事件的危害;⑧倾向于自暴自弃;⑨倾向于自我贬低;⑩倾向于过分关注自身机体的变化。

　　艾利斯通过研究指出,当个体遭遇一个诱发事件 A(activating events),由于内心存在非理性观念 B(beliefs),结果因人而异地导致某种或多种心理症状和躯体不适 C(consequences),如果个体出于自省而与 B 进行辩论或接收他人对 B 的质疑 D(disputing),纠正了认知偏差,就会达到解除情绪困扰和行为问题的效果 E(effects),最后个体能够体验到克服负性情绪的感受 F(feelings)。因此,理性情绪疗法又被称为ABCDEF 理论,具体操作分为心理诊断、领悟、修通三步。

　　(1)心理诊断:

　　1)建立良好的护患工作关系,帮助患者建立自信心。

　　2)找出患者情绪困扰和行为不适的具体表现(C),以及与这些反应相对应的触发事件(A),并对两者之间不合理信念(B)进行初步分析,找出他们最迫切希望解决的问题。

　　3)护士与患者共同协商,一起制订治疗目标,包括情绪和行为两方面的内容。

　　4)向患者介绍 ABCDEF 理论,使其接受这种理论并认识到其间的关系,并调动患者自身力量结合自己的当前问题予以初步分析。

　　(2)领悟:通过解释和证明使患者在更深的层次上领悟到他的情绪和行为问题是由自己的不合理观念造成的,因此应引导患者区分自身合理与不合理的信念、表层与深层错误观念、边缘与中心错误观念、主要与次要错误观念等,进一步领会自己的心理问题。

一般,需协助患者实现3种领悟:①是信念引起了情绪和行为后果,而不是诱发事件本身引起的;②是不合理的信念引起情绪和行为问题,患者应进行细致的自我审查与反省;③只有改变不合理的信念,才能减轻或消除目前存在的症状。

(3)修通:修通是理性情绪疗法中最主要的阶段,在此期间护士通过采用各种方法与技术,使患者修正和放弃原有的非理性观念,并代之以合理的信念,充分强调个体自身认知、情绪及行为3个维度的功能统一性,从而使症状减轻或消除。

2. 贝克认知疗法 贝克认知疗法由美国心理学家贝克(Aaron T. Beck)于20世纪70年代创立,是指帮助患者去修正歪曲的信念、假设和自动化思维并且与之对抗,进而采取合理的想法和行为来维持情绪状态平衡的一种心理治疗方法。贝克认知疗法认为个体的情绪、行为是由对事物的认知所影响和决定的,而其认知是建立在自己以往的经验态度和假设基础之上的。心理障碍的产生并不是触发事件或不良刺激的直接后果,而是在认知曲解或错误的思维影响下造成的。不同的心理障碍有不同的认知曲解,例如,抑郁患者大多对疾病、现实和未来持消极态度,认为自己的疾病无法治愈,现实事事不如意,未来无希望;焦虑患者则对疾病的威胁持有偏见,过分夸大疾病的后果,面对治疗只强调不利因素,完全忽视有利因素。贝克强调认知曲解直接影响个体对环境的适应,其倡导的认知疗法主要技术包括以下5项。

(1)识别负性自动思维:由患者将自己遇到事情后的所思所想进行即刻记录与总结,就会发现那些经常出现的"我真没用""我又成为家里人的负担了"等消极、看似真实却经不起逻辑检验的想法。

(2)识别认知曲解:在护士的引导下,让患者自主分析负性自动思维,鉴别自己的认知图式的错误或偏差,使患者逐渐认识到情境—自动想法—情感反应之间的关联,并尝试应用新的正确认识来取代原有的不良认知图式。

(3)真实性检验:护士同患者共同探讨这些认知曲解是否合乎逻辑,从而帮助患者发现其不良认知图式是不合实际的,并且动摇原先的观念。

(4)去个人化、去中心化、去注意:患者常以自己为他人的注意中心,倾向于认为自己是脆弱无助的。因此,护士应引导患者适当改变一些原有的行事方式,让患者体验到自己并不在世界的中心。

(5)监测负性情绪水平:帮助患者体验和觉察负性情绪的波动性,增强其使用认知疗法调节情绪和行为的信心。

三、经典案例

患者,男性,28岁,在校大学生,母亲患肝恶性肿瘤待移植,为了挽救妈妈的生命,患者自愿捐出近一半的肝脏,与其母进行了亲属活体肝移植手术。在供体切除术后,由于手术应激与担心妈妈的恢复情况,患者出现哭闹等严重情绪反应与退行性行为改变,责任护士即刻对其进行心理状态评估,测得GAD-7评分14分,显示为中度焦虑,并按心理问题风险等级及流程提请心理护理师进行会诊干预。心理护理师到场后使用倾听、安慰及有效的共情技术鼓励患者充分表达自己的情感体验,同时指导其进行放松训练。2周后复评,测得 GAD - 7 评分 4 分,显示正常,患者的焦虑症状与异常行为明显获得改善。

第三节　肝肿瘤患者的社会支持

一、社会支持的概念和特征

社会支持(social support)是指个体与社会各方面包括亲属、朋友、同事、同伴等社会人以及家庭、单位、团体等社团组织所产生的精神和物质上的联系程度。社会支持可分为主观支持与客观支持。主观支持指个体体验到在社会中被尊重、被支持、被理解和满意的程度。客观支持指个体与社会所发生的客观或实际的联系程度,包括得到的物质上的直接援助和社会网络团体关系的直接存在和参与。

依据社会支持理论的观点,一个人所拥有的社会支持网络越强大,就能够越好地应对各种来自环境的挑战。个人所拥有的资源又可以分为个人资源和社会资源,前者包括个人的自我功能和应对能力,后者是指个人社会网络中的广度和网络中的人所能提供的社会支持功能的程度。具体而言,个体是否拥有关系亲密、可以随意倾诉苦闷、交流感情、表达真实想法,并能获取情感支持与理解、得到有效帮助的亲友,以及此类亲友数量的多与寡常常很大程度决定着个体的身心状态与心理健康水平,社会支持的主要特征包括以下 4 个方面。

(一)社会支持是一种主观的感受

社会支持传递着一个信息,即让患者感受到自己被关心、被尊重以及拥有丰富多元的人际网络。

(二)社会支持是一种人际间的互动

社会支持提供服务、信息、金钱、货物,提供社会承认、社会赞同与尊敬。

(三)社会支持包括主客观两方面

主观为患者体验到的情感支持,包括受尊重、被理解、被支持的信息体验和满足;客观为物质上的直接援助和社会网络、团体关系的直接存在和参与。

(四)社会支持具有多维性

社会支持包括 3 个体系:社会支持网络(如家庭、同事、朋友等);社会支持行为(如倾听、关怀、帮助完成具体任务、提供建议和指导等);社会支持资源作用(如个人处理紧张事件问题时的潜在资源等)。

二、社会支持对促进肝肿瘤患者康复的作用

社会支持对肝肿瘤患者健康的贡献主要来源于应激缓冲模型和独立作用模型两种机制。

(一)应激缓冲模型

社会支持对应激的缓冲作用如下:

（1）如果应激事件发生，与关系亲密的人交往可以改变个体对特殊事件的认知，减轻应激的潜在危害。

（2）应激反应水平部分受角色职能转变过程的影响，社会支持有助于患者角色的转变。

（3）社会支持可以影响个体内部的应对策略，减轻应激事件引起的应激反应。

（4）社会支持可以减少应激事件对个体自尊和自控感的损害。

（5）社会支持对个体适应应激环境有着直接的作用。

（二）独立作用模型

社会支持与疾病有直接联系，社会支持低下可导致个体产生不良心理体验，如孤独感、无助感，降低患者心理健康水平。社会支持的基本目的是保证肝肿瘤患者在生存的各个阶段不因疾病而丧失基本的生存条件，维持其最佳的身体健康和心理适应状态。来自家庭、朋友的稳定支持，适当参加社会活动是提高肝肿瘤患者生存质量的重要因素。

因此社会支持系统的建立可有效减轻肝肿瘤患者的心理应激反应，当患者体验和感知到来自社会各方面的精神或物质的帮助支持，可缓解其心理压力，提高社会适应能力的同时促进患者康复。

（俞静娴　沈韵）

参考文献

［1］仇德辉. 数理情感学［M］. 北京：中共中央党校出版社，2018.

［2］邓红莉. 180例晚期癌症病人的心理需求［J］. 护理实践与研究，2010，7（1）：93-94.

［3］傅安球. 助理心理咨询师培训教程［M］. 上海：华东师范大学出版社，2005.

［4］乐国安. 咨询心理学［M］. 天津：南开大学出版社，2002.

［5］杨燕杰，曹枫林. 护理心理学［M］. 北京：人民卫生出版社，2016.

［6］BONEVSKI B, SANSON-FISHER R, GIRGIS A, et al. Evaluation of an instrument to assess the needs of patients with cancer［J］. Cancer, 2000, 88（1）：217-225.

［7］FITCH M I. Supportive care framework［J］. Can Oncol Nur J, 2008（18）：6-14.

［8］HA SU HONG, SHIM IN HEE, BAE DONG SIK. Differences in depressive and anxiety symptoms between cancer and noncancer patients with psychological distress［J］. Indian J Psychiat, 2019, 61（4）：395-399.

［9］SCHMID-BUCHI S, HALFENS G, DASSEN T, et al. Psychosocial problems and needs of post-treatment patients with breast cancer［J］. Euro J of Oncol Nur, 2011（15）：260-266.

［10］SPITZER R L, KROENKE K, WILLIAMS J B, et al. GAD-7量表精确诊断广泛性焦虑障碍［J］. 英国医学杂志（中文版），2007（2）：101-102.

［11］YOGAPARAN T, PANJU A, MINDEN M, et al. Information needs of adult patients 50 or older with newly diagnosed acute leukemia［J］. Leukemia Res, 2009（33）：1288-1290.

［12］ZEBRACK B. Information and service needs for young adult cancer patients［J］. Support Care Cancer, 2008, 16（12）：1353-1360.

第十二章　肝脏肿瘤患者的延续性护理

▌第一节　延续性护理概述

一、延续性护理的概念

随着我国综合国力的提高以及经济水平的增加，人们对健康的需求与日俱增。护理工作作为卫生事业的重要组成部分，与人民群众的健康利益息息相关。深入推进优质护理服务、持续改进护理服务质量、提高基层护理服务水平等是提高我国护理服务质量的重要举措。《"健康中国 2030"规划纲要》提出加强连续性医疗机构建设以全面提升医疗服务水平和质量的要求，因此延续性护理在健康中国大背景下，对提高人民健康水平将起到至关重要的作用。《全国护理事业发展规划（2016—2020）》指出，将开展延续性护理服务作为我国需大力拓展的护理服务领域之一，鼓励医疗机构充分发挥专业技术人才优势，为出院患者提供形式多样的延续性护理服务，将护理服务延伸至社区、家庭，逐步完善服务内容和方式，以保障护理服务的连续性。

延续性护理的英文表述是"continuity of care"或者"transitional care"，2016 年 PubMed 数据库将"transitional care"作为主题词录入。延续性护理的理念最早于 1947 年由美国联合委员会提出，该理念认为当患者离开医院向社区医院或家庭过渡时，也应接受与院内相同步的治疗和护理。随着延续性护理的不断发展与健全，延续性护理的定义和概念在逐渐演变。

1981 年，巴克拉克（Bachrach）等将延续性护理定义为："在卫生系统的不同服务机构之间有序地、不间断地移动患者。"该概念强调了从纵向及横向两方面实施延续性护理，提出可以通过与特定的机构或团队保持持续一致的联系或者通过尝试由同一个人提供服务来实现连续性护理。虽然该概念使延续性护理更加具体化，但是未提及患者在延续性护理过程中的主观感受和体验。

克劳福德（Crawford）等在此基础上对延续性护理的概念进行修订，将其定义为："患者仍与服务机构保持联系的、各服务机构之间无间断进行转接的、由相同的服务人员提供服务的、不同医疗服务机构之间互相协调的、患者对护理流畅性体验良好的护理服务。"

2001 年，弗里曼（Freeman）等构建了包括 6 个维度的延续性护理概念模型，提出延续性护理包括：①患者体验的连续性（experienced continuity）。患者自身体验到的连续的、相互联系的和协调的护理过程,此为贯穿整个护理过程的核心要素。②横向的连续性(cross-boundary continuity)。专业人员和各服务机构之间有效的协调护理。③纵向的连续性(longitudinal continuity)。尽量减少医疗人员的变动,以缩小治疗的差异性。④关系的连续性(relational continuity)。在医疗人员与患者之间建立治疗性的关系。⑤信息的连续性(informational continuity)。医疗人员、患者及治疗信息之间的沟通程度,以及护理计划的一致性。⑥环境的连续性(contextual continuity)。在患者喜欢的社区等社会环境下维持的护理,包括日间中心(day centres)、支持性机构(supported housing)以及同伴支持(peer support)等形式。

2003 年,哈格蒂(Haggerty)等在弗里曼的影响下进一步发展了延续性护理的概念模型,提出:"延续性是指患者所接受的一系列分离的卫生服务事件的连贯和连接程度,以及与患者的医疗需求和个人背景的一致程度。"该概念模型下的延续性护理包括 3 个部分:①信息的延续。对患者信息(过去发生的事件和个人情况)的了解,使当前的服务适合患者需求。②管理的延续。对患者不断变化的需求作出反应,对患者的健康状况实施的一种连续、一致的管理方法。③关系的延续。患者与一个或者多个卫生服务提供者之间的一种持续的治疗性关系。

2003 年,美国老年协会(American Geriatrics Society)将延续性护理定义为:"设计一系列的护理活动,以确保患者在不同健康照顾场所或不同层次健康照顾机构之间转移时,所接受的健康服务具有协调性和连续性,并能及时预防或减少不良后果的发生。"我国学者多采用此定义。

2015 年,潘蒂(Puntis)等学者将延续性护理定义为:"各医疗服务机构之间互相协调,基于患者需求而为患者提供的合适的长期护理。"

综上所述,各研究学者及研究机构对延续性护理的定义虽存在不同程度重叠的陈述,但又各有不同,目前尚无统一界定。

二、延续性护理的模式

(一)国外延续性护理模式

国外一些较为成熟的延续性护理模式已经在临床中得到应用并取得积极的效果。延续性护理模式的研究以及实践主要涉及两大类,分别是从急性期护理所在医院转出的延续性护理模式和初级卫生保健领域的延续性护理模式。

1. 从急性期护理所在医院转出的延续性护理模式

(1)高级实践护士为主导的延续性护理模式:自 1989 年以来,美国宾夕法尼亚大学的多学科研究小组通过测试发展出一种由高级实践护士(advanced practice nurses, APN)为主导的延续性护理模式,其服务的主要对象是因各种内、外科疾病住院并出院后返回家中的患有慢性疾病的老年人。该模式认为患有慢性疾病的老年人在其出院时仍有未被满足的护理需求,综合性的出院计划及出院后的随访能够促使其及时出院,并保证其在出院后能够获得适当的护理服务从而降低再入院率及家属的照顾压力。由APN 负责,使患者在转移中的健康状况达到最优化,并制订患者出院后的随访计划。在患者出院后,由同一名 APN 负责实施家庭访问,并保证患者可通过手机随时与 APN 联系,获得支持。研究表明 APN 延续性护理模式能够减少患者住院次数,延长其再次住院的时间间隔,降低其再入院率及医疗费用,并能提高其生活质量,有很强的实用性。

（2）延续性照护指导模式:延续性照护指导模式(care transitions coaching)是 2000年由美国科罗拉多大学医学中心延续性护理项目发展而来的,其认为患者及其家属是存在于不同医疗服务机构之间的一条唯一、共同的线。患者在不同医疗服务机构之间转移时面临很多问题,如药物管理不明确、疾病相关知识不了解、症状管理能力不足等。针对这些问题,延续性照护模式通过跟踪和管理患者从住院到回归家庭或转至其他医疗机构的全过程,向患者和家属提供了自我护理技能和工具,以确保患者在过渡期间有效的应对可能出现的各类问题。APN 作为过渡期间的"教练",指导患者及照顾者在不同医疗机构转诊时所必要的技能来确保照护服务的延续。

该模式主要包括 4 个核心成分:①教会患者药物自我管理。通过健康教育使患者理解药物自我管理的重要性,并掌握相应的知识和技能,强调 4 个 W(when、why、how、what),即服药的时间、原因、方法、药名。②指导患者记录自身健康信息。指导患者运用个人健康记录单(personal health record, PHR),以此促进延续照护期间的医护患交流,使患者接受不同医疗机构照护时确保信息的一致性,保持照护计划的连续性和协调性。③出院后由社区初级保健和专业人员进行随访。患者出院后转介到社区初级卫生保健机构,由社区保健医生和专业人员参与出院后的家访或电话随访。④早期识别和有效应对病情恶化的危险因素。出院健康教育的重点内容是健康状况恶化的迹象及其应对方法,采用"红旗"标志患者需要注意的症状和体征,以及这些症状和体征出现时如何应对。该模式建立了一整套评估工具,如个人健康记录单、药物协调性问卷(medication reconciliation instrument)等,受过培训的护士、护生、社会工作者也逐渐担任"教练"的角色。延续性照护指导模式被证明可应用于卫生服务工作并可降低医疗费用。

2. 初级卫生保健领域的延续性护理模式

（1）引导式护理模式:引导式护理(guided care, GC)是博尔特(Boult)等研究者对多种慢性疾病护理模式(chronic care model)进行创新整合而形成的一种新型护理模式,主要用于同时患有多种慢性疾病并伴有复杂的健康需求的高危患者的管理,通过提高医疗服务的质量和可及性,提高患者的自我护理能力,来改善患者的健康状况及功能状态、降低医疗费用、提高患者的满意度和生活质量。

该模式自 2006 年开始在美国的华盛顿地区实施,将经过慢性疾病保健培训的注册护士整合到初级卫生保健系统中,向患有多种疾病的老年人提供慢性疾病综合服务。服务内容包括以下 8 项内容:评估患者和家庭主要护理者、制订循证护理计划、定期监督患者健康情况和需求变化、指导患者的健康管理行为、进行慢性疾病患者自我管理课程、照顾者的教育和指导、协调患者在医疗机构之间的过渡以及帮助患者获得社区服务等。

（2）评估和照顾长者的老年资源模式:评估和照顾长者的老年资源模式(geriatric resources for assessment and care of elders, GRACE)是由康塞尔(Steven R. Counsell)及其印第安纳大学医学院的同事共同提出,主要针对低收入的老年人以及初级卫生保健工作者建立,旨在提高老年人的医疗护理质量,提高他们的健康和躯体功能状态,减少其对医疗资源的过度使用以及避免其长期入住养老院。

实施 GRACE 模式的关键是建立 GRACE 支持小组。GRACE 支持小组由一个执业护士和一个社会工作者组成,该小组首先在患者家中执行最初的老年人综合性评估以确定其是否可以进入项目;随后支持小组与更大的 GRACE 跨学科团队(包括老年医学专家、药剂师、物理治疗师、心理健康社会工作者和以社区为基础的服务联系者)会面,制订出个性化的医疗护理计划;然后 GRACE 支持小组与患者的初级保健医生见面,讨论并修改其医疗护理计划,通过与初级保健医生的合作以及保持与患者目标的一致性;最后由支持小组为其进行医疗护理。GRACE 干预模式的根本要素是提高患者在整个就医过程中所接受的医疗服务的可及性及协调性,而不是针对其某种疾病提供所需要的服务。此外,计划中各个方面都关注到了对患者的健康教育,以提高其自我管理能力,帮助其获得卫生服务系统或社区的服务。通过随机对照试验证明,GRACE 模式能够减少高危老年人急诊访问次数、住院次数、再入院次数,并可减少其总的医疗费用,提高其生活质量。

(二) 国内延续性护理模式

2002 年我国香港学者黄金月教授最先引入延续性护理模式。多年来,针对各种慢性疾病的延续性护理研究迅速发展。受国外及我国香港、台湾地区护理同行的启发,大陆的医护工作者也开始关注出院患者的延续性护理,目前国内应用较多的延续性护理模式包括"4C"延续性护理模式与医院-社区-家庭三元联动的延续性护理模式。

1. **"4C"延续性护理模式** 2002 年,我国香港理工大学的黄金月教授将延续性护理模式引入香港,并对慢性疾病患者进行延续性护理实践研究,取得良好效果,进而发展形成了以全面性(comprehensiveness)、协调性(coordination)、延续性(continuity)、协作性(collaboration)为特点的延续护理模型,简称"4C"延续性护理模型。全面性是指综合评估患者的健康问题,并预见患者的健康需求,包括客观健康评价、主观健康需要及心理社会方面的评价;协调性指多专业不同层次照护内容的协调与对接;协作性指不同专业间的协作,也包括健康服务提供者及接受者之间的协作互动;延续性是指提供规律地、主动地、持续地护理跟踪。

2. **医院-社区-家庭三元联动的延续性护理模式** 该模式的设计理念为通过在医院-社区-家庭三位一体互动协作模式,合理利用医疗资源,由包括全科医生、护士、康复理疗师、心理咨询师等在内的医疗服务团队为患者提供全面、协调、连续的健康护理服务。但因护理人力资源不足、社区医疗结构的技术力量薄弱、两者之间缺乏协作性、国家尚未形成完善的政策管理制度等原因,目前该模式仍处于探索阶段。

以上列出了国内外已经发展成熟的常见的延续性护理模式,另有"桥梁模式(bridge model)"以及"出院计划模式(discharge planning model)"等,在此不再一一列出。由此可以看出我国的延续性护理模式仍然存在较大的发展空间,这可能与我国的延续性护理起步较晚、关于延续性护理方面的研究质量有待提高以及我国的特殊国情有关。

三、我国延续性护理的发展现状

（一）我国延续性护理发展进程

近年来，随着患者在出院后的健康需求和护理需求与日俱增以及国外延续性护理的不断发展，延续性护理日益受到我国学者的关注。

1984 年我国台湾省成功大学附属医院率先成立出院准备小组，主要目的是联合医院、各专业人员及患者家属，共同解决持续性照顾的问题，这是我国延续性护理理念的最初萌芽。

2002 年，我国香港学者黄金月教授将延续性护理的概念引入我国，并进行一系列的相关研究，取得了满意的效果，使延续性护理在我国有了较明确的定义。

随后我国内地的延续性护理迅速发展。2005 年南方医科大学珠江医院率先在产科及神经内科成立延续性护理服务中心，建立出院患者延续性护理相关规章制度，通过电话、上门探访、互联网等多种方式与出院患者取得联系，为患者提供基础护理、专科护理及健康指导；2007 年，暨南大学附属第一医院正式成立直属于医院的延续性护理服务中心，该中心由一支以护士为主导的多学科团队组成，团队成员还包括医生、康复理疗师、药剂师、心理咨询师、社工、义工、健康管理师等，其主要工作是为患者制订出院计划，提供慢性疾病的个案管理、社区居家养老机构的长期护理及随访资讯等出院转介服务；2011 年，华中科技大学同济医学院附属梨园医院成立了包括 2 名高年资主治医师及 2 名主管护师及以上职称护师的延续性护理中心小组，在患者出院时签订延续护理协议、建立患者随访本、在患者出院后上门随访，随访内容包括评估患者的一般情况、调查患者对疾病知识的掌握情况、建立亲情卡、心理咨询等。

（二）我国延续性护理的研究内容

经过数十年的发展，目前我国延续性护理在内科、外科、儿科、妇产科等多个领域均有研究，涉及糖尿病、脑卒中、慢性阻塞性肺疾病、心力衰竭、冠心病、肿瘤、肠造口（瘘）、外周血管疾病等多种疾病。延续性护理文献计量分析显示：2007 年后我国延续性护理文献数量呈上升趋势，2012 年开始上升趋势更加明显，其中以广东省、江苏省及北京市发文量最多，且 45.6％ 的研究为实验性研究；延续性护理的主要研究热点包括在焦虑抑郁中的作用，在脑卒中康复中的应用效果，个体化延续性护理在老年慢性疾病患者生命质量方面的研究，在慢性疾病患者自我照护能力和健康行为中的应用，延续性护理信息化技术在出院患者中的应用，国内外延续护理现状、发展趋势、存在问题与对策，延续护理的干预模式、组织与管理探讨，患者对延续护理服务的需求、选择与影响因素调查，延续护理干预方法与评价的标准化和模式化研究，延续护理的理论应用与推广等方面。

（三）我国延续性护理的实施形式

我国延续性护理的实施形式也呈现出多元化，主要包括以下几个方面。

（1）成立延续性护理服务中心：上文已有说明，在此不再赘述。

（2）开设护士门诊：2006 年武汉同济医院开设免费护士专家门诊及热线电话，为出院后的患者提供咨询。中国人民解放军总医院、湖北省中山医院等也为特殊人群设立专门护士门诊,主要为出院患者提供免费、有效的咨询服务,并加强对患者的生活方式、用药咨询以及护理健康教育指导。但是由于我国护士门诊发展较晚、专业性不足等原因,护理门诊的发展在一定程度上受到限制,仅有 22.94% 的研究采用专家门诊随访的形式进行延续性护理干预。

(3)出院准备计划:又称出院准备服务、出院计划,是指在患者入院时根据一定的标准和条件对患者的预后、经济情况、家庭照顾等进行综合评估,对筛选出的高危患者制定其所需的照护计划并实施干预,使患者顺利、安心出院,并提供后续的照护支持,从而减少疾病复发,提高生存质量。1993 年,我国台湾省正式启动出院准备计划政策,选定 3 所医院开始试行;次年,改以慢性疾病为核心来推动此项政策,并正式更名为"出院准备服务计划",同时扩大补助医疗机构进行试行,并将其列为医院评鉴项目之一。2014 年 2 月,我国香港地区将出院计划的培训列入注册护士的培训课程。2014 年 1 月 16 日,由香港 WHO 康复协作中心、香港复康会组织的"出院计划研究"启动会议在武汉同济医院召开,开启了我国内地对出院准备计划的探索之路。目前,出院准备计划已经广泛应用于脑卒中、糖尿病、慢性阻塞性肺疾病及心血管疾病等多个领域。

(4)家庭访视或者电话随访:是国内最为常见的延续性护理形式,其中电话或者短信随访占 84.86%,家庭访视占 58.72%。家庭访视和电话随访是一种简便易行的随访干预形式,通过这种形式使护士了解患者出院后的情况,并为患者提供相应的指导。这种形式的不足之处在于电话随访易出现失访的情况,家庭访视则受到患者居住地的限制等。

(5)创建网络平台。近年来使用网络信息平台包括 QQ 群、微信、网络视频等进行延续性护理开始逐渐流行,越来越多的医院及科室开设独立的微信公众号、微信群等以发布相关的健康资讯、医学知识科普、义诊及健康讲座等信息,增加了患者和医疗机构的沟通渠道及信息来源,多项研究证明基于网络平台的干预形式有利于满足患者的健康需求。

以上几种干预形式通常不是孤立存在的,多数研究采用多种方式相结合进行干预,79.36% 的研究使用两种及以上的形式进行延续性护理干预。

我国延续性护理的发展日益受到关注,延续性护理的服务范围不断扩大,相关研究数量越来越多,但研究缺乏多中心大样本的随机对照试验,研究质量有待提高,研究内容多以健康教育及指导为主,研究的深度及广度不够,没有完全体现和贯彻延续性照护的理念,我国延续性护理尚存在较大的发展空间,未来需结合我国的特殊国情开展进一步的研究。

第二节　肝脏肿瘤疾病的延续性护理

一、肿瘤疾病延续性护理概述

(一)肿瘤疾病延续性护理的研究现状

2018 年世界卫生组织数据显示,恶性肿瘤是全球第二大死亡原因,2015 年因恶性肿瘤死亡人数达 880 万,占全球死亡人数的六分之一,其中因肝脏肿瘤死亡人数约 78.8 万人,位于常见癌因性死亡原因第二位。近 70% 的癌因性死亡发生在低收入以及中等收入国家,我国预计今后 20 年肿瘤新发病例数将增加 70%。因肿瘤带来的经济影响很大且在不断加剧,给世界带来巨大的健康阻力和经济负担。随着医疗技术的飞速发展,肿瘤患者的生存期逐渐延长,幸存人数也不断增加,这部分人群称作"癌症幸存人群"。癌症幸存人群作为一种特殊人群而存在,需要更多的关注。但是我国目前的医疗系统适用于急性疾病患者,并不适合于癌症幸存人群的维持性治疗。这要求医疗机构及其服务人员探索新型的适合肿瘤患者的服务模式。

延续性护理可以为患者提供连续性的护理,保证患者在不同医疗机构转诊的过程中治疗和护理的不间断,同时确保患者的主观体验。协调有效的护理对于为肿瘤患者提供高质量的优质服务至关重要。2006 年,美国医学研究所(Institute of Medicine,IOM)发表《从癌症护理到癌症幸存者:过渡期的丢失》一文,该报告详细描述了癌症幸存者的护理体验,综合考虑了肿瘤专家及初级保健医生的短缺现状,提出进行协调有效护理的关键性,并将协调有效的护理作为癌症幸存者基本护理组成部分之一。其作为一种新型的护理模式,逐渐地被应用于肿瘤患者人群中。

我国最早于 2008 年将延续性护理应用于肿瘤患者的随访治疗中,随后开展了越来越多的研究,2016 年达到研究高峰,主要是对于乳腺癌(21.5%)、结直肠癌(14.4%)、宫颈癌患者(6.8%)的研究。金佳等通过综述国内外妇科癌症幸存者延续性护理的研究进展,指出延续性护理可以用于妇科肿瘤的早期筛查与复发监测、症状管理、生活方式干预以及心理支持等方面,期望为妇科癌症幸存者实施延续性护理提供依据。

(二)肿瘤疾病延续性护理的实施形式

相关研究结果显示,肿瘤疾病延续性护理最常见的实施形式包括电话/短信随访(89.7%)、家庭访视(67.5%)、网络信息平台(42.7%)、健康讲座(32.9%)、个性化延续性护理计划(22.7%),其他形式包括建立健康档案、病友俱乐部、联谊交流会、设置电话专线解答问题、成立延续性护理小组、家属培训等多种形式。其中,个性化管理在我国是一种新型管理型照护模式,目前仍处于起步阶段。它是一种由个案管理师(肿瘤专科护士或肿瘤科资深护士)负责领导,在多学科团队的合作下,以患者的需求为中心,从患者入院到疾病康复,对患者进行综合性评估、制订并实施护理计划、监测及结局分析的过程,需要与多学科团队之间沟通协调、提供专科支持、康复指导等,为患者提供整体性、持续性的全程照护,从而全面满足患者的健康需求。

(三)肿瘤疾病延续性护理的研究内容

1. 延续性护理在肿瘤疾病症状管理中的应用

(1)疼痛的干预:疼痛是肿瘤患者最常见的症状,约 30%～50% 的患者伴有不同级别的疼痛,是一种不舒适的感觉,可引起患者情感和心理上的不愉快。肖奇贵等研究结果显示,延续性护理干预能够明显改善原发性肝癌患者的疼痛程度。延续性护理可促进肿瘤患者在出院后保持有效的标准化用药,显著减轻患者的疼痛感,增加患者对各种治疗的耐受性。

（2）恶心呕吐的干预：化疗是恶性肿瘤主要的治疗方法之一，化疗时会产生严重的不良反应，其中恶心、呕吐是最常见的胃肠道反应。据统计，有 25%～50% 的患者因恶心、呕吐而延迟或中断化疗，降低治疗的依从性，影响治疗效果。研究显示，延续性护理可显著降低患者恶心、呕吐的程度。

（3）疲乏的干预：癌性疲乏也是肿瘤患者常见的一种症状，据美国癌症综合网（NCCN）报道，70%～100% 的癌症患者经历着疲乏。癌症患者放化疗期癌因性疲乏的发生率为 99%，多项研究结果显示，加强乳腺癌患者术后的延续性护理，进行心理干预、饮食干预、活动干预、电话督导等方式可以减轻乳腺癌患者的疲乏程度。

（4）心理状况的干预：肿瘤患者在疾病的全过程中均承担着巨大的精神以及躯体的压力，比如面对疾病的不确定感及恐惧感、对死亡及疾病复发的恐惧感、治疗引起的不适、治疗引起的生活质量的变化等，以上因素均显著影响患者的心理状况。研究显示，延续性护理干预可明显改善宫颈癌患者的焦虑情绪。

（5）生活质量的干预：肿瘤患者由于存在巨大的精神及躯体的压力、治疗的不良反应、疾病的不适症状等，经常会出现生活质量下降的问题。延续性护理用于肿瘤患者生活质量的干预越来越多，多项研究结果提示，延续性护理可以显著提高肿瘤患者的生活质量。

2. 延续性护理在肿瘤患者健康宣教中的应用

（1）PICC 置管出院的干预：张艳等研究结果显示，将延续性护理应用于肿瘤 PICC 置管出院患者中，可降低导管相关并发症的发生率、减少因并发症而导致的非计划性拔管及提高患者导管维护的依从性。

（2）自我照护能力的干预：研究显示，肿瘤患者术后的自我照护能力与患者的家庭功能、角色、沟通能力以及行为控制能力密切相关，提示在患者出院后继续进行延续性护理可提高患者的自我护理能力；生活方式干预可以改善肿瘤患者的生活方式，增强患者运动锻炼、控制体重、健康饮食的主动性及依从性。

3. 肿瘤患者实施延续性护理的平台及模式的构建　目前我国尚无发展成熟的肿瘤患者的延续性护理的实施模式，部分研究者致力于构建适合于某类肿瘤的延续性护理的实施模式及平台，取得了一定的成效。马冬花、杨晓晴等构建肿瘤术后出院患者的延续性护理平台，利用电子信息化及数字化技术，建立实用性强、方便易于操作的延续性护理平台，克服了传统随访模式的不足之处，具有更强的时效性、主动性、共享性及全面性。

二、肝脏肿瘤疾病延续性护理的具体实施方式

复旦大学肝癌研究所成立于 1969 年，是我国最主要的肝癌研究基地之一，其规模和诊疗水平在国际上位居前列。目前建立在复旦大学附属中山医院的上海市肝脏肿瘤临床医学中心的专科护理团队共有护士 173 名，团队年龄结构合理，人力配备充足，能够满足肝脏疾病危重症患者监护、抢救等配合及普通患者治疗、护理、健康指导等身心全方位护理需求。

随着国内外延续性护理的不断发展，肝肿瘤护理团队总结了国内外延续性护理的现

状,制定出原发性肝癌亚专科的延续性护理模式,旨在通过一系列的护理干预确保患者在不同的健康照护场所(如从医院到家庭)及同一健康照护场所(如医院的不同科室)受到连续性的照护。

(一) 成立延续性护理团队

以肝脏肿瘤科总护士长为领导人,肝肿瘤内、外科各病区护士长作为各项延续性护理服务开展形式的小组负责人,落实好每一项服务内容的有序开展。每个病区安排一名专科护士或资深护士作为骨干成员负责完成该项目的具体实施,落实患者的延续性健康照护。团队骨干成员要求:临床工作经验 5 年以上,在肝肿瘤内科或外科科室工作至少3 年;具有本科及以上学历,中级及以上职称。

(二) 出院宣教

以床旁指导、视频、宣传栏、海报、纸质处方单、手册的形式,评估患者的情况,制订个性化出院计划,落实患者出院后康复期间各方面的注意事项,着重于出院后休息与运动计划、伤口照护、药物指导、复查随访、自我护理、饮食与营养、生活起居与情绪等各个方面。各病区设立护理宣教护士,对每位出院患者进行出院宣教效果评价,覆盖率达到100%,如发现问题,记录并加强宣教直至患者理解满意。

(三) 电话随访

制定《原发性肝癌患者出院随访电话标准流程》和患者随访信息表单,对出院 1 周的原发性肝癌患者进行电话随访,随访流程内容:①选择合适的称谓,向患者或家属介绍自己的身份,取得亲切与信任;②核对随访患者的信息,告知患者或家属此次随访的目的;③对患者的康复情况进行询问并给予相应的指导支持,调查患者住院期间的满意度情况,询问患者对医院的护理工作有无相关建议;④记录本次随访内容的相关信息,与患者确认下次随访时间,结束此次随访。病区设立电话随访专员,每周按照标准细则进行随访,保证每月拨打电话的有效接听率为当月出院患者人数的 80% 以上。每周督查电话随访的落实及完成情况,做好跟踪及反馈,及时解决患者存在的问题。

(四) 随访系统平台

信息化时代,互联网+医疗是医疗行业发展趋势,也是国家大力发展推进的方向。在此基础上,全民健康意识的提高对医疗提出了更高、更全面的要求,医疗数据的重要性也达到前所未有的高度。为了能够更好地与患者搭建沟通的桥梁、提供更便捷的医疗咨询服务,使医护患能够随时进行沟通,提供线上咨询和随访服务,帮助医院各部门、临床科室实现信息化的随访工作,提高统计效率和准确度,高效便捷的随访方式是十分有必要的。因此,延续性护理服务中也搭建了随访系统平台。通过随访系统平台将医院内HIS 系统的临床就诊数据同步到患者或家属手机,并提供存储外院诊疗资料的功能,让患者能随时随地查看个人健康档案。同时提供安全便捷的健康资讯,提高患者及家属的医学常识,增加患者依从性,加强患者黏度,减少患者流失。医生能获取患者疾病全周期数据,保证患者医疗的连续性,提升医院服务品质,改善医患关系,促进交流和沟通,预防医疗纠纷。随访系统平台的内容如下。

1. 健康档案　将临床就诊数据同步到患者或家属手机,存储诊疗资料,方便查看。

2. 咨询医生　患者若有不清楚、不了解的问题,可在线咨询。

3. 康复随访　患者出院后也可让自己的主治医生进行在线随访。

4. 宣教中心　患者可自行在 APP 上查看入院、术前、术后等宣教内容。

5. 健康资讯　患者可在 APP 上搜索、阅读相关疾病知识。

6. 调查问卷　患者可在 APP 上填写对医务人员的满意度调查问卷,方便实时了解自己的服务态度。

7. 复印病史代办　可以代办复印病史,并邮寄到家,给外地患者提供方便。

各病区设立随访系统平台专员,做好与网络平台管理员的工作联络,指导并教会患者正确使用,及时发现并解决问题,以保证患者的正常使用。

(五)"绿叶之家"病友俱乐部

"绿叶之家"是以医护人员辅助病友志愿者参与的群众性组织。从 2013 年开始在肝肿瘤内、外科病区为肝脏移植、肝癌患者进行心理疏导的延续性护理服务。长期以来,在医院有关职能部门的支持下,以公益、义务形式为原则,坚持为广大患者提供活动场所和设施,定期举办保健、康复、心理、饮食等方面的知识讲座、专家咨询及病友交流会,以期提高肝移植、肝癌患者的生存质量、延长生存期。俱乐部的成立主要是为了服务于肝移植、肝癌术后的患者,在此期间陆续有不少肝移植术后的受者怀着一颗感恩的心自愿加入俱乐部志愿服务队,成为提供志愿服务的特殊人群。2015 年 4 月上海市癌症康复俱乐部与复旦大学附属中山医院联合在中山医院肝移植肝外科病房正式建立了"癌症康复-移植受者志愿者服务基地"。经过几年的磨炼,"绿叶之家"病友俱乐部逐渐成熟、逐渐强大,有资深的医生对患者医疗上的困惑进行答疑,有经验丰富的护士关怀术后患者的生活起居,更有病友志愿者根据自己的亲身经历和康复经验现身说法,鼓励住院、出院患者,坚定其战胜病魔的信心。到目前为止,在俱乐部提供服务的志愿者已有 40 余人,他们发挥自身的优势和热情,成为了俱乐部一道亮丽的风景线。俱乐部的活动开展形式多样、灵活,年服务对象逾百人。各病区设立病友俱乐部随访专员。每周参与病友及志愿者工作坊,与志愿者一同深入病房,做好患者心理干预及健康指导。病友俱乐部活动内容包括以下几个方面。

1. 康复交流会　定期邀请依从性较好、乐观向上的肝移植、肝癌术后患者,让他们与术前术后(如刚被诊断出恶性肿瘤以及肿瘤转移复发)有心理困惑的患者及家属进行面对面交流,根据自己的亲身经历和康复体验帮助他们消除心理压力,缓解焦虑抑郁等负性情绪,增强其战胜疾病的信心。

2. 爱心阅览书架　每个病区设立"爱心阅览书架",定期更新维护,向术后患者提供康复类图书资料,包括移植手册和肿瘤类书刊杂志,以方便患者和家属了解相关知识。

3. 宣传报道　利用医院的宣传橱窗等定期进行图片与文字相结合的宣传报道,主要内容为康复和志愿活动中的感人事迹、医务工作者为患者尽职尽责的崇高敬业精神等,为创造和谐的就医环境和建立和谐的医患关系起到了很好的社会正向效应。

4. 设立志愿服务点　在每个开展志愿服务的病区护士站安置"志愿服务联系箱"和"志愿服务联系单",患者如有需要咨询和帮助可以按联系单上要求填写好后投入箱内,志愿者定期(每星期有 3 天的志愿值班日)开取联系箱,根据患者填写的联系电话号码及时与患者联系,进行沟通交流,为患者答疑解惑。

(六)健康知识讲座

根据一些在患者中出现较为突出的病况以及常见问题,每月定期举办健康知识讲座,让问题不仅可以在病友间的互相交流中得到解决,还可由在场的专家医护人员进行现场解答。各病区设立兼职医学科普小讲师,有计划地组织并落实丰富多彩有针对性的科普课程,每月认真制作健康讲座课件,做好健康讲座宣传,落实好与患者面对面的交流互动。

(七)网络平台交流

建立多个微信公众号平台和微信病友群,利用网络对患者进行健康指导。其中主要针对原发性肝癌患者的微信公众号——感护之家,建立于 2017 年 6 月,由病区的健康教育网络平台负责人定期推送术后并发症的预防和观察、饮食注意事项、良好的生活习惯、定期随访复查和相关肝肿瘤科普文章,旨在维护患者心理健康、疏导与缓解患者负性情绪,帮助构建积极应对状态等,从而提高个体生存质量。线上公众平台定期更新推送疾病科普与健康促进类知识不仅提高了医院护理临床服务质量,改善了医患关系,还加强了患者黏度,减少患者流失,有效提升了医疗服务品质和医疗水平,推进了卫生健康基本公共服务普惠化、便捷化。

三、经典案例

患者,男性,43 岁,因腹部不适于医院就诊,考虑肿瘤恶性病变(胆管细胞癌)可能。入院后排除禁忌证并完善相关检查,行手术治疗,术后平稳出院。因病情需要,患者留置 PICC 管,定期随访就诊,开始行化疗及恶性肿瘤免疫治疗。护理团队在患者首次出院前,为其讲解肝脏恶性肿瘤出院后居家生活指导,内容包括出院后的伤口照护、药物指导、复查随访、自我护理、饮食与营养、生活起居与情绪、休息与运动计划等各个方面。考虑患者的文化程度较高,护士为其推送了相关的微信公众号和医院随访信息平台,并指导患者使用信息平台,患者在出院后可以自行查看个人健康档案、就诊资料和各类健康资讯,提高患者及家属的医学常识和依从性。鼓励患者积极参与每月举办的患教会活动,并定期进行电话随访,确保患者医疗的连续性。手术后化疗期间,患者曾主动电话至病区,咨询其 PICC 管在家发生穿刺处渗液的情况该如何处理,护士为其联系了医院的 PICC 团队,专科护士指导患者至医院 PICC 门诊进行护理,并对患者居家时如何对 PICC 管进行自我保护等内容的健康指导进行了强化。化疗后患者出现恶心、腹胀等化疗不良反应,在给予相关措施后得到缓解,评估患者的心理状态、治疗依从性、对医护人员的满意度均良好。

(俞静娴　章琪)

参考文献

[1] 晁晶晶,薛雅卓.肿瘤患者的延续性护理质量评价[J].护士进修杂志,2017,32(24):2294-2296.

［2］ 陈伟菊,林清然,翟萃球. 延续护理实践模式探索与对未来发展趋势的思考[J]. 中国护理管理,2017,17(4):444－448.

［3］ 陈燕. 北京地区慢性心力衰竭患者延续性照护模式的初步探索[D]. 北京:北京协和医学院,2013.

［4］ 董玉静,尚少梅,么莉,等. 国外延续性护理模式研究进展[J]. 中国护理管理,2012,12(9):20－23.

［5］ 郭嘉鑫,张禹念. 国内外延续护理的研究与运用现状[J]. 临床医学研究与实践,2019,4(20):193－194,198.

［6］ 国家卫生计生委. 全国护理事业发展规划(2016—2020 年)[J]. 中国护理管理,2017,17(1):1－5.

［7］ 何桂平,柳韦华,张桂芹,等. 出院准备计划应用于延续性护理的研究进展[J]. 护士进修杂志,2019,34(5):411－414.

［8］ 金佳,黄丽华. 妇科癌症幸存者延续护理的研究进展[J]. 中华护理杂志,2017,52(5):598－603.

［9］ 李桂,朱小平,陈晓莉. 我国延续性护理研究热点的共词聚类分析[J]. 中国实用护理杂志,2018,34(23):1824－1829.

［10］ 李善玲,刘清华,黄萍. 脑卒中患者出院后的亲情化延续护理[J]. 护理学杂志,2011,26(3):74－76.

［11］ 马冬花. 肿瘤患者延续性护理信息平台的构建[D]. 合肥:安徽医科大学,2018.

［12］ 毛惠娜,刘雪琴. 出院病人延续护理服务模式的探讨[J]. 护理研究,2005,19(14):1294－1295.

［13］ 孟方,段培蓓,胡倩. 我国延续护理研究现状的文献计量学分析[J]. 中国护理管理,2016,16(4):540－543,544.

［14］ 王少玲,黄金月. 延续护理实践的现状与发展趋势[J]. 中国护理管理,2017,17(4):433－438.

［15］ 吴俊. 延续性护理模式对重症病毒性脑炎后遗症儿童生存质量影响的研究[D]. 贵阳:贵州医科大学护理学,2017.

［16］ 席淑华,赵继军,赵建华,等. 成功大学附属医院出院准备服务概况与启示[J]. 中华护理杂志,2007,42(4):341－342.

［17］ 肖奇贵,李小妹. 延续护理干预对肝癌术后病人身心健康恢复的影响[J]. 护理研究,2014,28(3):324－327.

［18］ 杨晓晴,张兰凤,岳增军,等. 肿瘤患者出院延续性护理信息平台的构建与应用[J]. 中国护理管理,2014(12):1324－1325,1326.

［19］ 张艳. 延续性护理在肿瘤 PICC 置管出院患者中的应用[J]. 护士进修杂志,2017,32(14):1316－1317.

［20］ BIELASZKA-DUVERNAY C. The 'GRACE' model:in-home assessments lead to better care for dual eligibles [J]. Health Aff (Millwood),2011,30(3):431－434.

［21］ BOULT C,KARM L,GROVES C. Improving chronic care:the "guided care" model [J]. Perm J,2008,12(1):50－54.

［22］ CHOI Y. Care coordination and transitions of care [J]. Med Clin North Am,2017,101(6):1041－1051.

［23］ COFFEY A,MULCAHY H,SAVAGE E,et al. Transitional care interventions:relevance for nursing in the community [J]. Public Health Nurs,2017,34(5):454－460.

［24］ COLEMAN E A,SMITH J D,FRANK J C,et al. Preparing patients and caregivers to participate in care delivered across settings:the care transitions intervention [J]. J Am Geriatr Soc,2004,52(11):1817－1825.

［25］ COLEMAN E A. Falling through the cracks: challenges and opportunities for improving transitional care for persons with continuous complex care needs ［J］. J Am Geriatr Soc，2003,51 (4):549 - 555.

［26］ COUNSELL S R，CALLAHAN C M，BUTTAR A B，et al. Geriatric resources for assessment and care of elders (GRACE): a new model of primary care for low-income seniors ［J］. J Am Geriatr Soc，2006,54(7):1136 - 1141.

［27］ COUNSELL S R，CALLAHAN C M，CLARK D O，et al. Geriatric care management for low-income seniors: a randomized controlled trial ［J］. JAMA，2007,298(22):2623 - 2633.

［28］ CRAWFORD M J，DE JONGE E，FREEMAN G K，et al. Providing continuity of care for people with severe mental illness — a narrative review ［J］. Soc Psychiatry Psychiatr Epidemiol，2004,39 (4):265 - 272.

［29］ HAGGERTY J L，REID R J，FREEMAN G K，et al. Continuity of care: a multidisciplinary review ［J］. BMJ，2003,327(7425):1219 - 1221.

［30］ HIRSCHMAN K B，SHAID E，MCCAULEY K，et al. Continuity of care: the transitional care model ［J］. Online J Issues Nurs，2015,20(3):1.

［31］ LEFF B，REIDER L，FRICK K D，et al. Guided care and the cost of complex healthcare: a preliminary report ［J］. Am J Manag Care，2009,15(8):555 - 559.

［32］ PARRY C，COLEMAN E A，SMITH J D，et al. The care transitions intervention: a patient-centered approach to ensuring effective transfers between sites of geriatric care ［J］. Home Health Care Serv Q，2003,22(3):1 - 17.

［33］ PUNTIS S，RUGKASA J，FORREST A，et al. Associations between continuity of care and patient outcomes in mental health care: a systematic review ［J］. Psychiatr Serv，2015,66(4):354 - 363.

［34］ WEAVER N，COFFY M，HEWITT J. Concepts, models and measurement of continuity of care in mental health services: a systematic appraisal of the literature ［J］. J Psychiatr Ment Health Nurs，2017,24(6):431 - 450.

［35］ WONG F K，MOK M P，CHAN T，et al. Nurse follow-up of patients with diabetes: randomized controlled trial ［J］. J Adv Nurs，2005,50(4):391 - 402.

［36］ XIANG X，ROBINSON-LANE S G，ROSENBERG W，et al. Implementing and sustaining evidence-based practice in health care: the Bridge Model experience ［J］. J Gerontol Soc Work，2018,61(3):280 - 294.

图书在版编目(CIP)数据

实用肝脏疾病临床护理规范/俞静娴,施国明主编.
上海:复旦大学出版社,2024.9. --(实用临床护理
规范). -- ISBN 978-7-309-17558-5

Ⅰ. R473.5-65

中国国家版本馆 CIP 数据核字第 20247157VW 号

实用肝脏疾病临床护理规范

俞静娴　施国明　主编

责任编辑/张　怡

复旦大学出版社有限公司出版发行

上海市国权路 579 号　邮编:200433

网址:fupnet@fudanpress.com　http://www.fudanpress.com

门市零售:86-21-65102580　　　团体订购:86-21-65104505

出版部电话:86-21-65642845

杭州日报报业集团盛元印务有限公司

开本 787 毫米×1092 毫米　1/16　印张 13　字数 284 千字

2024 年 9 月第 1 版

2024 年 9 月第 1 版第 1 次印刷

ISBN 978-7-309-17558-5/R·2111

定价:78.00 元